本書出版得到國家古籍整理出版專項經費資助

秦漢簡牘醫方集注

張　雷　編著

中華書局

圖書在版編目（CIP）數據

秦漢簡牘醫方集注/張雷編著. —北京:中華書局,2018. 9
（2019. 3 重印）
ISBN 978 – 7 – 101 – 13090 – 4

Ⅰ. 秦…　Ⅱ. 張…　Ⅲ. 方書 – 研究 – 中國 – 秦漢時代
Ⅳ. R289. 332

中國版本圖書館 CIP 數據核字（2018）第 032864 號

書　　名　秦漢簡牘醫方集注
編　　著　張　雷
責任編輯　秦淑華　張　可
出版發行　中華書局
　　　　　（北京市豐臺區太平橋西里 38 號　100073）
　　　　　http://www. zhbc. com. cn
　　　　　E – mail:zhbc@ zhbc. com. cn
印　　刷　北京瑞古冠中印刷廠
版　　次　2018 年 9 月北京第 1 版
　　　　　2019 年 3 月北京第 2 次印刷
規　　格　開本/850 × 1168 毫米　1/32
　　　　　印張 14¾　插頁 4　字數 320 千字
印　　數　1501 – 3000 冊
國際書號　ISBN 978 – 7 – 101 – 13090 – 4
定　　價　66. 00 元

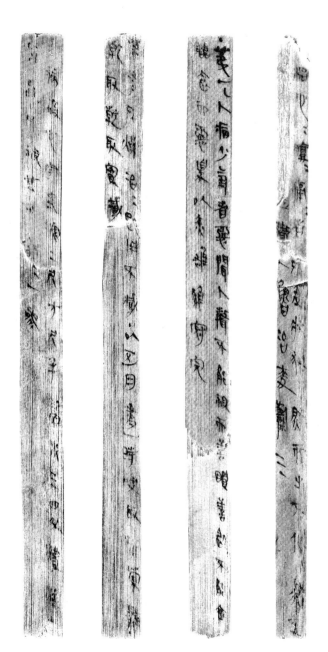

綴合的里耶秦簡醫方部分圖版

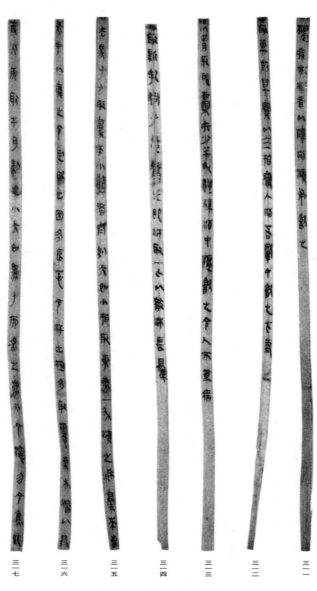

周家臺秦簡醫方部分圖版

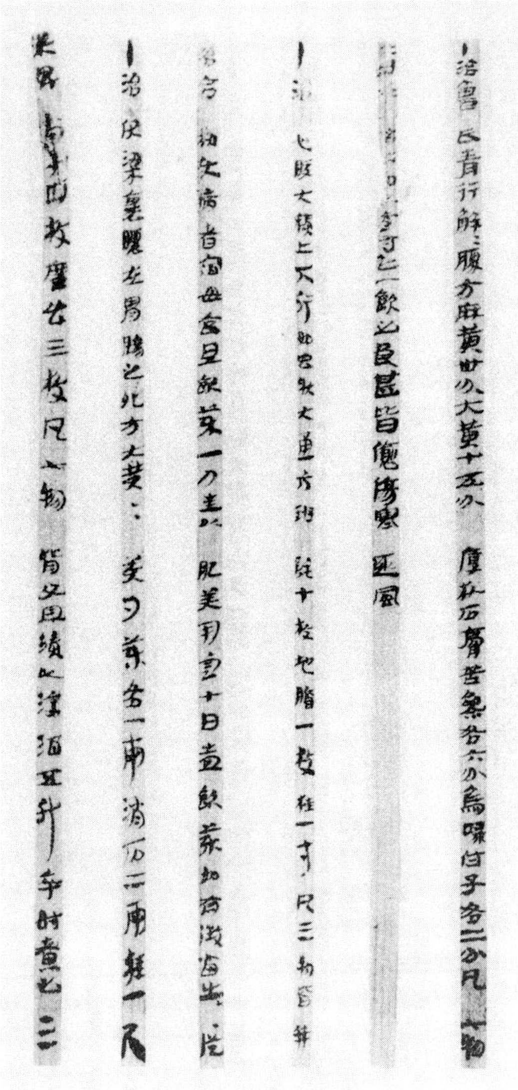

武威漢簡醫方部分圖版

鼻寒跕足數臥起據犀之炊鼻以四毒各一桯・肫鼻溫腹不滿□□跕足數臥起自□坤陛犀之灌淳酒二□薑・桂・鳥
△
□半升鳥喙□毒各一刀刲并和以灌之……　　　　　　　73EJT21:24
△

欲發□四□□□□之此藥已□十篾欬良已識
□□□□久五椎下兩束　　　　73EJT5:70

不可入腸・治□　　73EJT2:79

□疾心腹寒炅未能　　73EJT1:168

肩水金關漢簡醫方部分圖版

目　録

前　言

　　長期以來，張機《傷寒雜病論》被譽爲“方書之祖”，奉爲經典和圭臬，但該書成書也晚，尚有更早的醫方材料。

　　據不完全統計，自 20 世紀初以來，國内出土的簡帛醫學文獻至少有十六批，按照出土先後時間分別有：甘肅西部疏勒河流域漢代長城關塞遺址醫簡（又稱敦煌漢簡）、内蒙古自治區額濟納旗的居延地區和甘肅省嘉峪關以東的金塔縣破城子烽燧遺址醫簡（又稱居延漢簡）、甘肅武威旱灘坡漢墓醫簡、湖南長沙馬王堆漢墓醫學簡帛、安徽阜陽雙古堆漢墓醫簡、湖北荆州張家山 247 號和 127 號墓漢墓醫簡、湖南張家界古人堤漢代醫簡、湖北荆州周家臺秦代醫簡、湖南沅陵虎溪山美食簡、湖南里耶秦代醫簡、北京大學藏秦代醫簡、北京大學藏漢代醫簡、四川成都老官山漢代醫簡、安徽天長紀莊漢代醫牘、江西南昌海昏侯漢墓醫簡、湖南長沙尚德街漢代醫簡等。簡帛醫學文獻種類繁多、内容豐富，極大地彌補了傳世醫學文獻的不足，具有極高的文獻學價值和醫學價值。這些文獻涉及了醫學理論、解剖生理、病理診斷、方劑配伍、臨床各科、養生食療、房中胎産、祝由移情等方面，成書年代均早於《傷寒雜病論》。

　　上述簡帛醫學文獻中有很大一部分屬於《漢書·藝文志·方技略》中的"經方"類文獻，搜集整理這些文獻資料對於研究秦漢醫學成就意義匪淺。我們立足於《漢書·藝文志》關於"經方"的定義，選擇了上述簡帛醫學文獻中的方劑類材料，剔除了其他內容。如《武威漢代醫簡》的內容和分類，過去一直沒有進行清晰的區別，我們曾撰寫了《〈治百病方〉不等於〈武威漢代醫簡〉》一文，從載體、編聯、書法、內容等方面分析，認爲《武威漢代醫簡》"應該是五種材料的集合體，即：兩種醫方簡、醫方牘、日書和藥價"①。以現在的眼光看，其中的醫方簡還應細分，即《武威漢代醫簡》還有屬於《漢書·藝文志》"醫經"類的文獻，如簡 20 至 27 中關於鍼灸的內容，這些就不能歸入"經方"文獻。還有，邊塞簡如敦煌、居延漢簡中還有不少稱爲"病書"的病假報告、稱爲"視事書"的銷假報告、稱爲"病名籍"的傷病人員名單和具有病歷性質的"病卒爰書"、相當於死亡證明的"戍卒病死爰書"等②，這些材料也不能歸入"經方"類。當然本書也收錄了一些由於簡牘殘缺暫時還無法確定歸屬的材料，這主要是出於慎重考慮的原則，以俟其他學者繼續研究。

　　簡帛醫學文獻的研究，還要追溯到羅振玉、王國維兩位巨擘。1908 年羅振玉先生得知斯坦因攜帶其"訪古"所得簡牘回到倫敦，對"神物去國"進而感到"惻焉疚懷"，他憑着文化人的高度自覺，從沙畹那裏得到照片和手校本，"爰竭數夕

　　① 張雷《〈治百病方〉不等於〈武威漢代醫簡〉》，《中華醫史雜志》2013年第2期118—119頁。
　　② 參薛英群《居延漢簡通論》517頁，甘肅教育出版社1991年。

之力讀之再周"，又邀王國維先生"分端考訂"，最後成《流沙墜簡》一書，并於1914年在日本京都出版。羅振玉先生將其分爲三大類，第一大類中就包括了"方技"類簡牘①。這種分類法也爲後代學者所遵循。

在《流沙墜簡》一書的"方技類"中，羅氏首先將獸醫方區別開來；其次據"簡式書法并同"，認爲"疑是一書"，這種看法很有啟發性，對其他出土"經方"類簡牘很有指導意義；羅氏對一些藥名和文字也進行了考證，如"亭磨"之"磨"乃"歷"之訛；另外，對醫方中有人名的現象，羅先生指出："每方之前又載病之徵候，多如後世醫者之診案，蓋古無方書，醫家所習醫經本草而已。其處方殆集名醫方之有治效者而師放之，故并其診案與醫者姓名而同著之與？"《流沙墜簡》的重大價值在於："它代表了當時最高學術水平，爲後人開闢了道路、提供了方法，不愧爲現代中國簡牘學史上的奠基之作。"② 羅振玉關於簡帛的分類、形制、文字的研究都具有開先河的重要意義。

我們也注意到一個現象，古人將醫人方和醫獸方并收的現象不僅存在於《肘後備急方》《外臺秘要方》等傳世文獻，還見於敦煌漢簡、武威漢代醫簡等出土文獻中，所以本書也收錄了中獸醫醫方的材料。

本書搜集的這些"經方"材料，有的經過了充分的研究，如《武威漢代醫簡》等，其研究成果不僅有大量學術論文和論著，還有學位論文，當然即使如此，仍然還有巨大的研究

---

① 參羅振玉、王國維《流沙墜簡》1—100頁，中華書局1993年。

② 羅振玉、王國維《流沙墜簡》出版説明，中華書局1993年。

空間；還有一些材料剛公布不久，如《肩水金關漢簡》（伍），鮮有人問津。本書儘量搜集國內外學者的研究成果，集中反映一個階段的研究進展，當然也有筆者本人的見解。目前還有一批數量衆多的醫方簡，如北京大學藏秦漢簡、老官山漢簡等，雖然公布了個別醫方，但集中研究方顯全面，所以本書暫時不收，期待有關材料的儘早發表。

凡　例

一、本書收集 11 批秦漢簡牘中的醫方材料共 163 種。

二、每條材料均由圖版、釋文、集注、譯文組成，部分材料有
　　解題。

三、圖版部分依據各出土簡牘照片（部分用摹本）。原圖均爲
　　豎排，現逐字剪切橫行排列。圖版經過去色處理，部分圖
　　片進行了對比度等參數調整，以儘可能使文字清晰可認。
　　出於尊重原材料的考慮，對於殘存字也照原樣保存、處
　　理。個別漢簡沒有發表照片，祇能暫時缺如。模糊不清至
　　無法確認文字位置的圖版不再保留，在釋文中以符號標示
　　缺字占位。

四、釋文儘可能使用通行字體，除保留了文中的個別符號外，
　　還使用了一些其他的符號：（）用於異體字、假借字後注
　　明通行字；〈〉用於訛錯字後標明正字；〔〕用於補出脫文。
　　□表示不可辨識、無法補出的殘缺文字，缺字數目據旁行
　　位置推定，不一定能符合原貌；▨表示無法推定數目的
　　殘缺文字。原作句讀用的鈎識略去，醫方首、末的黑圓點
　　則予以保留。

五、爲便於檢索，在圖版和釋文每行下標明行號，行號以整理者所標爲依據，采用下標方式注明。

六、集注内容包括各種發掘報告、專著、論文等，除發掘報告署以整理者或整理小組等名稱外，其他皆以著者名出現，以出版時間先後爲序排列，前加〇號標明著者，來源參考後附文獻目録。同章集録同著者多部文獻時，著者名後括注出版年，同年文獻按序標注英文字母以區別。編著者個人看法以"今按"提出，前加◎以示區別。

七、各書引用文獻、注釋有重複者取其中一家；個别反復出現的常見字直接注解，如"已"等；引文内容有訛誤者直接改動，必要時加按語説明；引文中的標點、數字表示法等據國家相關規定處理。

八、引用有關專家學者的著作、論文或學術報告中的資料，在文中一一標明；工具書類不再標出，文後附參考文獻目録，謹向這些作者致謝。

九、由於個别文字改釋，譯文在吸收和參考相關研究成果的基礎上重新譯定。

第一章　里耶秦簡（壹）醫方

一、治心腹痛方

【解題】

○何有祖：“瞋”前一字，殘存的筆畫與“善”字下部同，除了可能是“告”，還有可能是“善”，那麼該字殘去的部分可能是“羊”。循此思路我們找到 8-1363，其釋文作：“·苐（第）一. 人病少氣者惡聞人聲，不能視而囗囗₁臨食而惡臭，以赤雄雞冠，完（丸）。囗ₗₗ”第一列末字，即“而”下一字，殘存筆畫正作“羊”。這兩片紋路、色澤、茬口皆能吻合，綴合處能復原“善”字。可知 8-1363、8-1042 當能綴合……釋文作：“·苐（第）一. 人病少氣者惡聞人聲，不能視而善瞋，善猷（食）不能猷（食）囗臨食而惡臭，以赤雄雞冠，完（丸）囗。”簡文整個內容應與書信無關，當爲醫方簡。　◎今按：何説甚是。

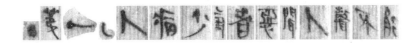

Ⅰ8-1363　　　　　　　　Ⅰ8-1042

Ⅱ8-1363

·弟（第）一，人病少氣[1]者惡聞人聲[2]，不能視而善Ⅰ8-1363
瞑[3]，善飤（食）[4]不能飤（食）[5]，Ⅰ8-1042臨[6]食[7]而
惡臭[8][9]，以赤雄雞冠[10]完（丸）[11]▢。Ⅱ8-1363

【集注】

〔1〕少氣　○凡國棟：氣不足，《醫宗金鑑·雜病心法要
訣·諸氣辨證》："短氣，氣短不能續；少氣，氣少不足言。"
注："短氣者，氣短而不能續息；少氣者，氣少而不能稱形
也，皆爲不足之證。"包山楚簡卜筮禱祠記録 221 號簡云："既
又（有）病，病心疾，少氣，不内（納）飤（食）。"可參看。
○周祖亮、方懿林：指體虛無力。包山楚簡 221 簡："既又
（有）肪（病），肪（病）心疾，少慇（氣），不内飤（食）。"
本簡雙行書寫，下半殘斷。　　◎今按：病證名。指呼吸微弱
短促，言語無力。可由臟氣虛弱或水飲内聚所致。《素問·玉
機真藏論》："脊脈痛而少氣不欲言。"《諸病源候論·氣病諸
候·少氣候》："此由臟氣不足故也。肺主於氣，而通呼吸，臟
氣不足，則呼吸微弱而少氣。胸痛少氣者，水在臟腑。水者陰
氣；陰氣在内故少氣。"亦有因痰氣、食積内阻所致者。

〔2〕人病少氣者惡聞人聲　◎今按：《諸病源候論·風病
諸候·風半身不隨候》："風半身不隨者，脾胃氣弱，血氣偏

虚，爲風邪所乘故也。脾胃爲水穀之海，水穀之精，化爲血氣，潤養身體。脾胃既弱，水穀之精，潤養不周，致血氣偏虚，而爲風邪所侵，故半身不隨也。診其寸口沉細，名曰陽内之陰。病苦悲傷不樂，惡聞人聲，少氣，時汗出，臂偏不舉。又寸口偏絶者，則偏不隨；其兩手盡絶者，不可治也。”

〔3〕瞁　〇凡國棟：人名。第一字，看殘畫似是“告”。如然，本簡應爲書信。睡虎地4號木牘有“報必言相家爵來未來”，可參看。　〇何有祖：用作動詞。《説文》：“瞁，小視也。从目買聲。”《廣韻·佳韻》：“瞁，視兒。”視、瞁與用眼睛看有關，意義上有細微差别，故而“不能視而善瞁”作一句讀。〇周祖亮、方懿林：竊視。《説文·目部》：“瞁，小視也。”

〔4〕飤　〇何有祖：原釋文徑作“食”，今按：字當从食从人，即“飤”字。《説文》：“飤，糧也。”段玉裁注：“以食食人物，本作食，俗作飤，或作飼。”

〔5〕食　〇何有祖：“不能”後一字，原釋文作“飤”，今按：字不从人，應即食字。《説文》：“食，一米也。”這裏用作動詞，指喫飯、進餐。

〔6〕臨　◎今按：面對。《詩·小雅·小旻》：“如臨深淵，如履薄冰。”

〔7〕食　◎今按：飯食。《説文·食部》：“食，一米也。”《玉篇·食部》：“食，飯食。”

〔8〕臭　〇凡國棟：氣味。《孟子·盡心下》：“口之於味也，目之於色也，耳之於聲也，鼻之於臭也，四肢之於安佚也，性也。”《黄帝内經·脈解篇第四十九》云：“所謂惡聞食臭者，胃無氣，故惡聞食臭也。”簡文“臨食而惡臭”之意與

“惡聞食臭”相同。　　○周祖亮、方懿林：氣味。《玉篇·犬部》：“臭，香臭捴稱也。”

〔9〕臨食而惡臭　○何有祖：指到喫飯的時候却厭惡聞到食物的香味。上博簡《天子建州》有“臨飤（食）不詎（語）亞（惡）”也可以參看。

〔10〕赤雄雞冠　◎今按：《本草綱目·禽部·雞》“雞冠血”附方“益陽助氣”引《食療本草》：“丹雄雞冠血，和天雄、太陽粉各四分，桂心二分，丸服之。”

〔11〕完　○凡國棟：讀作丸。揉成藥丸。馬王堆帛書《養生方·麥卵》37—38云：“八月取蒬蘆實陰乾，乾析取其米，冶，以韋裹。到春，以牡鳥卵汁畚（弁），完（丸）如鼠矢，陰乾，□入八完（丸）叔（菽）醬中，以食。”

【譯文】

第一，出現呼吸微弱短促，言語無力的患者，討厭聽到人的聲音，不能看東西，有好喫的東西却不能喫，到喫飯的時候却厭惡聞到食物的氣味，可用紅公雞的雞冠做成丸狀……

二、殘方

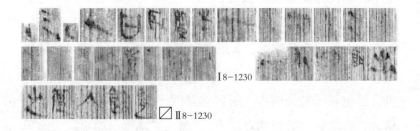

I 8—1230

II 8—1230

・三，一曰取闌（蘭）本[1][2]一斗，冶[3]□二□□□□□

煮□□□₈₋₁₂₃₀ □□□孰（熟），出之，復入，飲[4]盡[5][6]

☑。 II₈₋₁₂₃₀

【集注】

〔1〕本　○凡國棟：（和下）"斗"，原釋文未釋。周家臺
秦簡病方375號簡云："取棗灰一斗，淳（醇）毋下三斗，孰
（熟）□煮。"可參看。　◎今按："本"有二義：①草木的根。
《説文・木部》："本，木下曰本。"《詩・大雅・蕩》："枝葉未
有害，本實先撥。"《吕氏春秋・辨土》："是以晦廣以平，則不
喪本莖。"高誘注："本，根也。"②草木的莖、幹。《廣雅・釋
木》："本，幹也。"王念孫疏證："幹亦莖也。前《釋詁》云：
'莖、幹，本也。'"此處當是第一義。

〔2〕闌本　○周祖亮、方懿林：即蘭根。馬王堆帛書
《五十二病方》"乾騷（瘙）"篇下有"闌（蘭）根"。　◎今按：
蘭根，或爲茅根的別名。《神農本草經》："茅根，一名蘭根，
一名茹根。味甘，寒。主勞傷、虛羸，補中益氣，除瘀血、血
閉、寒熱，利小便。"

〔3〕冶　◎今按：據圖版補。冶，本作熔煉金屬。《説
文・仌部》："冶，銷也。"段玉裁注："銷者，鑠金也。"《史
記・平準書》："（富商大賈）冶鑄煮鹽，財或累萬金。"此處作
搗碎、研末講。

〔4〕飲　○凡國棟：原釋文作"餘"。　○周祖亮、方懿
林：原釋文作"餘"，因形近而誤釋。

〔5〕盡　◎今按：副詞。全部、都。《集韻·準韻》：“盡，
悉也。”楊樹達《詞詮》卷六：“盡，表數副詞，悉也，皆也。”
《左傳·昭公二年》：“周禮盡在魯矣。”

〔6〕飲盡　○周祖亮、方懿林：全部飲服。該簡下半文字
模糊，字數不能確定。

【譯文】

第三，又一個處方是取蘭根一斗搗碎……二……煮……熟
後，取出，再放入，全部喝完……

三、殘方

【解題】

○凡國棟：此治、方，原釋文未釋。　◎今按：前《校釋》
恐應作“此治□□方”。

8-1224

·五，一曰：啟[1] 兩臂陰視（脈）[2][3]。·此治［黃癉］[4]
方。　8-1224

【集注】

〔1〕啟　◎今按：馬王堆帛書《脈法》該字馬繼興注曰：

“義爲開啓。《左傳·隱公元年》：‘夫人將啓之。’杜注：‘啓，開也。’《論語·述而》：‘不憤不啓。’皇疏：‘啓，開也。’（《廣雅·釋詁三》同上）按，啓與開古字互通。其上古音均爲溪母。啓爲支部（一作脂部），開爲微部韻，雙聲通假。在古籍中二字多通用。如《論語·泰伯》：‘啓予足，啓予手。’《論衡·四諱》引文作：‘開予足，開予手。’《左傳·僖公六年》：‘微子啓。’《史記·宋世家》作：‘微子開。’《詩·小雅·大東》：‘東有啓明。’《大戴禮記》作‘東有開明’均是。本書此處啓字義爲切開，割破。今俗稱外科手術爲‘開刀’，仍稱‘開’字。”同樣用法見於北大漢簡《蒼頡篇》“抑按啓久”。

〔2〕視　○凡國棟：（脈）原釋文未釋。　◎今按：從圖版看，該字部件是左右互作，左爲“永”，右爲“見”。視，“脈”之異體。

〔3〕陰視　○凡國棟：（陰脈）指經脈中的陰經，其中包括手足三陰經、任脈、沖脈、陰維脈、陰蹺脈等。《靈樞經·脈度》：“陰脈榮其藏。”《史記·扁鵲倉公列傳》：“是以陽脈下遂，陰脈上爭。”馬王堆帛書《脈法》：“用砭啓脈（脈）者必如式。”魏啓鵬先生認爲：啓脈，指開其脈之穴孔而瀉之。馬繼興先生以爲是刺破血管。據馬王堆帛書《足臂十一脈灸經》等篇記載，臂有太陰、少陰二脈。　◎今按：《小品方》載“灸黃癉法”：“灸手太陰，隨年壯，穴在手小指端。”

〔4〕黃癉　◎今按：原缺釋，今補。病名，即黃疸。主要表現爲目黃、皮膚黃、小便黃。《素問·平人氣象論》：“溺黃赤安臥者，黃疸。”“目黃者曰黃疸。”《靈樞·論疾診尺》：“寒熱身痛面色微黃，齒垢黃，爪甲上黃，黃疸也。”

【譯文】

第五，又一個處方是：割開手臂上的兩條陰脈（手太陰、少陰脈）。這是治療黃疸病的方子。

四、病暴心痛方

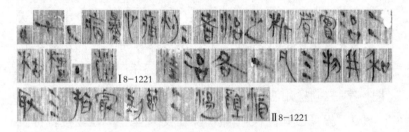

I 8-1221

II 8-1221

・七，病暴[1]心痛[2]灼灼[3]者，治之：析（薪）蓂[4]實[5][6]，冶[7]，二[8]；枯橿（薑）[9][10]、菌 I8-1221
桂[11]，冶，各一。凡三物并和[12]，取三指最（撮）[13]到節[14]二[15][16]，溫醇酒[17][18]。 II8-1221

【集注】

〔1〕暴　◎今按：急驟，猛烈。《史記・平津侯主父列傳》："故倒行暴施之。"司馬貞索隱："暴者，卒也，急也。"《靈樞・寒熱病》："暴聾氣蒙……暴攣癇眩……暴癉內逆。"

〔2〕暴心痛　◎今按：即卒心痛，指突然發作的心痛，可由臟腑虛弱，冷、熱、風邪等侵襲手少陰經所致。

〔3〕灼灼　○凡國棟：炙熱貌。《黃帝內經・靈樞・師傳》："熱無灼灼，寒無滄滄。"　○周祖亮、方懿林：很熱的樣

子。《靈樞·師傳》：“熱無灼灼，寒無滄滄。”張介賓注：“飲食欲熱者，亦不宜灼灼之過。”原簡第一個“灼”字下有重文符號。

〔4〕析蓂　○凡國棟：即菥蓂。《爾雅·釋草》：“菥蓂，大薺。”《本草綱目·菜二·菥蓂》云：“薺與菥蓂，一物也，但分大小二種耳。小者爲薺，大者爲菥蓂。”又引《別録》云：菥蓂子“療心腹腰痛”。

〔5〕實　◎今按：果實，種子。《詩·周頌·載芟》：“播厥百穀，實函斯活。”鄭玄箋：“實，種子也。”出土醫學文獻中常用“實”表示藥物的種子，如馬王堆漢墓帛書《五十二病方》有“薺熟乾實、李實、蛇床實”等。

〔6〕析蓂實　○凡國棟：即菥蓂子。　◎今按：今作“菥蓂子”。《神農本草經》上品云：“菥蓂子，一名蔑析，一名大蕺，一名馬辛。味辛，微溫，無毒。主明目，目痛，淚出，除痹，補五臟，益精光。久服輕身，不老。生川澤及道旁。”《名醫別録》載其“無毒，主治心腹腰痛”。出土文獻亦見《五十二病方》“癃病第四方”，作“筴蓂”。

〔7〕冶　○周祖亮、方懿林：藥物粉末。“冶”字該義亦見於馬王堆帛書《五十二病方》162行“毒堇冶三”、327行“熱膏沃冶中”、250行“取屈莖幹冶二升”等處。　◎今按：當作搗碎、研末講。參見本章醫方二注〔3〕。

〔8〕二　○凡國棟：及下文“各一”是指不同藥物配合時的比例。

〔9〕橿　○凡國棟：讀作“薑”。

〔10〕枯橿　○凡國棟：即乾薑。《本草綱目·菜一·乾

薑》引《神農本草經》：“味辛，溫。主治胸滿，欬逆上氣，溫中止血，出汗，逐風濕痹，腸澼下利。”

〔11〕菌桂　○凡國棟：《本草綱目·木一·菌桂》引《神農本草經》：“味辛，溫。主治百疾，養精神，和顏色，爲諸藥先聘通使。久服輕身，不老，面生光華媚好，常如童子。生山谷。”

〔12〕和　◎今按：調和，調治，調校。《集韻·過韻》：“和，調也。”《周禮·天官·食醫》：“食醫掌和王之六食、六飲、六膳、百羞、百醬、八珍之齊。”鄭玄注：“和，調也。”北周庾信《仙山》：“金竈新和藥，銀臺舊聚神。”

〔13〕最　○整理者：作“冣”。　◎今按：木簡該字形和《五十二病方》字形相近，亦應隸定爲“最”。《説文·冖部》：“冣，積也。从冖从取，取亦聲。”段玉裁注：“冣與聚音義皆同，與月部最音義皆别……至乎南北朝，冣、最不分。”

〔14〕節　○凡國棟：指節。

〔15〕二　○凡國棟：原釋文以爲重文符。

〔16〕三指最到節二　○凡國棟：三指撮到節二。爲散劑的計量單位。馬王堆帛書《五十二病方》常見有“三指撮、三指撮到節、三指大撮、三指撮一、三指一撮”。馬王堆漢墓帛書整理小組注釋云：三指撮，也見於《金匱要略》卷上風引湯條。原係以三個指頭撮取藥物的一種估量單位。漢代四圭爲一撮，《一切經音義》五十三引《説文》：“撮，四圭也。三指撮也。”　○周祖亮、方懿林：即兩份三指撮到節的藥量。　◎今按：當指取三指撮到第二指節的劑量。

〔17〕酒　◎今按：《本草綱目·穀部·酒》：“氣味：苦、甘、辛，大熱，有毒。”主治引《名醫别録》“行藥勢，殺百邪

惡毒氣”，引《本草拾遺》“通血脈，厚腸胃，潤皮膚，散濕氣，消憂發怒，宣言暢意”，引《食療本草》“養脾氣，扶肝，除風下氣”，李時珍認爲可“解馬肉、桐油毒，丹石發動諸病，熱飲之甚良”。

〔18〕温醇酒　○周祖亮、方懿林：該方文意未竟，下有缺簡。

【譯文】

第七，患有心胸疼痛突然發生，有灼熱的感覺的情況，治療的處方：取薪冀子，搗碎，取二份；再取乾薑、菌桂，搗碎，各取一份。這三味藥放在一起混合調和，取三指撮到第二指節的劑量，温熱一份濃酒……

五、治令金傷毋痛方

【解題】

○凡國棟：簡文似未抄完。

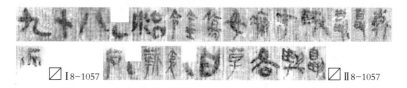

☐Ⅰ8-1057　　　　　　　　☐Ⅱ8-1057

九十八，治令[1]金傷[2]毋痛[3]方[4]：取鼢鼠[5]，乾而☐〔長〕Ⅰ8-1057石[6]、薪（辛）[7]夷[8]、甘草[9]各與鼢☐。Ⅱ8-1057

【集注】

〔1〕令　◎**今按**：使，讓。《廣雅·釋詁一》："令，使也。"《戰國策·趙策一》："故貴爲列侯者，不令在相位。"

〔2〕金傷　◎**今按**：《五十二病方》整理小組注："指人體受金刃、竹木、跌打等破傷。"

〔3〕痛　○**凡國棟**：(癰)《莊子·列禦寇》："秦王有病召醫，破癰潰痤者得車一乘。"《史記·佞幸列傳》："文帝嘗病癰，鄧通常爲上嗽吮之。"馬王堆帛書《五十二病方》23—24云："令金傷毋痛方：取薺鼠，乾而冶；取彘魚，燔而冶；囗囗、薪（辛）夷、甘草各與〔薺〕鼠等，皆合撓，取三指最（撮）一，入溫酒一音（杯）中而飲之。不可，財（裁）益藥，至不癰而止。"可對讀。　◎**今按**：該字似應隸定爲"痛"字。馬王堆帛書《五十二病方》有"令金傷毋痛方"，與本方相似。木簡此字不甚清楚，而帛書此字甚清楚。

〔4〕令金傷毋痛方　◎**今按**：馬王堆帛書《五十二病方》有"令金傷毋痛方"，參前注。

〔5〕薺鼠　○**凡國棟**：馬王堆漢墓帛書整理小組注釋云："薺鼠，係鼴鼠別稱，《名醫別録》云其'味鹹，無毒，主癰疽、諸瘻蝕惡瘡、陰䘌、爛瘡。在土中行，五月取，令乾，燔之'，與本方主治相符。"

〔6〕長石　○**凡國棟**：(石)馬王堆帛書《五十二病方》缺文第二字可據補。　○**周祖亮、方懿林**：李家浩（2011）指出，北京大學所藏西漢竹簡醫書"治令金傷毋痛方"用到"長石、新（辛）夷、甘草"三味藥。根據北大醫簡、里耶秦簡，結合帛書殘存筆畫，《五十二病方》"薪（辛）夷"前面兩殘

字可補爲"長石"無疑。　　◎今按：《五十二病方》該藥殘缺；此處"石"前亦缺字，但據北京大學藏漢代醫簡可補爲"長"字，即"長石"。《神農本草經》載："長石，一名方石。味辛，寒，無毒。治身熱，四肢寒厥，利小便，通血脈，明目，去翳眇。"

〔7〕薪　○凡國棟：馬王堆漢墓帛書整理小組讀爲"辛"。

〔8〕薪夷　○凡國棟：馬繼興先生云：《神農本草經》："味辛溫。主五臟身體寒熱，風頭腦痛，面皯。"按，辛夷是木本植物木蘭或玉蘭的乾燥花蕾，現多用於治療風寒感冒所致之上呼吸道感染。尚無用於金瘡止痛者。藥理試驗，辛夷煎劑對多種致病性真菌有抑制作用。

〔9〕甘草　○凡國棟：馬繼興先生指出：爲豆科植物甘草的根。《神農本草經》："味性平。主五臟六腑寒熱邪氣，堅筋骨，長肌肉，倍力，金瘡腫，解毒。"《名醫別錄》："甘草，無毒，溫中下氣，煩滿短氣，傷臟咳嗽，止渴，通經脈，利血氣，解百藥毒。"　　◎今按：《本草綱目·草部·甘草》載其又名蜜甘、蜜草、美草、蕗草、靈通、國老。氣味：甘，平，無毒。其主治引《神農本草經》"五臟六腑寒熱邪氣，堅筋骨，長肌肉，倍氣力，金瘡腫，解毒"，引《名醫別錄》"溫中下氣，煩滿短氣，傷臟咳嗽，止渴，通經脈，利血氣，解百藥毒，爲九土之精，安和七十二種石，一千二百種草"。其藥用治療金瘡方劑可見《醫心方》卷一八"治金瘡方第五"引《劉涓子方》："治金瘡痛不可忍，煩疼不得住，止痛當歸散方：當歸一兩，甘草一兩，蒿本一兩，桂心一兩，木占斯一兩。凡五物，合搗下篩，水服半方寸匕，日三夜一。"

【譯文】

第九十八，治療金刃等外傷不疼痛的處方：取鼩鼠一個，晾乾然後……取長石、辛夷、甘草三藥的劑量分別和鼩鼠的體積相當……

六、治暴心痛方

【解題】

○凡國棟：（8-1376＋8-1959）二片茬口相符，文意連貫，綴合處可復原"子"字。　◎今按：還可接8-876。

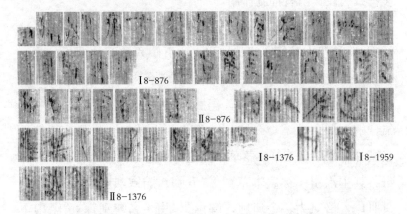

·治暴[1]心痛[2]方：令以□屋左[3]□□□□□取其[4]□Ⅰ8-876□草蔡[5]長一尺，禹步三[6]，析[7]。尃（敷）[8]之[9]病者心上。Ⅱ8-876因以左足□蹱其心，男子[10]十[11]蹱[12]，女[13]子Ⅰ8-1376七[14]蹱。Ⅰ8-1959嘗試[15][16]。毋禁。Ⅱ8-1376

【集注】

〔1〕暴　○凡國棟：《廣雅・釋詁二》：“暴，猝也。”
◎今按：參見本章醫方四注〔1〕。

〔2〕暴心痛　○凡國棟：亦見於 8-1221。《黄帝内經・素
問・刺熱論》《繆刺論》有“卒（猝）心痛”。《備急千金要方》
《外臺秘要》《本草綱目》多見。　○周祖亮、方懿林：心胸
突然疼痛。《素問・刺熱篇》：“心熱病者，先不樂，數日乃熱，
熱争則卒（猝）心痛。”　◎今按：參見本章醫方四注〔2〕。

〔3〕左　○凡國棟：（在）原釋文未釋。　○周祖亮、方
懿林：（在）整理小組未釋出，據圖版和《里耶秦簡牘校釋》
（第一卷）補釋。　◎今按：從圖版看，當釋爲“左”。

〔4〕取其　○凡國棟：原釋文未釋。　○周祖亮、方懿
林：整理小組未釋出，據圖版和《里耶秦簡牘校釋》（第一
卷）補釋。

〔5〕草蔡　○凡國棟：《説文・艸部》：“蔡，草也。”“丯，
草蔡也。”　○周祖亮、方懿林：草芥。

〔6〕禹步三　○周祖亮、方懿林：何有祖（2012）指出，
根據簡文字迹，疑爲“禹步三”。但根據後面的“析”字，“□
□”可能是一種藥物名稱。　◎今按：從圖版看，缺字當補爲
“禹步”。

〔7〕析　○凡國棟：剖。《説文・木部》：“析，破木也。”
◎今按：該字待考，前面文字爲“禹步三”，則該字前當斷句，
即作：“禹步三，析。”

〔8〕専　○凡國棟：原釋文未釋。讀爲傅。《墨子・備城

門》：“板周三面，密傅之。”孫詒讓《閒詁》：“蘇云：傅即塗也，所以防火。”　○周祖亮、方懿林：整理小組未釋出，據圖版和《里耶秦簡牘校釋》（第一卷）補釋。　◎今按：專可讀爲傅，又傅可讀爲敷，義爲塗抹。《廣雅·釋言》：“傅，敷也。”朱駿聲《說文通訓定聲·豫部》：“傅，叚借爲敷。”按朱駿聲所說非是，二字當爲古今字關係。

〔9〕之　○凡國棟：原釋文未釋。　○周祖亮、方懿林：整理小組未釋出，據圖版和《里耶秦簡牘校釋》（第一卷）補釋。

〔10〕男子　○凡國棟：“子”前一字，字迹不清，據文意應是“男”。　○周祖亮、方懿林：（男）因簡文模糊而未釋。現據圖版和《里耶秦簡牘校釋》（第一卷）補。　◎今按：補“男”可從。

〔11〕十　○凡國棟：原釋作“方”。　○周祖亮、方懿林：因簡文模糊而誤釋。現據圖版和《里耶秦簡牘校釋》（第一卷）改。　◎今按：所釋可從。

〔12〕踵　○周祖亮、方懿林：踐踏。何有祖指出，該簡可以與8-1959簡“☒□□□踵”綴合，兩簡綴合後的釋文爲：“因以左足□踵其心，男子十踵，女子七踵。嘗試。勿禁。”按：何氏誤“毋”爲“勿”。本簡雙行書寫，下半殘斷。◎今按：本指脚後跟，亦泛指脚。《釋名·釋形體》：“足後曰跟……又謂之踵。”此處作動詞，指用脚踩踏。

〔13〕女　○凡國棟：原釋文作“如”。　○周祖亮、方懿林：因簡文模糊而誤釋。現據圖版和《里耶秦簡牘校釋》（第一卷）改。

〔14〕七　〇凡國棟：原釋文未釋。　◎今按：該處木簡殘缺，當補表示殘缺的符號。

〔15〕試　〇凡國棟：原釋文作"誠"。

〔16〕嘗試　〇凡國棟：試行、試驗。《孟子·梁惠王上》："我雖不敏，請嘗試之。"《五十二病方·犬筮（噬）人傷者》行64—65云："犬所齧，令毋痛及易瘳方，令［齧］者臥，而令人以酒財沃其傷。已沃而□越之。嘗試。毋禁。"

【譯文】

治療心胸部突然疼痛的處方：讓人用（爬上）屋頂左……取那些細小的長度在一尺的草芥，行禹步三次，剖開草芥放在病人胸上，接着用左腳踐踏患者，如果患者是男性，就踏十次，如果是女性，就踏七次。經過試用，治療沒有禁忌。

七、治心腹痛方

【解題】

◎今按：此二簡可綴合。

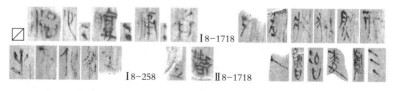

Ⅰ8-1718

Ⅰ8-258　　Ⅱ8-1718

▨Ⅱ8-258

▨治心腹痛[1]，心腹痛者Ⅰ8-1718如盈狀㝵然而出不化：

爲麥〔2〕_{I8-258} 恒〔3〕 鬻〔4〕_{II8-1718} 一〔5〕，魯〔6〕冶〔7〕麥鞠（麴）〔8〕三☐。_{II8-258}

【集注】

〔1〕心腹痛　○周祖亮、方懿林：心腹疼痛。原簡“心、腹、痛”三字後均有重文符號。本簡雙行書寫，上下皆殘斷。◎今按：《諸病源候論·心腹痛病諸候·心腹痛》：“心腹痛者，由臟腑虛弱，風寒客於其間故也。邪氣發作，與正氣相擊，上沖於心則心痛，下攻於腹則腹痛，上下相攻，故心腹絞痛，氣不得息。”“治心腹痛”前當是整支簡的開頭，則“治”前當是一黑色圓點，即“·”。

〔2〕如盈狀㺗然而出不化爲麥　○凡國棟：（☐☐狀☐）第一字從“女”，第二字從“走”，第四字從“犬”。“麥”前一字，似爲“須”。　◎今按：從圖版看，“狀”前可補“如盈”，“不”後可補一“化”字。“盈”字可參簡8-1329同字。

〔3〕恒　◎今按：據圖版補釋。恒，尋常、普通。《三國志·吳主傳》：“形貌奇偉，骨體不恒。”

〔4〕鬻　○凡國棟：通“煮”。《周禮·春官·肆師》：“及果，築鬻。”鄭玄注引鄭司農曰：“築煮，築香草，煮以爲鬯。”陸德明釋文：“鬻，音煮。”又通“粥”。《爾雅·釋言》：“鬻，糜也。”　○周祖亮、方懿林：該詞在周家臺秦簡《病方》和馬王堆帛書《五十二病方》用例較多。何有祖（2012）認爲，“鬻”讀作“煮”。　◎今按：凡國棟所釋可備一説。下第二章醫方一亦有“鬻”字，作“粥”講，參見注〔11〕。

〔5〕一　○凡國棟："魯"前一畫，或即"一"字。　◎今按：從圖版看，殘畫獨立，即是"一"字，該字可參簡8-1224"一"字圖版。

〔6〕魯　◎今按：此處當指粗糙地，不是精細加工。

〔7〕冶　○凡國棟：馬王堆帛書《五十二病方·諸傷》"復冶"整理小組注釋云："《醫心方》卷二二引《集驗方》'已冶艾葉一筥'，冶字日文訓釋爲碎。帛書醫方中冶字都是碎的意思。同樣意義的冶字，也見於《流沙墜簡》和《武威漢代醫簡》。"馬繼興先生認爲：冶，《說文》："銷也。"段注："銷者，爍金也。"本義是熔煉金屬，引申爲研末。如武威漢簡《治百病方》："治心腹大積……凡三物并冶合和。"

〔8〕鞠　○凡國棟：（鞠）原釋文作"鞠"。疑讀爲"麴"，《集韻》："籟，《說文》：'酒母也。'或作麴、麳。""麥麴"亦見於馬王堆帛書《養生方》163。抑或讀爲"匊（掬）"，《詩·唐風·椒聊》："椒聊之實，藩衍盈匊。"鄭玄注："兩手曰'匊'。"指兩手相合所能捧的量。　◎今按：同樣字形見於馬王堆漢墓帛書《養生方》行165，整理者釋寫爲"鞠"，讀爲"麴"，可從。此處當是"麥麴"義。

【譯文】

　　……治療心腹疼痛，心腹疼痛時就像塞滿的樣子，排出的大便（堅硬而）不融化的處方：做麥粥，平常的粥一份，粗加工的麥麴三份……

八、治煩心方

【解題】

○**凡國棟**：二片寬度相同，茬口相符，文意連貫，當可綴合。

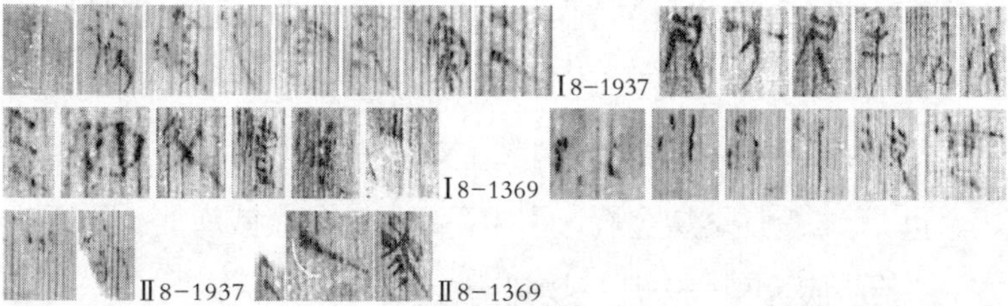

Ⅰ8-1937 Ⅰ8-1369 Ⅱ8-1937 Ⅱ8-1369

治[1]病煩[2]心[3]：穿地[4]深二 Ⅰ8-1937 尺，方尺半[5]，鬵（煮）水[6]三四斗，潰（沸），注□ Ⅰ8-1369 □水地中[7]，視其可歓（飲）[8]，Ⅱ8-1937 歓（飲）一參[9]。 Ⅱ8-1369

【集注】

〔1〕治　◎**今按**：《校釋》釋文直接以“病煩心”開頭，不妥，該簡“病”字前還有一字，但漶泐，似可補一“治”字。

〔2〕煩　○**凡國棟**：原釋文未釋。

〔3〕煩心　○**凡國棟**：病名，見於馬王堆帛書《足臂十一脈灸經》。　○**周祖亮、方懿林**：因簡文模糊，整理小組未釋出“煩”，但該字基本可識，現據圖版和《里耶秦簡牘校釋》（第一卷）補釋。

〔4〕穿地　○**周祖亮、方懿林**：即挖地。

〔5〕方尺半　○周祖亮、方懿林：半尺見方。方尺，亦見於馬王堆帛書《五十二病方》"（瘻）病"篇。本簡雙行書寫，上半殘斷。何有祖指出，該簡可以與 8-1369 簡綴合，兩簡綴合後釋文爲"病煩心，穿地深二尺，方尺半，□水三、四斗，潰（沸），注水□中，視其□□三參"。本簡雙行書寫，下半殘斷。

〔6〕水　○凡國棟：原釋文未釋。　◎今按：該字前一字模糊，似可補"鬻（煮）"字。

〔7〕中　○凡國棟：原釋文未釋。　◎今按：據圖版，該字前可補"地"字。

〔8〕可歙　○凡國棟：（其）下一字，似爲"此"。最後一字，似是"歙（飲）"，其下有重文號。　◎今按：據圖版補。歙，同"飲"。《説文・歙部》："歙，歠也。"《玉篇・欠部》："歙，古文飲。"

〔9〕一參　○凡國棟：三分之一斗。《五十二病方》168："以水一斗煮葵種一斗，浚取其汁，以其汁煮膠一廷（梃）半，爲汁一參……"整理小組注釋云："參，容量單位，即三分之一斗，見《墨子》及《急就篇》。"　○周祖亮、方懿林：（三參）即三升。原釋文作"〓一參"，整理小組將"三"字的上面二橫誤認作重文符號。參，相同用法亦見於馬王堆帛書《五十二病方》和《養生方》。　◎今按："〓"確實爲重文符號，不當釋爲"三"，從圖版看重文符號和"一"中間空隙比同簡"三四"的"三"要大，不是一字。

【譯文】

治療煩心病（的處方）：挖地深二尺，半尺見方，煮三四

斗水，使它沸騰，把熱水注入到地穴中，觀察它待其可以飲用
的時候，飲三分之一斗……

九、殘方

【解題】

　　○凡國棟：本簡（8-1040）或與8-1329有關。　◎今按：
8-1620可與綴合後的前兩簡編聯。

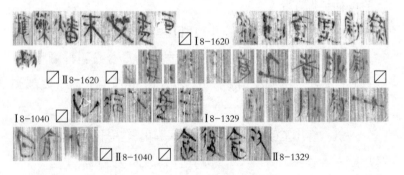

　瘛（應）[1]藥燔[2]末[3]，艾[4]盡，更☑I8-1620鏨，日[5]壹
更，尉（熨）[6]熱☑☑II8-1620☑☐＝復[7]，復☐三歲[8]上者
服[9]、尉（熨），☑I8-1040☑巳（已）；病不盈[10]三[11]I8-1329
歲者服、尉（熨），七日俞（愈）☐☑II8-1040☑［先］食
後食次（恣）[12][13]。II8-1329

【集注】

　　〔1〕瘛　◎今按：當期。《素問·六微旨大論》："應則順，

逆則否。"王冰注："當期爲應，愆期爲否。"

〔2〕燔　○凡國棟：烤、炙。《詩·小雅·瓠葉》："有
兔斯首，炮之燔之。"毛傳："加火曰燔。"　◎今按：當爲焚
燒義。《説文·火部》："燔，爇也。"《玉篇·火部》："燔，燒
也。"《韓非子·和氏》："燔《詩》《書》而明法令。"

〔3〕末　○凡國棟：指人體的某一部分。《管子·内業》：
"飽不疾動，氣不通於四末。"尹知章注："四末，四支。"《逸
周書·武順》："元首曰末。"孔晁注："元首，頭也。"這裏指
患處。馬王堆帛書《五十二病方》102 有類似用法："取敝蒲席
若籍之弱（蒻），繩之，即燔其末，以久（灸）尤（疣）末，
熱，即拔尤（疣）去之。"

〔4〕艾　○凡國棟：多年生草木。莖、葉皆可以作中藥，
性温味苦，有祛寒除濕、止血、活血及養血的功效。葉片曬乾
製成艾絨，可用於灸療。《孟子·離婁上》："今之欲王者，猶
七年之病求三年之艾也，苟爲不畜，終身不得。"

〔5〕日　○凡國棟：原釋文作"白"。　◎今按：此處作
狀語，每天。

〔6〕尉　○凡國棟：（熨）中醫常采用的一種外科療法，
有藥熨、湯熨、酒熨、鐵熨、蔥熨、土熨等法。借助藥性及
温暖作用，直接作用於患處或有關部位，以達到治病或緩解
病痛的作用。《韓非子·喻老》："病在腠理，湯熨之所及也。"
《史記·扁鵲倉公列傳》："有間，太子蘇，乃使子豹爲五分之
熨，以八減之齊和煮之，以更熨兩脅下。"《索隱》："言五分之
熨者，謂熨之令温暖之氣入五分也。"馬王堆帛書《五十二病
方》《雜療方》多見熨法，如《五十二病方》31 云："蔽以市，

以熨頭。”

〔7〕復　〇凡國棟：“復”下一字从爿作。

〔8〕歲　◎今按：周代以前稱年爲歲，取歲星運行一次之意。後來一般用爲年的通稱。《尚書·堯典》：“期三百有六旬有六日，以閏月定四時，成歲。”

〔9〕服　〇凡國棟：原釋文作“般”，飲用或食用藥物。《禮記·曲禮下》：“醫不三世，不服其藥。”《史記·扁鵲倉公列傳》：“即令更服丸藥，出入六日，病已。”馬王堆帛書《五十二病方》124—125 云：“服藥時毋食魚，病已如故。”

〔10〕盈　〇周祖亮、方懿林：超過。

〔11〕已病不盈三　〇周祖亮、方懿林：因前後文意殘斷，該句意思不明。本簡雙行書寫，上半殘斷。

〔12〕次　〇凡國棟：讀爲恣，隨意。

〔13〕先食後食次　〇凡國棟：《五十二病方》常見“藥先食後食恣、熨先食後食恣”等説法，意思是説服藥或熨法在飯前飯後均可服用或施用。　〇周祖亮、方懿林：馬王堆帛書《五十二病方》常見“先食後食次（恣）”之句，指不論是飯前還是飯後飲服均可，隨意不拘。　◎今按：二説可從，前一個“食”字前可補一“先”字。

【譯文】

……（將）當期的藥燒成粉末，艾葉燃燒完畢……鏊，每天更換一次，熨熱……再，再……（患病）三年以上的患者采用服藥、熨灸的方式……疾病治好；患病不到三年的患者采用服藥、熨灸的方式，七天痊愈……飯前或飯後隨意不拘。

十、殘方

【解題】

　　○何有祖：簡 8-792 上部殘，殘端處有一字殘缺。8-1772、8-792 二片紋路、茬口能吻合，應能綴合。8-1772 第一列末字，即“冶”後一字，原釋文作“已”，和 8-792 上部殘字可拼合，復原“即”字。《五十二病方》有“已□即用之”。此處作：“若有所燥，冶。冶即用不臧（藏）。”有例可循，文意順暢。簡文提及醫藥植物的加工流程，也見於《五十二病方》：“毒堇不暴（曝）。以夏日至到□□毒堇，陰乾，取葉、實并冶，裹以韋臧（藏），用，取之。”即提及“陰乾”“取葉、實并冶，裹以韋臧（藏）”等加工流程。8-1772+8-792 提及“取析薪暴（曝）乾、取實臧（藏）”與之大致可以對應。

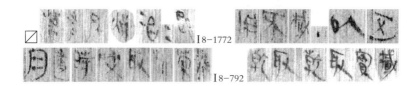

Ⅰ8-1772
Ⅰ8-792
Ⅱ8-1772

□若有所燥[1]，冶[2]。冶即 ₈₋₁₇₇₂ 用[3]不臧（藏）[4]。‧以五月盡時艾（刈）[5]取析（薪）薁[6]暴（曝）[7] ₈₋₇₉₂ 乾[8]，取乾[9]、取實臧（藏）。 Ⅱ8-1772

【集注】

〔1〕若有所燥　○**周祖亮、方懿林**：該簡上闕，即"暴（曝）若有所燥"，指在陽光下晾曬使其充分乾燥。本簡雙行書寫，上下均殘斷。

〔2〕冶　○**周祖亮、方懿林**：研末。原簡該字下有重文符號。　◎**今按**：參見本章醫方二注〔3〕。

〔3〕即用　○**周祖亮、方懿林**：馬上使用。該詞語亦見於馬王堆帛書《五十二病方》和《雜療方》。即，該字僅殘餘下半。原釋文作"☑用"。

〔4〕臧　○**何有祖**：讀作藏。用不藏，似指使用而不收藏。

〔5〕艾　○**凡國棟**：（快）原釋文作"決"。　○**何有祖**：細審實從艸從乂，即艾字。8-1620 有"艾"字可證。艾，以乂爲聲，可讀作"刈"。《楚辭·離騷》："冀枝葉之峻茂兮，願俟時乎吾將刈。"王逸注："刈，穫也。草曰刈，穀曰穫。"艾取，讀作"刈取"，割取。《詩·周南·漢廣》："翹翹錯薪，言刈其楚。"鄭玄箋："楚雜薪之中，尤翹翹者，我欲刈取之。"以五月盡時艾（刈）取，指五月快完時割取。　○**周祖亮、方懿林**：但是圖版該字從"艸"從"乂"，當爲"艾"字，讀作"刈"，《説文·丿部》："刈，芟草也。""刈取"即割取。

〔6〕蓂　○**何有祖**：原釋作"縈"之字，實即"蓂"字。下文言"取實藏"，此"實"即"析蓂實"。8-1221 有"析蓂實"，《里耶秦簡牘校釋》（第一卷）注曰：析蓂，即蒴蓂。

《爾雅·釋草》：蘄蓂，大薺。《本草綱目·菜二·蘄蓂》云：
"薺與蘄蓂，一物也，但分大小二種耳。小者爲薺，大者爲蘄
蓂。"又引《別録》云：蘄蓂子"療心腹腰痛"。"析蓂實"即
析蓂子。可知釋"蓂"是。　　〇周祖亮、方懿林：析蓂，藥物
名，原釋文作"析縈"，不確。該書第8-1221號簡也有"析
蓂實"，字形與本例相似。析蓂，即蘄蓂。《爾雅·釋草》："蘄
蓂，大薺。"《本草綱目·蘄蓂》："薺與蘄蓂，一物也，但分大
小二種耳。小者爲薺，大者爲蘄蓂。"

〔7〕暴　　〇何有祖："蓂"後一字，原釋文作"暴"，《校
釋》作未釋字，現在看來釋"暴"可從，讀作曝，曬。《列
子·楊朱》："昔者宋國有田夫，常衣緼黂，僅以過冬，暨春東
作，自曝於日。"

〔8〕暴乾　　〇何有祖：即曬乾，與《五十二病方》所提及
的"陰乾"不同。《神農本草經》云："析蓂子……一名大薺。
生咸陽，四月五月采，暴乾。"在采摘藥物的時間、對藥物的
加工處理等方面可與簡文互證。

〔9〕取乾　　〇何有祖：承接前面的"暴（曝）乾"而言，
也就是説，收藏析蓂要選取乾的，以利於收藏。

【譯文】

……或者用其他方法使它乾燥，搗碎。搗碎後藥物立即要
使用，不要收藏起來。在五月將結束的時候割取蘄蓂晾曬使它
乾燥，揀取乾燥的，揀取種子收藏……

十一、令金傷毋痛方

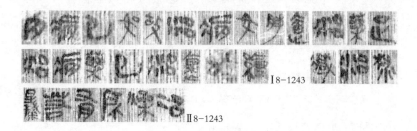

Ⅰ8-1243

Ⅱ8-1243

内[1]。病巳（已）如故。治病毋眮（時）[2]。壹[3]治[4]藥，
足治病[5]。藥巳（已）治[6]，裹以[7]繒[8]₈₋₁₂₄₃臧（藏）。
治[9]林（朮）[10]，暴（曝）若有所燥[11]，冶。Ⅱ8-1243

【集注】

〔1〕内　○凡國棟：原釋文作“宍”。本方見於《五十二
病方》25—29，其云：“令金傷毋痛，取薺孰乾實，熬令焦
黑，冶一；林（朮）根去皮，冶二，凡二物并和，取三指撮
到節一，醇酒盈一衷桮（杯），入藥中，撓飲。不者，酒半
桮（杯）。已飲，有頃不痛。復痛，飲藥如數。不痛，毋飲藥。
藥先食後食次（恣）。治病時，毋食魚、彘肉、馬肉、龜、蟲、
葷、麻林洙采（菜），毋近内，病已如故。治病毋時。壹治藥，
足治病。藥已治，裹以繒臧（藏）。治林（朮），暴（曝）若
有所燥，冶。·令。”兩相對讀，可知“内”前有“毋近”一類
文字。帛書整理小組注釋云：“近内，房事。”　◎今按：凡氏
所舉《五十二病方》中兩處“林（朮）”均當爲“林（朮）”。

〔2〕朞　○凡國棟：《五十二病方》作“時”，整理小組注釋云：“時，季節。毋時，不受季節限制。”　◎今按：帛書有殘缺，從筆順來看，《五十二病方》應隸定爲“朞”。當是異體字，《説文·日部》：“時，四時也。从日寺聲。旹，古文時从之日。”此處月部，與“期”从月部同。《説文·月部》：“期，會也。从月其聲。朞，古文期从日丌。”

〔3〕壹　○凡國棟：原釋文未釋。　○周祖亮、方懿林：原釋文作“愈”，因形近而誤釋。　◎今按：原釋文作“愈”，《校釋》有誤。《五十二病方》作“壹”，雖帛書此方該字有殘缺，但從其他病方所存“壹”字形，可以確定是“壹”無誤，木簡隸定有誤。

〔4〕治　○凡國棟：馬王堆漢墓帛書整理小組《五十二病方》釋文對應之字爲“冶”。今據簡文反觀帛書圖版，其字實爲“治”字（左旁“水”形下半殘）。　◎今按：《五十二病方》作“冶”。黃文杰先生已指出該字和下文“藥已冶”之“冶”均應隸定爲“治”。黃説是，《校釋》之説在後。

〔5〕壹治藥足治病　○凡國棟：帛書整理小組注釋云：“此句意爲一次炮製此藥，應足够治病的需要。”

〔6〕冶　○凡國棟：《五十二病方》同，原釋文誤作“冶”。　◎今按：參前一“治”字注。

〔7〕以　○凡國棟：原釋文未釋。　○周祖亮、方懿林：雖然模糊，但基本可認。

〔8〕繪　○凡國棟：《説文》：“會五采繡也。”《五十二病方》作“繒”。《五十二病方》所述藥物的保存方法尚有“裹以布、裹以韋藏”等，可參看。　○周祖亮、方懿林：五彩的

刺繡。《説文·糸部》：“繪，五采繡也。”　◎今按：核對大徐本《説文》，周、方二氏所注“五采”前少一“會”字。

〔9〕治　○凡國棟：《五十二病方》作“冶”，原釋文誤作“治”。

〔10〕林　○凡國棟：原釋文釋爲从炙之字，《五十二病方》同，整理小組讀爲“術”，注釋云：“術，見《神農本草經》，《説文》作‘苵’。”《本草綱目》云：“古方二術通用，後人始有蒼、白之分。”　○周祖亮、方懿林：即白朮。原釋文作“核”，該字不見字書，因形近而誤釋。　◎今按：讀爲“術”，恐不妥。《説文·行部》：“術，邑中道也。从行术聲。”現代簡化爲“术”，和“朮”相近，所以易混，而現代通用字又將作爲藥物的“朮”和“术”同形。《五十二病方》整理小組讀爲“苵”可從。《説文·艸部》：“苵，山薊也。从艸朮聲。”山薊即白朮的異名。《爾雅·釋草》：“朮，山薊。”《神農本草經》：“朮，一名山薊。味苦，温，無毒。治風寒濕痹，死肌，痙、疸。止汗，除熱，消食。”陶弘景《本草經集注》認爲朮有兩種，白朮“根甜而少膏，可作丸散用”，赤朮“根小苦而多膏，可作煎用”。赤朮即蒼朮。從本方看當是白朮。

〔11〕暴若有所燥　○凡國棟：帛書整理小組注釋云：“若，或。”今按，“曝、燥”都是“冶”之前對藥物進行乾燥的方法。

【譯文】

……禁止性生活。病愈後纔能像平常一樣。治療没有時間上的要求。製作一次藥物的分量必須足够治療疾病的需要。藥物已經炮製，可用絲帛包裹收藏起來。白朮的炮製，在陽光下晾曬或者用其他方法使它乾燥，擣成碎末。

十二、脈痔方

【解題】

　　○凡國棟：（8-1290+8-1397）二片寬度相同，茬口相符，文意連貫，可綴合。　◎今按：馬王堆帛書《五十二病方》即有相同病方，據文意即可綴合。8-298可與綴合後的8-1397、8-1290編聯。

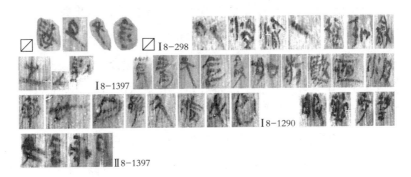

　　▨誨（晦）旦先食▨[1]₈₋₂₉₈ 以温酒一栝（杯）和[2]，歙（飲）之，到₈₋₁₃₉₇莫（暮）有（又）先食歙（飲）[3]，如前數。恒浧（服）[4]藥廿日，雖久病必已（已）[5]。₈₋₁₂₉₀服藥時禁毋[6]食貵肉[7]。ⅠⅠ₈₋₁₃₉₇

【集注】

　　〔1〕▨誨旦先食▨　○凡國棟：醫方。參看8-1290+8-

1397 注釋。　　○周祖亮、方懿林：該條文字的相似內容亦見於馬王堆帛書《五十二病方》“脈者”篇。　◎今按：馬王堆帛書《五十二病方》有“脈者”方：“取野獸肉食者五物之毛等，燔冶，合撓□，誨旦［先］食，取三［指大撮］三，以溫酒一杯和，飲之。到莫有先食飲，如前數。恒服藥廿日，雖久病必□。服藥時禁毋食虒肉、鮮魚。·嘗［試］。”此方恐是“脈者”方的殘簡。

〔2〕以溫酒一梧和　○凡國棟：馬王堆帛書《五十二病方》237—238 云：“［脈］者：取野獸肉食者五物之毛等，燔冶，合撓□，誨（每）旦［先］食，取三［指大撮］三，以溫酒一杯和，飲之。到莫（暮）有（又）先食飲，如前數。恒服藥廿日，雖久病必□。服藥時禁毋食虒肉、鮮魚。·嘗［試］。”據《五十二病方》條，下 1397 行應和此行綴合。

〔3〕到莫有先食歙　○周祖亮、方懿林：到晚上在進食前飲服藥物。

〔4〕汲　○凡國棟：原釋文作“汲”，讀爲“服”。馬王堆帛書《五十二病方》即作“服”。　○周祖亮、方懿林：原釋文作“汲”，因形近而誤釋。　◎今按：該字從水，當是“服”的異體。《説文·舟部》：“服，用也。一曰車右騑，所以舟旋。從舟𠬝聲。”舟行水中，故又從水。又如“津”字古文從舟從聿。

〔5〕雖久病必巳　○凡國棟：上引馬王堆帛書《五十二病方》237—238 相應文字殘闕，可據補“巳”字。　◎今按：當補“巳”，爲“已”字異體。

〔6〕毋　○凡國棟：原釋“女”。　◎今按：凡説是。應隸定爲“毋”，《五十二病方》作“毋”。

〔7〕服藥時禁毋食彘肉　○**周祖亮、方懿林**：服藥期間禁喫豬肉。原釋文作“服藥時禁女、食彘肉”，因女、毋字形近而誤。該字與 8-1057 簡的“毋”字形體基本相同。馬王堆帛書《五十二病方》238 行亦作“服藥時禁毋食彘肉”，同樣可證“女”爲“毋”之誤。

【譯文】

（治療脈痔處方）……在夜晚、早晨飯前……用一杯溫和的酒混合，飲服，到了晚上再在晚飯前按照前面的數量服藥。一般服藥二十天左右，雖然患痔瘡很久也一定可以治好，服藥期間不要喫豬肉……

十三、殘方

【解題】

◎今按：此簡似乎可與 8-1772 相編聯。

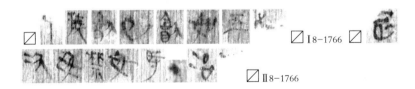

☑〔杯〕中[1]，撓[2]歙（飲）[3]。巳（已）歙（飲），如再☐☑ I 8-1766　☑〔先食後〕[4]食次（恣），毋禁，毋時。‧冶〈治〉[5]☐☑。 II 8-1766

【集注】

〔1〕杯中　○周祖亮、方懿林：（中）該字僅餘左下半和中間豎畫下半，整理小組未釋，馬王堆帛書《五十二病方》26行有"入藥中，撓歙"之句，可爲佐證。本簡雙行書寫，上下均殘斷。　◎今按：據圖版，該字補爲"中"字可從。據文義，"中"前或可補一"杯"字。

〔2〕撓　○凡國棟：攪和。參看 8-1243 注釋。

〔3〕撓歙　○周祖亮、方懿林：攪拌混和後飲服。

〔4〕先食後　◎今按：據文例補，參本章醫方九注〔13〕。

〔5〕冶　◎今按：周祖亮、方懿林釋爲"治"，殊誤。據圖版，"冶"字無疑。根據簡帛文獻的辭例，方末往往有"治某某病"，故此"冶"應是"治"之訛字。

【譯文】

……（放）杯中，攪和後飲服，飲用後，如再……飯前飯後服用隨意不拘，沒有禁忌，沒有時間限制。這是治療……

十四、殘方

【解題】

○凡國棟：本簡似爲病方，或與 8-1976 相關。　◎今按：可備一説，存疑待考。

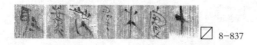 8-837

取菫〔1〕、芒〔2〕群木實〔3〕十囗。　8-837

【集注】

〔1〕菫　○凡國棟：藥名，即烏頭，有毒。亦即"堇"。《呂氏春秋·勸學》："是救病而飲之以菫也。"高誘注："菫，毒藥也，能毒殺人，何治之有？"《國語·晋語二》："驪姬受福，乃置鴆於酒，置菫於肉。"韋昭注："菫，烏頭也。"《二年律令·賊律》18號簡云："有挾毒矢若菫（菫）毒、糵，及和爲菫（菫）毒者，皆棄世。"　◎今按：《神農本草經》載"烏頭"："一名奚毒，一名即子，一名烏喙。味辛，温，有大毒。治中風，惡風洒洒，出汗，除寒濕痹，欬逆上氣，破積聚、寒熱。其汁，煎之名射罔，殺禽獸。生山谷。"《本草綱目·草部·附子》引《本草經集注》："烏頭與附子同根，附子八月采，八角者良。烏頭四月采，春時莖初生有腦頭，如烏鳥之頭，故謂之烏頭。"引《蜀本草》："正者爲烏頭，兩歧者爲烏喙，細長三四寸者爲天雄，根旁如芋散生者爲附子，旁連生者爲側子，五物同出而異名，苗高二尺許，葉似石龍芮及艾。"引《唐本草》："五者今并出蜀土，都是一種所産……其苗高三四尺，莖作四棱，葉如艾，其花紫碧色作穗，其實細小如桑椹狀，黑色。本衹種附子一物，至成熟後乃有四物。"李時珍認爲："烏頭有兩種，出彰明者即附子之母，今人謂之川烏頭是也……其産江左、山南等處者，乃本經所列烏頭，今人謂之草烏頭者是也。"

〔2〕芒　○凡國棟：芒草，又名蘭草、莽草。有毒。《山

海經・中山經》：蓋山“有木焉，其狀如棠而赤葉，名曰芒
草，可以毒魚”。《本草綱目・草六・莽草》：“蓋草、芒草、
鼠莽。此物有毒，食之能令人迷罔，故名。山人以毒鼠，謂之
鼠莽。”

〔3〕木實　○凡國棟：樹木的果實。《戰國策・秦策三》：
“《詩》曰：‘木實繁者披其枝，披其枝者傷其心。’”鮑彪注：
“實，木子。”

【譯文】

取烏頭、蓋草等植物的果實十……

十五、殘方

【解題】

◎今按：此簡文字居中書寫，與其他醫簡形式不符，似不
是醫方，但其中有“病”字，暫時居此。

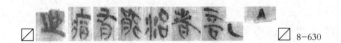
□ 8–630

□□病[1]，有能治者言[2]□□。　8–630

【集注】

〔1〕病　○凡國棟：該字前一字，似是“足”。　◎今按：
可備一説，存疑待考。

〔2〕言　○凡國棟：原釋文作“音”。

【譯文】

……病，有能够治療的人説……

十六、殘方

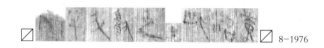

☒ ☒ 8-1976

☒下〔1〕半斗〔2〕，歓（飲）之。·此治黄［癉］〔3〕☒。8-1976

【集注】

〔1〕下　◎今按："半"字前一字，從圖版看，當是"下"字。據簡帛文獻辭例，當義爲"少於"。

〔2〕半斗　○周祖亮、方懿林：劑量單位。本簡上下皆殘斷，從劑量詞語"半斗"、動詞"歓（飲）"和"治"，可以推測其爲一則醫方簡牘，其中"黄"當與後面殘缺的文字構成疾病名。

〔3〕黄癉　◎今按："黄"字後當脱某字，合爲病名。和中浚等認爲此處與老官山漢簡《六十病方》簡306"治黄單（癉）"相參。可從。或爲"黄癉"，即黄疸。參見本章醫方三注〔4〕。

【譯文】

……少於半斗，飲用。這是治療黄疸的……

十七、殘方

【解題】

　　◎**今按**：此簡文字居中書寫，與其他醫簡形式不符，似不是醫方，但其中有"藥"字，暫時居此。

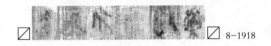

　　☑　☑ 8-1918

　　☑□□而□以〔1〕藥☑。 8-1918

【集注】

　　〔1〕以　◎**今按**：從圖版看，該字前似還有一字，存疑待考。

【譯文】

　　……然而用藥……

第二章　周家臺秦簡醫方

一、已腸澼方

【解題】

　　〇**整理組**：本組 73 枚竹簡（309 號至 381 號）全部爲原編的丙組竹簡。因少數竹簡已遭腐蝕，保存情況不好，其上的編聯綫已朽斷，簡序也已散亂，從《側視圖》觀察，本組竹簡原來也是自成一卷地放在最下層。從下列簡號即可看出竹簡在編聯完畢後，是按逆時針方向轉動收捲的，如：326、327、328 號，340、341、342、343、344 號及 347、348、349、350、351、352、353 號等。至於本組竹簡的編聯順序，哪一部分被捲在裏層，哪一部分被捲在外層，因簡文內容可以獨立成段，不易確定它們之間的聯繫，因此，難以恢復原來的編聯順序。在整理時，我們根據內容加以歸類，即按病方、祝由術、擇吉避凶占卜、農事的順序排列。殘缺文字較多不能識讀的，或者不成完整句的單簡則排在最後。　　〇**今按**：屬於醫方的有 45 支簡。

309

310

·取肥牛膽[1]盛黑叔（菽）[2][3]中[4]，盛之而係（繫）[5]縣（懸）[6][7]陰[8]所[9]，乾[10]。用之，取十餘叔（菽）置鬻（粥）[11]中而歓（飲）之，巳（已）[12]腸辟（澼）[13][14]。不巳（已），₃₀₉ 復益歓（飲）之。鬻（粥）足以入之[15]腸[16]。₃₁₀

【集注】

〔1〕牛膽　○整理組：《本草綱目》卷五〇："氣味苦，大寒，無毒……除心腹熱渴，止下痢。"　○劉金華：《萬物》亦有載，凡兩見，記其藥性云："牛膽晢目可以登高也。"《本草綱目》卷五〇載其"氣味苦，大寒，無毒……除心腹熱渴，止下痢"。本方顯然取此藥性，而與《萬物》所記不合。《證類本草》卷一七又記：牛膽"可丸藥。膽，味苦，大寒。除心腹熱溫，利口焦燥，益日精"。　○周祖亮、方懿林：藥物名。《本草綱目》卷五〇謂牛膽"除心腹熱渴，止下痢"。

〔2〕叔　○整理組：即"菽"，豆類總稱。

〔3〕黑叔　○整理組：即"黑豆"，《本草綱目》卷二四：

“入藥，止下痢。”　○**劉金華**：見於《五十二病方》“癃病”簡 161、“牝痔”簡 259。叔，整理者注作菽。菽，大豆屬，有黑、白、黃、褐、青、斑色數種，古醫方多以黑色者即黑豆入藥。黑叔，亦即黑豆也。大豆具有解毒功效。《證類本草》卷二五“生大豆”條引《食療本草》曰：“煮飲服之，去一切毒氣。”《萬物》載：“□□□菽可已。”此條也是有關菽可治之證的記録，因簡文已殘，具體內容已不可考見。　　○**周祖亮、方懿林**：即黑豆。《本草綱目》卷二四：“黑大豆……入藥，止下痢臍痛。”　　○**今按**：劉氏所注當爲帛書行 161、行 259。

〔4〕盛黑叔中　○**整理組**：是説把黑豆盛放在肥牛膽內。

〔5〕係　○**今按**：繫、係通假。《易·坎·上六》：“係用徽墨。”《公羊傳·宣公元年》何注引係作繫。《後漢書·寇恂傳》引係作繫。《莊子·應帝王》：“胥易技係，勞形怵心者也。”《釋文》：“係，崔本作繫。”此處義爲拴結、捆綁。《説文·人部》：“係，絜束也。从人从系，系亦聲。”段玉裁注：“絜束者，圍而束之。”《集韻·霽韻》：“係，縛也。”

〔6〕縣　○**今按**：縣與懸爲古今字關係，此處作懸掛解。《説文》：“縣，繫也。”朱珔義證：“此即縣掛本字也。”《詩·魏風·伐檀》：“不狩不獵，胡瞻爾庭有縣狟兮？”《易·繫辭上》：“縣象著明莫大乎日月。”《白虎通·日月》《風俗通·窮通》引縣作懸。《禮記·檀弓上》：“縣而不樂。”《通典·禮》引縣作懸。

〔7〕係縣　○**劉國勝、彭錦華**：“繫懸”似作一詞。馬王堆漢墓帛書《養生方》：“盡去毛，遺兩翼之末，而係（繫）縣（懸）竿……”

〔8〕陰　◎**今按**：背陽的部分。《周禮・考工記・輪人》：
"凡斬轂之道，必矩其陰陽。"賈公彥疏："背日爲陰。"

〔9〕陰所　◎**今按**：背陽的地方。

〔10〕乾　◎**今按**：乾燥。《集韻・寒韻》："乾，燥也。"
《詩・王風・中谷有蓷》："中谷有蓷，暵其乾矣。"孔穎達疏：
"暵然其乾燥矣。"

〔11〕鬻　◎**今按**：鬻、粥通假。《儀禮・士喪禮》："夏
祝鬻餘飯。"《周禮・春官・小祝》鄭注引鬻作粥。《左傳・莊
公十九年》："鬻拳弗納。"《漢書・古今人表》鬻權作粥拳。
粥，稀飯。《爾雅・釋言》："鬻，糜也。"《廣韻・屋韻》："粥，
糜也。"

〔12〕已　○**整理組**：（已）《呂氏春秋・至忠》："王之疾，
必可已也。"高誘注："已，猶愈也。"《廣雅・釋詁》："已，
愈也。"　○**周祖亮、方懿林**：（已）痊愈。《廣雅・釋詁一》：
"已，愈也。"　◎**今按**：當釋爲"巳"，爲"已"字異體。

〔13〕腸辟　○**整理組**：也作"腸澼"，《素問・通評虛實
論》記有"腸辟便血、腸辟下白沫"和"腸辟下膿血"三種
病候。吳謙《醫宗金鑑》："腸辟，滯下古痢名。"即痢疾。
○**劉金華**：即痢疾，當時戍卒常患此病，如居延漢簡462.1、
504.9號簡均有相關記載。據《素問・通評虛實論》卷八所
載，腸辟之證分3種："腸辟便血、腸辟下白沫、腸辟下膿
血"。武威醫簡82甲、乙記有"治久泄腸辟臥血□□裏□□
□□醫不能治皆射去方"，其病候與第三種較相類似，該方治
療腸辟病證的針對性似更強。本方治療比較簡易，其用藥也僅
二味。　◎**今按**："辟"爲"澼"的通假字。辟，並母錫部韻；

澼，滂母錫部韻，疊韻通假。

〔14〕巳腸辟　○劉金華：見阜陽漢簡《萬物》殘簡，云
“□蜜巳腸辟也”。又同批簡有“茈蔘之□□巳辟也”語，未
知是否因脱“腸”字而致。□蜜，具體爲何物已不可知。《神
農本草經輯注》卷二載有“石蜜”一味藥，該條下注〔四〕引
《別録》云：“除心煩，食欲不下，腸辟。”

〔15〕之　○整理組：指黑菽。

〔16〕鬻足以入之腸　○整理組：此句意爲飲粥之量應足
以送黑豆入腸。　○周祖亮、方懿林：指用足量的粥將黑豆送
入腸胃。

【譯文】

取肥牛的膽一個，取少許黑豆放在其中，裝滿之後捆扎起
來，懸掛在避光陰暗的地方，讓它乾燥。用藥的時候，從牛膽
內取十來顆黑豆放在粥中飲服，可以治療痢疾。如果疾病不能
治愈，再加量飲服。飲粥之量應足以送黑豆抵達腸胃。

二、温病不汗方

·温病[1]不汗[2]者，以淳（醇）酒[3]漬[4]布[5][6]，
歓（飲）之。 311

【集注】

〔1〕溫病　○**整理組**：見《素問·六元正紀大論》：“初之氣，地氣遷，氣乃大溫，草乃早榮，民乃厲，溫病乃作。”○**劉金華**：又見於馬王堆帛書《導引圖》。周一謀、蕭佐桃先生主編《馬王堆醫書考注》一書《導引圖》注“引溫病”云：“古今病名，溫病包含在傷寒範疇之內，如《素問·熱論》：‘今夫熱病者，皆傷寒之類也。’溫病多爲發熱性疾病。《難經》謂傷寒有五，亦包括溫病在內。《傷寒論·辨太陽病脈證并治》：‘太陽病，發熱而渴，不惡寒者爲溫病。’”馬王堆帛書《導引圖》殘存題記有“引溫病”之語，這是以導引的方法來治療溫病，與本方施用藥物之法全然不同。居延漢簡395.1號記有所謂“疾溫”一語，簡文云“騎士安陵高里孫非子，弩，疾溫”。同批簡5.18、255.22號有“疾心腹、四節不舉”，293.5號有“丁未疾心腹丈滿”語，據之，可以推知“疾溫”或者便是“溫病”。《素問·六元正紀大論》云：“初之氣，地氣遷，氣乃大溫，草乃早榮，民乃厲，溫病乃作。”又同書《陰陽應象大論》云：“冬傷於寒，春必溫病。”　○**周祖亮、方懿林**：疾病名，是感受四時不同的溫邪所引起的多種急性熱病的總稱。溫病種類較多，常見的有風溫、春溫、濕溫、暑溫、冬溫、溫毒等。《素問·六元正紀大論》：“初之氣，地氣遷，氣乃大溫，草乃早榮，民乃厲，溫病乃作。”　◎**今按**：此處是具體醫方，不當指傷寒五病之一，當指溫熱病。證見身熱、頭痛、嘔吐等，但《內經》多以“病溫”爲名。如《素問·生氣通天論》：“冬傷於寒，春必病溫。”《靈樞·論疾診尺》：“尺

膚熱甚，脈盛躁者，病溫也。"《素問·評熱病論》："有病溫者，汗出輒復熱，而脈躁疾不爲汗衰，狂言不能食，病名陰陽交……"溫病一般起病較急，發熱較甚，傳變較快，易於化燥傷津，後期尤多陰枯液涸等。

〔2〕汗　◎**今按**：出汗。《韓非子·五蠹》："棄私家之事而必汗馬之勞，家困而上弗論，則窮矣。"《世說新語·言語》："卿面何以汗？"

〔3〕淳酒　○**整理組**：簡文或作"醇酒"。　○**周祖亮、方懿林**：濃度高的酒，簡文或寫作"醇酒"。　◎**今按**：參見第一章醫方四注〔17〕。

〔4〕漬　○**整理組**：浸泡。　◎**今按**：《説文·水部》："漬，漚也。"段玉裁注："謂浸漬也。"《玉篇·水部》："漬，浸也。"

〔5〕布　○**周祖亮、方懿林**：此處不明是何種布條。在馬王堆漢墓醫書中，多見取女子月經布浸泡後用來治病的記載。

〔6〕淳酒漬布　○**周祖亮、方懿林**：用濃酒浸泡布條。

【**譯文**】

患溫病不出汗的情況，可用高濃度的酒浸泡布條，然後喝酒。

三、下氣方

312

・取車前草實[1][2]，以三指鼠（撮）[3][4]，入酒若[5]
鬻（粥）中，歓（飲）之，下氣[6]。312

【集注】

〔1〕實　◎今按：果實，種子。參見第一章醫方四注〔5〕。

〔2〕車前草實　○整理組：即車前子，見《神農本草
經》。　○劉金華：車前，即馬王堆帛書《養生方・便近内》
所載的車踐、車戔。前、踐、戔三字音同，故可相通。此藥
名稱很多，其一曰"車前草"，又常稱其種子作"車前子、車
前實"。本方所謂"車前草實"即"車前子、車前實"之意。
殆其名較繁而已。《神農本草經輯注》卷二："車前子，味甘，
寒，無毒。主氣癃，止痛，利水道小便，除濕痹。"《證類本
草》卷六"車前子"條引《名醫別録》"止煩下氣"。又引《日
華子本草》曰車前："治脱精，心煩下氣。"本方以此物爲藥，
正與其所治之證狀一致。　○周祖亮、方懿林：即車前子，《神
農本草經》謂其"主氣癃，止痛，利水道小便，除濕痹"。

〔3〕鼠　○整理組：讀作"撮"，見玄應《一切經音義》
卷六引《字林》："撮，手小取也。"　◎今按：鼠、撮同屬清母
月部，故能相通。

〔4〕三指鼠　○整理組：（三指撮）一種古代用藥的估量
方法，即用拇、食、中三指并攏撮取藥物。《金匱要略方論》
卷上"風引湯"條："取三指撮。"　○劉金華：古代用藥的一

種估量方法，即用拇、食、中三指并攏撮取藥物。此種計量方法馬王堆帛書《五十二病方》《養身方》《雜療方》亦極常見，又稱"三指一撮"（《五十二病方·痙》）。且有相關聯的概念"三指大最（撮）、三指小最（撮）"。本方以粥入藥，簡309、301所載"已腸辟方"相同，具體內容可參見前引簡文。○周祖亮、方懿林：古代藥物劑量名，原係用拇、食、中三個手指撮取藥物的一種估量單位，主要用於表示顆粒、粉末類藥物的劑量。到漢代，以四圭爲一撮。《説文·手部》："撮，四圭也。一曰兩指撮也。"段玉裁注："此蓋醫家用四圭爲撮之説。"桂馥義證："兩指當爲三指。兩指爲扗，三指爲撮。"《玉篇·手部》："撮，三指取也。"《素問·病能論》："以澤瀉、尤各十分，麋銜五分，合以三指撮爲後飯。"張仲景《金匱要略》載風引湯："取三指撮。"

〔5〕若　○整理組：或。　◎今按：表示選擇關係的連詞，相當於"或、或者"。《左傳·定公元年》："若從踐土，若從宋，亦唯命。"《漢書·晁錯傳》："其亡夫若妻者，縣官買予之。"馬王堆帛書《五十二病方》也有如此用法，如行71"毒烏喙第一方"有"飲小童弱（溺）若産齊赤"；行74"毒烏喙第四方"有"以口汁粲叔（菽）若苦"等。

〔6〕下氣　○劉國勝、彭錦華：似指腸道通氣。　○周祖亮、方懿林：濁氣由穀道泄出，俗稱放屁。吳謙《醫宗金鑑·雜病心法要訣·諸氣辨證》："上氣氣逆蘇子降，下氣氣陷補中宣。"注："下氣爲清氣下陷……然清氣下陷，下氣不甚臭穢，惟傷食下氣，其臭甚穢。"張家山漢簡《脈書》第7號簡稱爲"得氣"。　◎今按：指腸胃鬱結，排泄氣體，即

矢氣。《雜病源流犀燭・諸氣源流》："下氣，腸胃鬱結病也。
蓋惟鬱結，則腸胃之氣不能健運，所納穀食之氣，從內而發，
不得宣通，往往上行則多噫氣，上行不快，還而下行，因復下
氣也。"

【譯文】

取車前子三指撮的劑量，放入酒或粥內，飲服，有利排氣。

四、不憚病方

· 以正月取桃蠹（蠹）[1]矢（屎）[2][3]少半升[4]，置淳
（醇）酒中，温歙（飲）之，令人不單（憚）[5]病[6]。₃₁₃

【集注】

〔1〕蠹　〇整理組：借作"蠹"。蠹，蛀蟲。《説文》：
"蠹，木中蟲。"段注："在木中食木者也，今俗謂之蛀。"
〇劉金華：即蠹，謂蛀蟲。

〔2〕矢　〇整理組：通作"屎"。　〇劉金華：屎也。
◎今按：通"屎"，糞便。矢、屎同屬書紐脂部韻，故能通假。
《左傳・文公十八年》："（襄）仲以君命召惠伯……乃入，殺而
埋之馬矢之中。"《莊子・人間世》："夫愛馬者，以筐盛矢。"

陸德明釋文:"矢或作屎,同。"《史記·廉頗藺相如列傳》:
"廉將軍雖老,尚善飯,然與臣坐,頃之三遺矢矣。"司馬貞
索隱:"矢,一作屎。"此種用法也見於出土其他醫書中,如
《五十二病方》行10:"以刃傷,類(燔)羊矢,傅之。"《武
威漢代醫簡》亦有相同用法,如簡18:"大如羊矢,温酒飲之,
日三四。與宰搗之,丸大如赤豆。心寒氣脅下恿,吞五丸,日
三吞。"

〔3〕桃橐矢　　○**整理組**:《本草綱目》卷四一:"桃蠹
蟲……糞主治辟瘟疫,令不相染,爲末,水服,方寸匕。"　　○
劉金華:當是桃樹蛀蟲的糞。《本草綱目》卷四一云:桃橐蟲
"糞主治辟溫疫,令不相染,爲末,水服,方寸匕"。本方引
此物入藥,其效果正可以與此説相符。

〔4〕少半升　　○**周祖亮、方懿林**:即三分之一升。《史
記·項羽本紀》:"漢有天下太半,而諸侯皆附之。"裴駰集解:
"韋昭曰:凡數三分有二爲太半,一爲少半。"該劑量名亦見於
馬王堆帛書《五十二病方》153行"筴(策)萛少半升"。

〔5〕單　　○**整理組**:讀爲"憚",此方與《本草綱目》避
瘟疫説合。　　○**陳偉**:似當讀爲"癉",是一種熱病。　　◎**今按**:
畏懼。《説文·心部》:"憚,忌難也。从心單聲。"單、憚均禪
母元部字,故可通假。《戰國策·秦策四》:"王之威亦憚矣。"
《史記·春申君列傳》《新序·善謀》憚作單。《荀子·宥坐》:
"廢不能以單之。"《孔子家語·始誅》單作憚。

〔6〕單病　　○**周祖亮、方懿林**:憚病。害怕生病。《説
文·心部》:"憚,忌難也。"

【譯文】

在正月時，取桃樹蛀蟲屎三分之一升，放在濃酒內，温熱後飲服，可讓人不害怕疾病。

五、長髮方

·取新乳狗子[1]，盡鬻（煮）[2]之[3]。即[4]沐[5][6]，取一匕[7]以殽[8]沐，長髮[9]。314

【集注】

〔1〕新乳狗子 ○周祖亮、方懿林：剛出生的小狗。◎今按：查《本草綱目·獸部》狗全身均可入藥，但無用乳狗生髮的記載；其中"（狗）乳汁"條載"赤秃髮落，頻塗甚妙"，又"（狗）腦"條引《聖惠方》："眉髮火瘢不生者：蒲灰，以正月狗腦和敷，日三，則生。"《醫心方·治頭燒處髮不生方第十》引《千金方》："治火燒瘡，髮毛不生方：蒲灰，以正月狗腦和，敷，毛生。"

〔2〕鬻 ◎今按：該字形又見《五十二病方》行451"治瘑第一方"。

〔3〕之 ◎今按：代詞，指"新乳狗子"。

〔4〕即 ○整理組：如果。 ◎今按：此説可商，此處

作表示時間的副詞，相當於"就、即刻"。清王引之《經傳釋詞》卷八："即，猶遂也。"楊樹達《詞詮》："副詞，與'便'同。"引《史記·高祖本紀》："雍齒雅不欲屬沛公。及魏招之，即反爲魏守豐。"又引《史記·南越列傳》："歲餘，高后崩，即罷兵。"同樣的詞例還可參看馬王堆帛書《五十二病方》行6"諸傷第三方"有"即冶"；行18"諸傷第十二方"有"即并煎□孰（熟）"；行19"諸傷第十三方"有"即以布捉［取］"；行43"傷痙第五方"有"飲之，即温衣陝（夾）坐四旁"；行44"傷痙第六方"有"即以蚩膏財足以煎之"。

〔5〕沐　○整理組：洗頭髮。《説文》："沐，濯髮也。"

〔6〕即沐　○周祖亮、方懿林：將要洗頭髮。

〔7〕匕　◎今按：古代的一種取食的器具，長柄淺斗，形狀像湯勺。《説文·匕部》："匕，亦所以用比取飯。一名柶。"段玉裁注："匕即今之飯匙也。"《管子·弟子職》："左執虛豆，右執挾匕。"

〔8〕殽　○整理組：混合。《説文》："殽，相雜錯也。"

〔9〕長髮　○劉金華：本方所記是一種用來促進頭髮生長的藥方，阜陽簡《萬物》則載有某種可以用來治療白髮證使之變黑的藥物，云："□□令白髮復黑之□。"馬王堆帛書《養生方》"黑髮"條所記也與黑髮相關，但所記是一種藥方，惜該方已殘。本條簡文記錄的是以洗沐之法促髮生長的方法，《本草綱目》中也有此法的運用，卷三"鬚髮"條下記："桐葉同麻子煮米泔，沐髮則長。"可見方法雖然相似，所用藥物却大不相同。又云："甜瓜葉汁并塗髮，令長黑。"　○劉國勝、彭錦華：滋长頭髮。

【譯文】

　　取剛出生的小狗一個，整個煮熟。立即洗頭髮，取一勺湯液混合洗頭，可以讓頭髮生長。

六、去黑子方

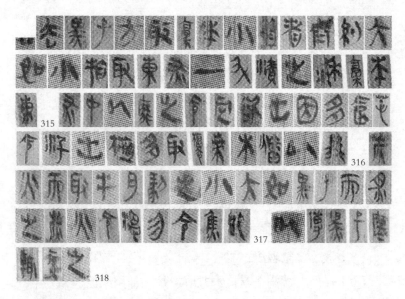

315

316

317

318

· 去黑子[1] 方：取稾（藁）[2] 本[3] 小弱[4] 者，齊（劑）[5] 約[6] 大如小指[7]。取東（冬）[8] 灰[9] 一升，漬[10] 之[11]。染[12] 稾（藁）本東（冬）₃₁₅灰中，以靡（摩）[13] 之[14]，令血欲[15] 出。因多食蔥[16]，令汗出[17]。桓（恒）[18] 多取櫌（擾）[19] 桑木[20][21]，燔[22] 以爲₃₁₆炭火，而取牛肉[23] 剝（劙）[24] 之，小大如黑子，而炙[25]

之炭火，令溫[26]勿令焦[27]，即 317 以傅（敷）黑子，寒[28]
輒[29]更[30]之[31]。 318

【集注】

〔1〕黑子　〇整理組：痣。《廣韻·職部》："痣，黑子。"
〇曹方向：《正字通》引顔師古曰："吴楚俗謂黑子爲痣。"
〇周祖亮、方懿林：該方所敘爲去除黑痣的方法。　◎今按：
《諸病源候論·癭瘤等病諸候·黑痣候》云："黑痣者，風邪搏
於血氣，變化所生也。夫人血氣充盛，則皮膚潤悦，不生疵
瑕。若虚損，則黑痣變生。然黑痣者，是風邪變其血氣所生
也。若生而有之者，非藥可治。面及體生黑點謂之黑痣，亦名
黑子。"

〔2〕稾　〇整理組：借作"藁"。　◎今按：稾、藁均見
母宵部字，故可通假。《廣韻·晧韻》："稾，禾程；又稾本，
草㧅之本。藁，俗。"

〔3〕稾本　〇整理組：《神農本草經》：藁本"味辛，温。
主婦人疝瘕、陰中寒、腫痛、腹中急，除風頭痛，長肌膚，悦
顔色"。　〇王貴元：又名"槁草"，根莖細弱，用時常捆爲
一束。《武威漢代醫簡》的醫方中，兩次出現"藁草"，皆言
"藁草二束"。　〇曹方向：王先生以爲"稾本"又名"槁草"，
也不無疑問。簡文"去黑子"，整理者認爲"黑子"就是
"痣"。又引《神農本草經》："藁本，味辛，温。主婦人……
長肌膚，脱（按，當作'悦'）顔色。"其意見應該較爲可信。
"稾本"是古人經常提到的一種香草。如《荀子》卷一九"蘭

莔稾本";《史記·司馬相如列傳》卷一一七"稾本射干",舊注均以"稾本"爲香草。但是在可靠的先秦文獻中,這種香草似乎還没有用來祛斑美白。《正字通》引顔師古曰:"吴楚俗謂黑子爲痣。"痣是一種有色斑。古人又稱面部黑斑爲"黚、黚黵、皯黵"。《本草綱目》云:"皯黵是風邪客於皮膚,痰飲漬於腑臟,即雀卵斑,女人名粉滓斑。"《備急千金方》有"玉屑面脂方","治外膏主面黚黵方","治面黚黵令色白方",都提到用"稾本"作處方配料祛斑增白。與簡文用"稾本"祛斑美白相合。其字又作"藁本"。可見,整理者讀"稾"爲"藁"也是正確的。　○潘飛:"稾"借作"藁",可從。　○周祖亮、方懿林:藁本的嫩莖。藁本,植物名。　◎今按:藁本,傘形科,多年生草木,根莖及根可入藥。《廣韻·晧韻》:"稾,稾本,藥。"《集韻·晧韻》:"稾,稾本,藥艸。"《荀子·大略》:"蘭茝、稾本,漸於蜜醴,一佩易之。"

〔4〕小弱　○整理組:此處指藁本之弱莖。

〔5〕齊　○周祖亮、方懿林:即劑,相當於"份"。《周禮·天官·亨人》:"亨人掌共鼎鑊,以給水火之齊。"鄭玄注:"齊,多少之量。"馬王堆帛書《五十二病方》"乾騷(瘙)"篇下有"犁(藜)盧(蘆)二齊,烏豙(喙)一齊,礜一齊,屈居囗齊,芫華(花)一齊"。

〔6〕齊約　○王貴元:不見於傳世文獻,義當爲剪削捆束。齊,剪削,《集韻·獮韻》曰:"前,《説文》:'齊,斷也。'或作齊,俗作剪。"約,捆束,《説文·糸部》:"約,纏束也。"《玉篇·糸部》曰:"約,纏也。"　○曹方向:今按此説值得商榷。"稾草"既然"根莖細弱,用時常捆爲一束",則無當

於簡文“大如小指”。王先生將“齊”讀爲“劑”，是正確的。《説文》：“劑，齊也。从齊，齊亦聲。”古書中兩字常見通假之例，王先生的文章也有相關證明，不再重複。我們認爲“劑”當指用量。《考工記》“金有六齊”，齊通“劑”，是指冶煉青銅器時，不同的銅、錫用量決定成器的性能不同。劑指用藥的分量，在古書中則更爲常見。簡文的劑，當指處方中的藁本用量。古人慣用手和手指來計量大小。同篇 372 號簡文“取大白礜，大如母（拇）指”，可爲例證。　　〇潘飛：整理者未釋，將“齊”讀爲“劑”，指處方中的藁本用量，更爲合理。

〔7〕小指　◎今按：此處表示藁本的大小就像小指一樣。傳統本草書籍常用作估量單位，如《本草綱目·草部·桔梗》引《唐本草》曰：“今在處有之。根如小指大，黄白色。”該卷“仙茅”條又引蘇頌曰“其根獨莖而直，大如小指”等等。

〔8〕柬　〇整理組：爲“柬”之訛字，375 號簡上有“柬灰一斗”。“柬”讀作“欄”，《考工記·幌氏》“湅帛以欄爲灰，渥淳其帛”，注：“渥以欄木之灰，漸釋其帛也。”　　〇王貴元：戰國秦漢出土文獻“柬”字常寫作“柬”，爲“柬”字隸寫，可視爲“柬”字異體，直接隸定爲“柬”。《郭店楚簡·五行》曰“又（有）大辠（罪）而大敊（誅）之，柬也”，又“柬之爲言猶練也”，又“柬，義之方也”，“柬”皆寫作同“柬”。《嚴窟藏鏡》所收《吾作明鏡》中的“柬”也寫作“柬”。另外，馬王堆帛書《經法》《繫辭》中的“練”，其右旁也寫作“柬”。　　〇潘飛：王貴元先生之説，可從。　　◎今按：“柬”雖有訛誤之用，但簡帛文獻中也不乏用作本字。此處“柬”不應視爲“柬”之訛字，那“柬灰”作何解呢？此處“柬灰”

是"冬灰"通假用法。東，端母東部；冬，端母冬部，雙聲
通假。《武威漢代醫簡》牘80乙有"款東"，《太平御覽》卷
九九二引《本草經》，《千金翼方》卷二及《和名類聚抄》卷
二〇引《本草》作"款冬"。説明東、冬可通用。

〔9〕東灰　○周祖亮、方懿林：即欄灰，可以用來去色。
《考工記·慌氏》："湅帛以欄爲灰，渥淳其帛。"鄭玄注："渥
以欄木之灰，漸釋其帛也。"　◎今按：即冬灰。《名醫別録》
曰："冬灰，生方谷川澤。"《本草經集注》："此即今浣衣黃灰
爾，燒諸蒿藜積聚煉作之，性亦烈，荻灰尤烈。"《新修本草》：
"冬灰本是藜灰，餘草不真。又有青蒿灰、柃灰（一作苓字），
乃燒木葉作。并入染家用，亦蝕惡肉。"《本草綱目》："冬灰，
乃冬月灶中所燒薪柴之灰也。專指作蒿藜之灰，亦未必然。原
本一名藜灰，生方谷川澤，殊爲不通。此灰既不當言川澤，又
豈獨方谷乃有耶？今人以灰淋汁，取鹼浣衣，發麵令皙，治瘡
蝕惡肉，浸藍靛染青色。"《神農本草經》載其主治："去黑子、
疣、瘜肉、疽，蝕疥瘙。"釋"東灰"爲"冬灰"可謂對證。
"東灰"即是前面"藁本"燒過剩下的灰末。

〔10〕漬　○周祖亮、方懿林：濕潤。此處是指讓欄灰
濕潤一段時間，目的是去掉灰中的一些鹼性。《廣韻·實韻》：
"漬，浸潤。"

〔11〕之　◎今按：指藁本。

〔12〕染　◎今按：浸染。《左傳·宣公四年》："及食大夫
黿……公子怒，染指於鼎，嘗之而出。"

〔13〕靡　○整理組：讀作"摩"，即摩擦。　◎今按：
"摩"的通借字，表摩擦義。清朱駿聲《説文通訓定聲·隨

部》：“靡，叚借爲摩。”《莊子·馬蹄》：“喜則交頸相靡。”陸
德明釋文：“靡，李云：摩也。一云：愛也。”《禮記·學記》：
“相觀而善之謂摩。”釋文：“摩本作靡。”《史記·齊太公世
家》：“壬申，與齊侯兵合靡笄下。”《集解》引徐廣曰：“靡一
作摩。”

〔14〕之　◎今按：指黑子。

〔15〕欲　◎今按：將，將要。清劉淇《助字辨略》卷五：
“欲，將也。凡云欲者，皆願之而未得，故又得爲將也。”楊樹
達《詞詮》卷九：“時間副詞欲，將也，言未來之事用之。”

〔16〕蔥　◎今按：蔥有發汗作用。《神農本草經》載：
“蔥實。味辛，溫，無毒。主明目，補中不足。其莖，平，可
作湯，主傷寒寒熱，出汗，中風，面目腫。”

〔17〕令汗出　○整理組：自此以下係另一去黑子方。

〔18〕桓　◎今按：該字從恒，同恒。此處作副詞，作
經常講。《尚書·伊訓》：“敢有恒舞於宮，酣歌於室，時謂巫
風。”《晉書·隱逸傳·陶潛傳》：“性嗜酒，而家貧不能恒得。”

〔19〕擾　○整理組：讀爲“擾”，《管子·地員》注：
“柔也。”

〔20〕桑木　◎今按：用桑木治療黑子可見：《醫心方·治
黑子方第廿一》引《録驗方》五灰煎方：“石灰、藋灰、桑灰、
炭灰各一升，蕈灰五升。以水溲，蒸令氣匝，仍取釜湯淋之，
取清汁五升許，於銅器内東向竈煎之，不用雞狗、小兒、婦
女見之。膏成好者如凝強如細沙糖，即堪用之。”又引《葛氏
方》去黶痣方：“桑灰、艾灰各三斗，水三石，淋取汁，重複
淋，三過止。以五色帛納中，合煎令可丸，以敷上則爛脱，乃

以豬膏塗之。”《本草綱目·木部·桑》載桑柴灰主治引《唐本草》：“蒸淋取汁爲煎，與冬灰等分，同滅痣疣黑子，蝕惡肉。”附方引《皆效方》：“面上痣疣：寒食前後，取桑條燒灰淋汁，入石熬膏，以自己唾調點之，自落也。”

〔21〕檓桑木　○周祖亮、方懿林：即柔桑枝。本方燒桑木爲炭火以炙牛肉治療黑痣。《本草綱目》卷六謂桑炭火“拔毒止痛，去腐生肌”。整理小組指出，此句及以下爲另一去黑子方。　◎今按：柔桑木，蓋謂桑條，與《本草綱目》引《皆驗方》相符。

〔22〕燔　○整理組：焚燒。　◎今按：參見第一章醫方九注〔2〕。

〔23〕牛肉　◎今按：《本草綱目·獸部》黃牛肉主治引《名醫別録》：“安中益氣，養脾胃。”又引《千金食治》：“補益腰脚，止消渴及唾涎。”水牛肉主治引《名醫別録》：“消渴，止泄，安中益氣，養脾胃。”又引《本草拾遺》：“補虛壯健，强筋骨，消水腫，除濕氣。”

〔24〕劉　○整理組：通“劃”。“劃”，《廣韻·霽韻》：“劃，割破。”即用刀等利器切割破開。　○王貴元：釋文“劉”乃“剥”字誤釋，馬王堆帛書《五十二病方》記：“即以刀剥其頭。”又曰：“先剥之。”其“剥”字寫法與此寫法全同。剥，切割。《説文·刀部》曰：“剥，裂也。从刀，从彔。彔，刻割也。”《左傳·昭公十二年》載“君王命剥圭爲鍼柲”，杜預注：“破圭玉以飾斧柄。”　○潘飛：王貴元先生之説，可從。　○周祖亮、方懿林：切割。揚雄《方言》卷一三：“劙，解也。”　◎今按：從該字左下部構件是“豕”，當釋爲“劉”，

整理者意見可從。《長沙馬王堆漢墓簡帛集成》中《五十二病方》讀爲“剝”。

〔25〕炙　◎今按：燒烤。《説文·炙部》：“炙，炮肉也。從肉在火上。”《釋名·釋飲食》：“炙，炙也。炙於火上也。”《詩·小雅·瓠葉》：“有兔斯首，燔之炙也。”

〔26〕温　◎今按：此處當作柔和講。《廣韻·魂韻》：“温，和也，善也，良也，柔也。”

〔27〕焦　◎今按：此處當作酥脆講，與“温”對舉。宋周紫芝《五禽言·婆餅焦》：“婆餅欲焦新麥香。”

〔28〕寒　◎今按：感到冷。《左傳·宣公十二年》：“師人多寒。”

〔29〕輒　◎今按：副詞，即、就。《增韻·葉韻》：“輒，忽然也。”《史記·商君列傳》：“（商鞅）復曰：‘能徙者予五十金。’有一人徙之，輒予五十金，以明不欺。”

〔30〕更　◎今按：此處作更換，變易講。《小爾雅·廣詁》：“更，易也。”胡承珙義證：“更者，《儀禮·大射禮》‘更爵洗’注云：更，易也。《燕禮》‘易觶洗’注云：凡爵不相襲者，於尊者言更，自敵以下言易。更作新易有故之辭，是‘更’與‘易’，對文則別，散文則通也。”

〔31〕之　◎今按：此處指炙牛肉。

【譯文】

去除黑痣的處方：取藁本的嫩莖，劑量大小大約像小手指。取冬灰一升，用水浸泡。將藁本浸潤在冬灰中，拿它摩擦黑子，使血滲出。接着多喫蔥，使人出汗，經常多拿些柔桑

枝，燔燒成炭灰，然後拿塊牛肉割一小塊，大小像黑痣一樣
大，接着用炭火炙烤它，使它溫熱但不要燒焦，立即拿它敷貼
在黑痣上，牛肉變涼立刻更換它。

七、去黑子方

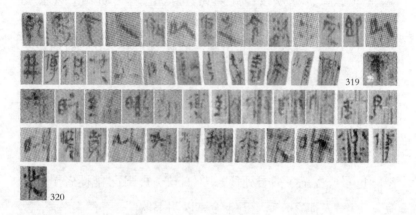

319

320

乾者[1]，令人孰（熟）[2]以靡（摩）[3]之，令欲出血，即
以并[4]傅（敷），彼（被）[5]其上以口枲絮[6]。善布[7]
清席，319東首臥到晦[8]，明（明）[9]復到南臥。晦起，
即以溫[10]賁（噴），以羽漬[11]，稍[12]去之，以粉[13]
傅（敷）之。320

【集注】

〔1〕乾者　○**整理組**：上有缺簡。本條從內容看，疑亦係
去黑子方，暫繫於此。　○**周祖亮、方懿林**：原釋文"乾者"
前有省略號。

〔2〕埶　○王貴元：“執”字誤釋。執，拿也。馬王堆三號漢墓竹簡：“執革盾八人。”“執”字與此字字形相同。○劉國勝、彭錦華：指程度深，充分摩擦。　○周祖亮、方懿林：熟，反復。馬王堆漢墓醫書中該字常見。　◎今按：既不是“執”字誤釋，也不當訓爲“反復”。此處讀爲“熟”，當訓爲仔細、精審義。《韓非子·解老》：“行端直則思慮熟，思慮熟則得事理。”漢鄒陽《獄中上梁王書》：“願大王熟察，少加憐焉。”

〔3〕靡　◎今按：整理者認爲“靡”通“摩”，甚是。參見本章醫方六注〔13〕。

〔4〕并　○王貴元：通“瓶”，小盆。《方言》卷五載“缻謂之瓵甈，其小者謂之瓶”，郭璞注：“缶，即盆也。”《慧琳音義》卷七八“瓶甕”注引《字書》云：“瓶，小缶也。”本批簡下文有“即斬豚耳，與胲以并涂囷簷下”句，其中的“并”義同。　○周祖亮、方懿林：同時。　○劉國勝、彭錦華：“并傅”疑指幾種藥材合并塗傅。簡353“即斬豚耳，與胲以并涂囷簷下”，可參看。　◎今按：劉國勝、彭錦華意見可從。

〔5〕彼　◎今按：整理者讀爲“被”，但未闡釋詞義。彼、被古可通用。《老子》：“故去彼取此。”帛書本彼作被。《荀子·宥坐》：“還復瞻被九蓋皆繼，被有説邪？”楊注：“被皆當爲彼。”被有覆蓋義。《楚辭·招魂》：“皋蘭被徑兮斯路漸。”王逸注：“被，覆也。”《文選·張衡〈東京賦〉》：“芙蓉覆水，秋蘭被涯。”李善注：“被，覆也。”

〔6〕枲絮　○周祖亮、方懿林：麻絮。《説文·木部》：“枲，麻也。”《説文·系部》：“絮，敝緜也。”“枲絮”亦見於

馬王堆帛書《五十二病方》第 37 行"傷痙"篇。

〔7〕布　○王貴元：陳設。《廣雅·釋詁一》載："布，列也。"

〔8〕晦　○王貴元：傍晚。"東首臥到晦，朔復到南臥。晦起"，斷句有誤，當改爲"東首臥，到晦。朔復到，南臥，晦起"。全句義爲頭朝東躺下，一直躺到傍晚。第二天清晨來到時，再頭朝南躺下，一直到傍晚。　○周祖亮、方懿林：日暮，傍晚。與下句"朔"（凌晨、清晨）相對。《莊子·逍遙遊》："朝菌不知晦朔，惠蛄不知春秋。"郭象注："朔，旦也。"《白虎通·三正》："（夏）以平旦爲朔……（殷）以雞鳴爲朔……（周）以夜半爲朔。"

〔9〕明　○劉國勝、彭錦華：整理者釋爲"朔"。今按：看墨迹，恐是"明（明）"字，指次日。《資治通鑑·晋紀》二二"明當除之"，胡三省注："明謂明旦，猶言明日也。"簡 349 亦云"到明出種"。　◎今按：意見可從。

〔10〕温　○劉國勝、彭錦華：整理者釋爲"酒"。方勇改釋，認爲有可能漏寫"酒"字，簡文應是以"温酒賁（噴）"，也有可能"温"應是"酒"的誤字。　○李豐娟："温"是"使暖和、使柔和"之義。簡文"以温賁（墳）"可以理解爲：使黑子暖和後隆起來。　◎今按：從圖版看，當釋爲"温"字。

〔11〕漬　○周祖亮、方懿林：沾染。此處指用羽毛將酒液塗均。

〔12〕稍　○整理組：逐漸。　○周祖亮、方懿林：逐漸。《玉篇·禾部》："稍，漸也。"　◎今按：訓爲逐漸義可從。《説文·禾部》："稍，出物有漸也。"《醫心方·治咳嗽方第一》引

《僧深方》有"紫菀丸，治咳嗽上氣，喘息多睡方"："如櫻桃大，含一丸，稍咽其汁，日三。新久嗽，晝夜不得臥，咽中水雞聲，欲死者，治之甚良。"又如同卷引《范汪方》有"治咳，紫菀牙上丸方"："紫菀一分，一方一兩，乾薑一分，附子一分，桂心一分，款冬花一分，細辛一分。凡六物，治篩，和蜜丸如小豆，先食以二丸著牙上，稍咽，日再，不知稍增。"再如同卷引《張仲景方》"治卅年咳，大棗丸方"："大棗百枚，去核。杏仁百枚，熬，豉百廿枚。凡三物，豉、杏仁搗令相得，乃納棗，搗令熟，和調丸，如棗核一丸，含之，稍咽汁，日二，漸增之，常用良。"

〔13〕粉　◎今按：從圖版看，該字是上下結構，構型奇特。

【譯文】

……乾燥者，讓人仔細地按摩，使它即將流血，即刻同時敷藥，用……麻絮覆蓋在上面。仔細鋪設好乾凈的席子，頭朝東睡到傍晚，清晨再頭向南睡。傍晚起床後，就用酒噴（黑痣），再用羽毛將酒液塗均，然後逐漸擦除酒液，用粉末敷抹。

八、治人所恒吹方

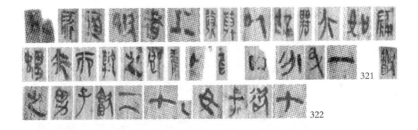

321

人所[1]恒炊（吹）[2]者，上（烊）[3]橐莫[4]以丸礜[5]，
大如扁（蝙）蝠矢（屎）[6][7]而乾之。即發，以醯[8]
四分升一[9]₃₂₁ 歓（飲）之。男子歓（飲）二七，女子欲
〈飲〉七。₃₂₂

【集注】

〔1〕所　○整理組：若。　○周祖亮、方懿林：表示假設
關係，相當於“若、如果”。王引之《經傳釋詞》卷九：“所，
猶若也，或也。”

〔2〕炊　○整理組：讀爲“吹”。《玉篇》引《聲類》：“出
氣急曰吹。”此處當指哮喘。　◎今按：二者可通。《莊子·逍
遥遊》：“生物之以息相吹也。”釋文：“吹，崔本作炊。”

〔3〕上　○鄭剛：“上”不是進上的“上”，當讀爲“烊”，
是一種製藥法，參看《備急千金要方》（冷痢節）：“右五味，
末之以蠟煎烊，以丸藥如梧子大，服五丸，日三，不過五六
服差。”“上”字古音禪陽，“烊”字古音以陽，同爲舌音音近，
可以通假。

〔4〕橐莫　○整理組：馬王堆帛書《五十二病方》原文
29 條有：“狂犬傷人，冶礜與橐莫，醯半杯，飲之……”馬繼
興先生在該條考釋中疑“橐莫”即“橐吾”。他認爲，“吾”與
“無”上古音均屬魚部，叠韻通假。而“無”與“莫”均屬明
紐，雙聲通假。故“莫”與“吾”係輾轉音轉者。橐吾一藥在
《神農本草經》稱款冬，又名橐吾，“辛溫，主欬逆上氣，善
喘，喉痹，諸驚癇，寒熱邪氣”。參見馬繼興《馬王堆古醫書

考釋》（湖南科學技術出版社 1992 年）。　　○劉金華：見馬王堆《五十二病方·狂犬傷人》，馬繼興先生考訂此條，懷疑即爲“橐吾”，説見其著《馬王堆古醫書考釋》。張顯成先生也持此説。但關於橐吾一物，張先生認爲并非傳統所認爲的款冬，而考訂爲“鬼臼”。這裏引其説存此待考。　　○周祖亮、方懿林：藥物名，疑即橐吾。　　◎今按：橐莫亦見於《武威漢代醫簡》，整理者、張顯成、張延昌等據後世本草書均認爲是八角烏的别稱。我們認爲“橐莫”指八角烏可從。

〔5〕礜　　○整理組：礜石。《説文》：“礜，毒石也。”《玉篇·石部》：“礜石，出深山，殺鼠，蠶食則肥。”《本草綱目》卷一〇：礜石，“氣味辛，大熱，有毒”。　　○劉金華：又見於馬王堆帛書《五十二病方·狂犬傷人》，也即《雜療方》所載“蕃石”、《養身方》所謂“潘石”、武威醫簡木牘類第 5 條所記的“樊石”。礜，許慎《説文解字·石部》云：“毒石也。”阜陽簡《萬物》又記“石番、虒膏已□□☒”，又曰“石番之令溺不遺也”。是皆記石番可治之證，但前條所治疾病因簡文殘段（按，或爲“斷”字之訛）而不可知。前條記録凡二見，後條一見。張顯成先生認爲二條簡文所載“石番”即是“番石之倒”。《神農本草經輯注》卷四也載此物，然其藥性并無有關治療哮喘證的明確記録。　　◎今按：礬、礜不是一字，礬石、礜石也不是一物。礬石，《神農本草經》：“一名羽碈，味酸，寒，無毒。治寒熱，泄利，白沃，陰蝕，惡瘡，目痛，堅骨齒。鍊餌服之，輕身不老，增年。生山谷。”《名醫别録》：“無毒。除固熱在骨髓，去鼻中息肉……生河西及隴西、武都、石門，采無時。”礜石，《神農本草經》載其又名青分石、

固羊石、立制石。主治曰："治寒熱，鼠瘻，蝕瘡，死肌，風痹，腹中堅癖，邪氣，除熱。"《名醫別錄》又名白礜石、大白石，其主治："明目，下氣，除膈中熱，止消渴，益肝氣，破積聚，痼冷腹痛，去鼻中息肉。久服令人筋攣。火煉百日，服一刀圭。不煉服，則殺人及百獸。"北大醫簡中"治鼠身頸有纍＿然方"亦有"生礜"。

〔6〕矢　○**楊繼文**：從第 313 號簡的釋文可以看出："矢"通"屎"。根據文意第 321 號簡中的"矢"也應通"屎"。◎**今按**：參見本章醫方四注〔2〕。

〔7〕扁蝠矢　○**整理組**：蝙蝠矢。　○**劉金華**：蝙蝠的糞。蝙蝠入藥見《五十二病方·蠱者》簡 435。　◎**今按**：《五十二病方》爲帛書，不是簡牘，劉先生失檢，另外此處蝙蝠屎是形容藥丸大小，不必論述其藥性。

〔8〕醯　○**劉金華**：酉（右部不清），依文意此物是用以送服藥物，在已有簡帛醫方中具有此等作用的往往爲"醇酒"一物，疑此字當是"醇"字，其後面脫一"酒"字。　○**周祖亮、方懿林**：該殘字左半爲"酉"，據馬王堆帛書《五十二病方》，疑爲"醯"字。　◎**今按**：單用"醇"字的少見，《五十二病方》用"醯"即醋送服其他藥物的用法常見，當補"醯"字。關沮秦簡病方"醇酒"多作"淳酒"，因此不會是"醇"字。

〔9〕四分升一　○**整理組**：四分之一升。

【譯文】

如果有人經常哮喘，可以融化曩莫把礜石做成丸狀，大小

像蝙蝠屎一樣，晾乾。哮喘即將發作時，用四分之一升醋調
服。男性服十四丸，女性服七丸。

九、治瘕方

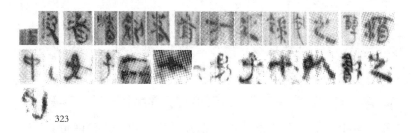

323

·叚（瘕）[1]者，燔劍若[2]有方[3]之端，卒（淬）[4]之
醇酒中。女子二七，男子七以歓（飲）之，巳（已）。323

【集注】

〔1〕叚　○**整理組**：讀作"瘕"，指腹內因病形成的積塊。
《素問·骨空論》："任脈爲病，男子內結七疝，女子帶下瘕
聚。""叚"字之上有墨作的圓點，現已不够清晰。　○**劉金華**：
腹內因病形成的積塊。《本草綱目》卷三"積聚癥瘕"條下
云："積繫於臟，聚繫於腑，癥繫於氣與食，瘕繫於血與蟲。"
○**周祖亮、方懿林**：指腹內因病形成的積塊。《玉篇·疒部》：
"瘕，腹中病。"《諸病源候論·瘕病候》："瘕病者，由寒溫不
適，飲食不消，與臟氣相搏，積在腹內，結塊瘕痛，隨氣移動
是也。言其虛假不牢，故謂之爲瘕也。"

〔2〕若　◎**今按**：連詞，或者。參見本章醫方三注〔5〕。

〔3〕有方　○整理組：古代一種兵器。《墨子·備水》：
"人擅弩，計（什）四有方。"《韓非子·八說》："摺笄干戚，
不適有方、鐵銛。"《居延漢簡甲編》（中國科學院考古研究所
編，科學出版社 1959 年）60 號木簡有："持有方一，劍一。"
均可爲證。由本簡看，應爲矛劍一類鋒刃器。　○劉金華：居
延漢簡中極常見，爲一種鋒利的器物。

〔4〕卒　○整理組：讀作"淬"。淬，染。《戰國策·燕
策三》："太子預求天下之利匕首，得趙人徐夫人之匕首，取之
百金，使工一藥淬之。"　○周祖亮、方懿林：淬，藥物炮製
方法。此處指將金屬燒紅後，立刻浸入酒中。　○陳偉："卒"
應是將燃燒的頭端浸入醇酒中，可讀爲"淬"或"焠"，不能
理解爲一般意義上的"染"。馬王堆漢墓帛書《五十二病方》
記"燔叚（瘕）□□□□火而焠酒中，沸盡而去之，以酒飲病
者□□□□□□□飲之"，可與簡文對照。　◎今按：劉、
彭之說可從。

【譯文】

　　治療患腹內積塊的情況，可以焚燒劍或有方的尖端，然後
浸入濃酒中。女性用十四份，男性用七份飲服，痊愈。

十、治瘻病方

【解題】

　　○整理組：本簡係由原編丙組 46 號和乙組 72 號兩段殘片
拼接而成，接合處能密合，且乙組 72 號簡上的上道編聯綫痕

迹也與前後簡編聯綫痕迹平齊，説明本簡未缺損文字。

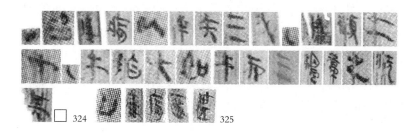

324　　　　325

·治痠（瘻）[1]病[2]：以羊矢（屎）[3][4]三斗，烏頭[5]二七，牛脂[6]大如手，而三溫[7][8]鬻（煮）[9]之，洗其□，324巳（已）痠（瘻）病亟甚[10][11]。325

【集注】

〔1〕痠　○整理組：即“瘻”，武威醫簡“瘻”亦寫作“痠”。瘻，《説文》：“痺也。”段注：“古多痿痺聯言，因痺而痿也。”蓋指身體某一部分萎縮或失去機能而不能行動。　◎今按：“痠”爲“瘻”異體字，古文字中“广、疒”旁可通用。

〔2〕痠病　○劉金華：痠病，指身體某部位萎縮或喪失機能而不能行動。《本草綱目》卷三云：痿“有濕熱，濕痰，淤血。血虛屬肝腎，氣虛屬脾肺”。本方所用治療該病的諸種藥物，在《本草綱目》卷三“痿”條下均無記載。　○周祖亮、方懿林：痠病，即痺病，指身體某一部分萎縮或失去機能而不能行動。

〔3〕矢　○整理組：通“屎”。　◎今按：參見本章醫方四注〔2〕。

〔4〕羊矢　○整理組：即羊屎，見《名醫別録》。　○劉金華：即羊屎。《證類本草》卷一七："羊屎，燔之，主小兒泄痢，腸鳴，驚癇。"　◎今按：《本草綱目·獸部·羊》載（羊）屎氣味：苦平，無毒。其主治引《名醫別録》"燔之，主小兒泄痢，腸鳴驚癇"，引《唐本草》"煮湯灌下部，治大人小兒腹中諸疾，疳、濕，大小便不通。燒煙熏鼻，治中惡心腹刺痛，亦熏諸瘡中毒、痔瘻等。治骨蒸彌良"。

〔5〕烏頭　○整理組：又名烏喙，《本草綱目》卷一七：烏頭，"氣味辛温，有大毒。主治風寒濕痹……"　○劉金華：即烏喙。《神農本草經輯注》卷四"烏頭"條記："味辛，温，有大毒。治中風，惡風洒洒，出汗，除寒濕痹。"阜陽簡《萬物》殘文則載："烏喙與☒之已癰□也。"　○周祖亮、方懿林：即烏喙塊根的母根，亦名草頭烏。　◎今按：參見第一章醫方十四注〔1〕。

〔6〕牛脂　○整理組：牛油。《本草綱目》牛脂："甘，温，微毒。主治諸瘡、疥癬、白禿。"

〔7〕温　○整理組：《玉篇》："漸熱也。"

〔8〕三温　○整理組：反復加熱。　○劉金華：整理者注以爲表示"反復加熱"。恐不準確，參見其他醫方中的類似情形，應是説三次加熱。　◎今按：劉説甚是。

〔9〕三温鬻　○周祖亮、方懿林：三温煮，多次加熱煮沸。《玉篇·水部》："温，漸熱也。"

〔10〕亟甚　○劉金華：如醫方"良甚、良、甚良、大良、禁良"等語，皆是對醫方療效積極的評價。阜陽簡《萬物》也有用來治療瘘病藥物的相關記録，云："☑可以已瘘也。"惜文

字已經殘斷，不可考。　◎今按：亟，副詞，表示快速，迅速。
《爾雅·釋詁下》：“亟，疾也。”邢昺疏：“皆謂急疾也。”又：
“亟，速也。”邢昺疏：“速亦疾也。”

〔11〕已瘻病亟甚　○周祖亮、方懿林：治愈嚴重的瘻病。

【譯文】

治療瘻痹病：用羊屎三斗，烏頭十四顆，大如手掌的牛
油，然後加熱三次，清洗（患處），治療瘻痹病的療效很好。

十一、已齲方

326

327

328

·巳（已）齲[1]方：見東陳垣[2][3]，禹步[4]三步，曰：
“皋[5]！敢告東陳垣君子，某病齲齒，笱（苟）[6]令某齲

巳（已），請 ₃₂₆ 獻麗（驪）^{〔7〕}牛子母^{〔8〕}。"前見地瓦^{〔9〕}，
操。見垣有瓦，乃禹步，巳（已），即取垣瓦貍（埋）^{〔10〕}
東陳垣 ₃₂₇ 止（址）^{〔11〕}下。置垣瓦下，置牛上，乃以所操
瓦蓋之，堅貍（埋）之。所謂"牛"者，頭虫^{〔12〕}也。₃₂₈

【集注】

〔1〕齲 ○**整理組**：《釋名・釋疾病》："齒朽也。" ○**劉
金華**：諸簡載"已齲方"凡四條，知其均爲治療牙病的醫方，
皆不見於其他簡帛醫書。《本草綱目》卷三"牙齒"條下云：
"牙痛，有風熱，濕熱，胃火，腎虛，蟲齲。"此數方都是借助
當時流行的祝由術治病，沒有使用相關藥物。其中第三條所記
甚爲簡略，蓋謂以"米"代替第二條中使用的菽。馬王堆帛書
《五十二病方・蟲蝕》最後一條載："一，囗蝕齒，以榆皮、白
囗、美桂，而并囗囗囗囗傅孔囗。"榆皮，又或作榆白皮，《神
農本草經輯注》卷二載此物。然該書記是藥主治云："治大小
便不通，利水道，除邪氣，久服輕身，不飢。"未言其可以用
來治療蛀蟲蝕齒之證。 ○**周祖亮、方懿林**：即蛀牙，俗稱蟲
牙。《釋名・釋疾病》："齲，齒朽也。" ◎**今按**：用祝由方法
治療齲齒還可見《醫心方》。該書"治齲齒痛方第五十八"引
《葛氏方》："作竹鍼一枚，東向以釘柱，先咒曰：'冬多風寒，
夏多暖暑，某甲病齲，七星北斗光鼓，織女教我斷汝。'便琢
鍼，琢鍼時并咒曰：'琢之蟲下，不得動作。'三咒琢畢，去勿
反顧，可千里遙治人，但得姓名耳，至秘至秘。"

〔2〕陳垣 ○**整理組**：舊牆。

〔3〕東陳垣　○**王貴元**：東邊的舊墙。齲齒而求助東陳垣，可能是因爲牙齒排列，其形如墙。

〔4〕禹步　○**整理組**：古代巫師作法術時的一種行步方法。相傳出於夏禹。《尸子·廣澤》："禹於是疏河決江，十年不窺其家，足無爪，脛無毛，偏枯之病，步不能過，名曰禹步。"漢楊雄《法言·重黎》："昔者，姒氏治水土，而巫步多禹。"晋李軌注："姒氏，禹也，治水土，涉山川，病足，故行跛也……而俗巫多效禹步。"《玉函秘典》："禹步法，閉氣先前左足，次前右足，以左足并右足，爲三步也。"　○**周祖亮、方懿林**：該詞在馬王堆帛書的祝由方中亦多次出現，張家山漢簡《引書》所述導引術中也有"禹步"。

〔5〕皋　○**整理組**：《禮記·禮運》："升屋而號，告曰：皋！某復。"孔穎達疏："皋者，引聲之言也。"　○**周祖亮、方懿林**：正式説話前的發聲詞，是古代祈禱、禁咒等儀式活動中口頭儀式，目的在於引起所呼對象的注意。

〔6〕笱　○**整理組**：通"苟"，如果。

〔7〕麗　○**整理組**：驪，黑色。《小爾雅·廣詁》："驪，黑色。"　○**劉國勝、彭錦華**：陳劍：當釋爲"纚"，讀爲"驪"。今按：看圖版，釋"驪"是。　◎**今按**：該字似當隸定爲"麗"，假作"驪"。原簡裂開，好像左旁是"糸"旁，其實不是。或可讀爲"儷"。

〔8〕麗牛子母　○**王貴元**：黑色母牛。《周易·説卦》載"坤爲地，爲母，爲布，爲釜，爲吝嗇，爲子母牛"，高亨注："子讀爲牸。《廣雅·釋獸》：'牸，雌也。'牸母牛即牝牛之俗稱也。""牛子母"與"子母牛"相同。　○**周祖亮、方懿林**：

黑色母牛。《小爾雅·廣詁》:"驪,黑色。"牛子母,同"子
母牛"。

〔9〕地瓦　○王貴元:疑即地面排水用瓦,也可能是指
牝瓦。

〔10〕貍　○整理組:通"埋"。　◎今按:此種用法又
見於《五十二病方》,馬繼興先生注曰,貍與埋上古音均之部
韻,貍爲來母,埋爲明母,故貍假爲埋。古籍中埋與貍也多
互通,如《周禮·夏官·校人》:"及葬貍之。"《經典釋文》卷
九:"貍,本亦作埋。"埋字義爲掩藏。如《後漢書·度尚列
傳》:"(張)磐埋骨牢檻。"

〔11〕止　○整理組:即"址",指牆基。

〔12〕頭虫　○王貴元:"所謂'牛'者,頭蟲也。"此方
是以蟲代牛,進獻東陳垣。頭蟲,不詳爲何物,似指天牛。
《本草綱目·蟲部》"天牛"條載:"此蟲有黑角如八字,似水
牛角,亦有一角者。"又曰:"色黑,背有白點。"又:"天牛,
處處有之。"天牛色黑,可以説明爲什麼要用黑色(驪)的母
牛。　○周祖亮、方懿林:疑指人頭上的虱子。　◎今按:"頭
蟲"一詞見於傳世醫籍,也用於治療齲齒,如《千金翼方·小
兒·齒病第七》:"治蟲蝕齒疼痛方:閉氣細書曰:南方赤頭蟲
飛來入,某姓名裂齒裏,今得蠍蟲孔,安置耐居止,急急如律
令。小牋紙納著屋柱北邊蠍蟲孔中,取水一杯,禹步如禁法,
還誦上文,以水沃孔,以净黄土泥之,勿令洩氣,永愈。"天
牛和虱子説恐均不可靠。

【譯文】

治理蟲牙的處方：看到東邊老墻，按照禹步法行三步，説道："啊，稟告東邊老墻大人，某人患蟲牙，如果讓某人蟲牙痊愈，願意獻上黑色母牛。"向前看見地瓦，拿起來。看到墻上有瓦，於是行禹步，結束，就拿墻上的瓦埋在東邊老墻根下面。把墻瓦放在下面，把牛放在上面，於是拿剛繞踐踏的瓦蓋上，埋藏牢實。所謂"牛"，是指頭蟲。

十二、已齲方

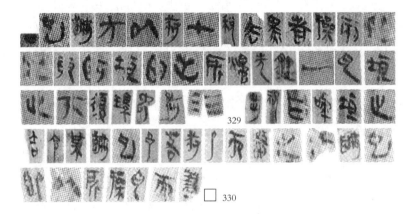

·巳（已）齲方：以叔（椒）[1]七，税（脱）[2]去黑者[3]。操兩瓦，之東西垣日出所燭[4]，先狸（埋）一瓦垣止（址）下，復環禹步三 329 步，祝[5]曰："嘑（呼）！垣止（址），筍（苟）令某齲巳（已），予若叔（椒）了〈子〉[6]。"而數[7]之七[8]，齲巳（已），即以所操瓦而蓋□。 330

【集注】

〔1〕叔　◎今按：整理者讀爲"菽"，并没有列出"菽"的藥用。當讀爲"椒"。叔、椒二字古可通用，《詩·豳風·七月》："九月叔苴。"《詩經考文》："古本叔作椒。"此處椒指蜀椒，蜀椒有治療齲齒的作用，《名醫別録》載其"堅齒髮"，甄權認爲其可"除齒痛"，具體方劑如《醫心方·治風齒痛方第五十七》引《耆婆方》："治風齒，疼痛不可忍，驗方：獨活一兩，細辛二分，椒一勺，當歸一分，四味，以好酒大升半，微火煮令減半，稍稍含之吐出，更含，以瘥爲度。"該書"治齲齒痛方第五十八"引《删繁論》"治齒齲方"："蜀椒一兩，礬石半兩，桂心一兩，一方分等。凡三物，以水三升，煮取一升五合，細細漱口吐之。"《本草綱目·果部·蜀椒》附方有"風蟲牙痛"方引《聖濟總録》曰："用川椒紅末，水和白麵丸皂子大，燒熱咬之，數度愈。一方：花椒四錢，牙皂七七個，醋一碗，煎漱之。"

〔2〕税　◯整理組：當讀作"脱"。　◎今按：税，書母月部字，脱，透母月部字，聲母同屬舌音，韻母相同，故能通假。二者通假的例子還有：《禮記·服問》："唯公門有税齊衰。"正義税作脱。《國語·齊語》："脱衣就功。"《管子·小匡》脱作税。

〔3〕税去黑者　◯整理組：脱去黑者，當指脱去豆皮上黑色的部分。　◎今按：此處所謂"黑"色，不是豆皮顔色，而是指蜀椒子。下文亦説"椒子"。《本草綱目》載"蜀椒肉濃皮皺，其子光黑，如人之瞳仁，故謂之椒目。他椒子雖光黑，

亦不似之。若土椒，則子無光彩矣”。其炮製時“宗奭曰：凡用秦椒、蜀椒，并微炒使出汗，乘熱入竹筒中，以梗搗去裏面黃殼，取紅用，未盡再搗。或衹炒熱，隔紙鋪地上，以碗覆，待冷碾取紅用”。又引吳猛真人《服椒訣》云：“椒禀五行之氣而生，葉青、皮紅、花黃、膜白、子黑。”

〔4〕燭　○**整理組**：《玉篇·火部》：“燭，照也。”　○**周祖亮、方懿林**：照亮。

〔5〕祝　○**周祖亮、方懿林**：咒，祈禱。是原始醫學與原始宗教的遺習，用祝禱與符咒治病。後世稱符咒禳病爲祝由病。

〔6〕了　◎**今按**：從圖版看，當釋爲“了”，或爲“子”訛字。

〔7〕數　○**劉國勝、彭錦華**：整理者釋爲“徵”。看圖版，似當爲“數”。　◎**今按**：釋爲“數”可從。

〔8〕七　○**劉國勝、彭錦華**：整理者缺釋。

【譯文】

治療蟲牙的處方：用蜀椒七顆，脱去蜀椒子。拿起兩塊瓦，到東西墙邊的太陽出來能照亮的地方。先將一片瓦埋在墙根下，再圍繞它行禹步三步，祝禱道：“呼，墙根啊，如果讓某人的蟲牙痊愈，我給您蜀椒子。”然後數七個蜀椒子，蟲牙治愈，就用拿起的瓦蓋上蜀椒子。

十三、已齲方

331

·其一曰：以米^{〔1〕}亦可。男子以米七，女子以米二七。 331

【集注】

〔1〕米　○劉國勝、彭錦華：劉金華：此條所記甚爲簡略，蓋謂以"米"代替上條中使用的"菽"。　◎今按：漢以前用米作爲道教降神之物，米是民間最普遍的避邪物。

【譯文】

另外一種方劑：用米也可以。男性患病就用七粒米，女性患病就用十四粒米。

十四、已齲方

332

·巳（已）齲方：見車，禹步三步，曰：“輔[1]車[2]車輔，某病齒齲，笱（苟）能令某齲巳（已），令 332 若毋見風雨。”即取車蠤（轚）[3][4]，毋令人見之及毋與人言。操歸，匽屋中，令 333 毋見（現）[5][6]，見（現）復發。334

【集注】

〔1〕輔　○周祖亮、方懿林：綁在車輪外旁用以夾轂的兩條直木。

〔2〕車　○整理組：“車”字下爲重文符號，應讀作“輔車車輔，某病齒齲……”　○劉國勝、彭錦華：陳斯鵬認爲之所以要向“輔車車輔”祝求去除齒齲之病，是因爲頰骨與牙床的關係同車輔（車輪外旁起夾輔作用的直木）與車輿的關係相類似。《左傳》僖公五年引古諺語“輔車相依，唇亡齒寒”，杜預注：“輔，頰輔。車，牙車。”

〔3〕蠤　○整理組：同“轚”，即“轄”。

〔4〕車蠤　○周祖亮、方懿林：車轚，即車轄。指車軸兩端扣住車的插栓。《説文·舛部》：“轚，車軸耑鍵也。”慧琳《一切經音義》卷一七：“轄，又作轚、鎋二形。”

〔5〕見　○整理組：“見”字下爲重文符號，應讀作“令毋見，見復發”。　◎今按：此處該字當讀爲“現”，出現，

顯露。《戰國策·燕策三》：“圖窮而匕首見。”《廣雅·釋詁
四》：“見，示也。”《廣韻·霰韻》：“見，露也。”《集韻·霰
韻》：“見，顯也。”《漢書·元帝紀》：“天見大異。”顏師古注：
“見，顯示。”

　　〔6〕令毋見　○周祖亮、方懿林：不能讓他人看見。
◎今按：不要讓它出現。

【譯文】

　　治療齲齒的處方：看見車子，行禹步三步，説道：“輔車
車輔，某人患蟲牙，如果能讓某人蟲牙痊愈，會讓你不會受到
風吹雨淋。”然後取下車轄，不要讓人看見，并且也不要和別
人説話。拿着它回家，藏在屋裏，不讓它出現，（如果）出現
了，蟲牙會再次發作。

十五、治病心方

【解題】

　　○鄭剛：我們重新斷句如下：病心者，禹步三，曰：“皋！
敢告泰山：泰山高也，人居之；□□之孟也，人席之，不智
（知）歲實。赤隗獨指，搚（磕）某段（按，當作‘叚’）心
疾。即兩手搚病者腹，而心疾不智（知）而咸或，即令疾心者
南首臥，而左足踐之二七。”按此祝由方爲韻文，一韻到底，
都是禱告詞。後半部分描述了一些治療行動，但治療行動可以
是禱告詞的一部分，出土文獻中施行祝由時一邊作一邊禱告
在做什麽是通例。……禱告詞中都告訴神靈自己正在做什麽，

因此判斷哪些是行動哪些是禱告詞不能以行動爲標準。本方
中所有行動都在禱告詞中，因爲禱告詞是韻文："實、疾、或、
七"都是質部字。爲了押韻，本方的用詞就有些古怪，十四稱
爲"二七"；另外"不智（知）歲實"是用來形容心疾者的什
麼都不知道，而選擇"歲實"實在沒有真正的理由，祇是押韻
而已。　　◎今按：鄭氏之説可備一説。"或"當改釋爲"戜"，
下同。

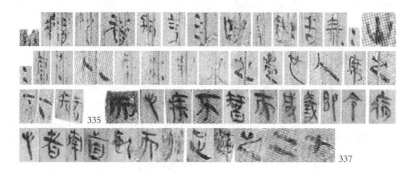

335

337

・病心者，禹步三，曰："皋！敢告泰山[1]：泰山高也，
人居之，□□之孟[2]也。人席[3]之，不智（知）335 而[4]
心疾，不智（知）[5]而咸戜[6][7]。"即令病心者南首臥，
而左足踐之二七。337

【集注】

〔1〕泰山　〇整理組："泰、山"二字之下均有重文符號，
應讀作"敢告泰山，泰山高也……"

〔2〕孟　〇王貴元：排行最大的。《説文・子部》曰：
"孟，長也。"　〇劉國勝、彭錦華：疑當讀爲"猛"。《説苑》

卷十："鴻鵠飛沖天，起步高哉，矰繳尚得而加之。虎豹爲猛，人尚食其肉、席其皮。""之孟"上一字，看字形輪廓似爲"孤"。本句下，整理者用句號。　◎今按：王氏之説可從。

〔3〕席　○周祖亮、方懿林：憑借，倚仗。《古今韻會舉要·陌韻》："席，資也，因也。"　◎今按：墊，壓。《漢書·賈捐之傳》："相枕席於道路。"

〔4〕而　○周祖亮、方懿林：你。　◎今按：訓爲"你"可從。《五十二病方》治療"嬰兒瘈"的祝由方"取若門左，斬若門右，爲若不巳（已），磔薄（膊）若市"中"若"，彭堅和馬繼興均訓爲"你"。

〔5〕智　○周祖亮、方懿林：知，痊愈。揚雄《方言》卷三："知，愈也。南楚病愈者謂之差，或謂之間，或謂之知。知，通語也。"　◎今按：此處以及上一處"知"均當作"知道，了解"講。《書·皋陶謨》："知人則聖。"

〔6〕戠　○周祖亮、方懿林：大。《説文·大部》："戠，大也。"陳斯鵬認爲，戠讀爲"夷"。

〔7〕咸戠　○鄭剛："咸戠"一詞是爲了押韻爲（按，或爲"而"字之誤）選取的，所以意義不一定能在上下文環境中解決。我們這裏讀"咸替"，即皆廢，因心疾而行動皆廢。"戜"與從"替、至、失"的字古音同，常通用，例繁不舉。

【譯文】

　　患心病的人，行禹步三次，説道："啊，稟告泰山：泰山高啊，人居住在上面。……排行最大。人壓着它，不知道你心臟患病，不知道你心臟全部變大。"然後讓患心臟病的人頭朝南躺下，用左腳踐踏他十四次。

十六、殘方

【解題】

　　〇劉國勝、彭錦華：簡 336 號或與簡 380 相連，爲病心另一方。文句是否結束，未詳。

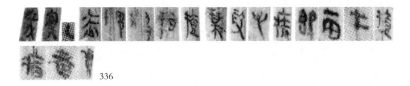

336

　　"歲[1]實[2]。赤[3]隗[4]獨指[5]，搚[6]某叚（瘕）心疾。"即兩手搚病者腹。₃₃₆

【集注】

　　〔1〕歲　〇王貴元："歲"字乃"幾"字誤釋。《說文·絲部》："幾，微也。"《論語·里仁》曰"事父母幾諫，見志不從，又敬不違"，何晏集解引包曰："幾，微也。"　◎今按：原圖版不甚清楚，整理者和王氏説法均可備一説，暫作"歲"字。

　　〔2〕歲實　〇鄭剛：這個"歲實"不是天文曆法的"歲實"，而是豐收的意思，如《史記》："市中星觸（按，當作'衆'）則歲實，稀則歲虛。"　〇王貴元：（幾實）隱微的實情。《國語·周語上》載"賦事行刑，必問於遺訓，而咨於故實"，韋昭注："故實，故事之是者。"　〇周祖亮、方懿林：指年歲。

◎今按：兩者説法均可備一説。

〔3〕赤　○鄭剛：讀爲捇，爲赦，舍，釋。

〔4〕隗　○整理組：該字左側不清。　○鄭剛：爲“褢”的借字，意思是袖子（《説文》）。　○劉國勝、彭錦華：陳斯鵬釋爲“槐”。　○周祖亮、方懿林：高峻貌。《玉篇·阜部》：“隗，高也。”

〔5〕赤隗獨指　○鄭剛：“赤褢獨指”就是捲起袖子，（兩手各）用一個手指來磕擊。

〔6〕搕　○鄭剛：就是後來常用的磕，磕擊某某，從而椎擊心疾。用手指叩擊治療可以參看《葛洪肘後備急方》三五：“畢，三叩齒，右手指，三叩左手，如此三遍，便飲之後，復有盃器，貯水尤佳，亦左手執，右手，以物扣之如法，日服三升，便不復飢，即差。”　○王貴元：原形作“撘”，乃“搕”字。《説文·手部》曰“搕，舉手下手也”，徐灝注：“舉手下手者，言舉其手俯而下之耳。”　○周祖亮、方懿林：敲擊。《玉篇·手部》：“搕，打也。”

【譯文】

“……敲打某人腹中積塊和心臟疾病。”接着用兩手敲打患者腹部。

<h2>十七、治癃方</h2>

·操杯米之池，東鄉（嚮）[1]，禹步三步，投米，祝曰：
"皋！敢告 338 曲[2]池，某癰[3]某波（破）[4][5]。禹步
擶[6]房桀[7][8][9]，令某癰數[10]去。" 339

【集注】

〔1〕東鄉　○**周祖亮、方懿林**：東嚮即"嚮東"。《諸病
源候論·白髮候》："嚮東者，嚮長生之術。"

〔2〕曲　○**整理組**：折，彎。《廣雅·釋詁》："曲，折也。"

〔3〕癰　○**整理組**：《說文·疒部》："癰，腫也。"《本草
綱目·百病主治藥·癰疽》："深爲疽，淺爲癰，大爲癰，小
爲癤。"　○**劉金華**：《本草綱目》卷四"癰疽"條下記："深爲
疽，淺爲癰。大爲癰，小爲癤。"去癰之方，簡帛文獻中不止
一見。馬王堆帛書《五十二病方》中有更爲詳細的記載，是書
"癰"條下依據發病部位及發病後的證狀對癰證進行了更爲細
緻的劃分，分別施藥。載治癰之方凡八條，後面七條均是針對
某一身體特定部位發病治療，惟第一條不然。該條記"癰：取
□□羽□二□二，禹步三，□□一杯"其記載殘缺，且文字湮
滅，具體內容已難以了解。通過殘存文字知道，此方抑或與
祝由術有關，然所施用似略不同。阜陽簡《萬物》記："蜱蛸、
杏核之已癰耳也。"所載爲治療癰證藥物，但此二味藥物治療

的發病部位與前述諸方相異。武威醫簡 57—67 載"治千金膏
藥方",根據所記內容,知此方可以用於治療多種疾病,癰證
亦其中之一。蜱蛸,即桑螵蛸,馬繼興先生《神農本草經輯
注》卷三"桑螵蛸"條下注指出:"孫輯本'螵'作'蜱'。"
《本草綱目》卷四"癭瘤"條記"桑螵蛸,燒,塗軟癭"。同
書簡 87 甲、乙又記有"治人卒癰方",曰:"治人卒癰方:冶
赤石脂以寒水和塗癰上,以愈爲故,良。"治療方法與用藥同
上述所載均不同。《本草綱目》卷四"癭瘤"條下云"五色石
脂"主治此證,赤石脂即其中一種,其他四色分别爲青、黃、
黑、白。"集解"引"(弘景曰)今俗惟用赤石、白石二脂……
赤者鮮紅可愛,隨采復生。餘三色石脂無正用,但黑石脂人畫
用爾"。癭瘤瘡痔係赤石脂主治病證之一。《神農本草經輯注》卷
二"赤石脂"下云:"主養心氣,下利赤白,小便利及癭、疽、
瘡、痔。"《證類本草》卷三"赤石脂"條下所録也大體相同。

〔4〕波　〇整理組:借作"破",《莊子·列禦寇》:"秦王
有病召醫,破癰潰痤者,得車一乘。"　〇王貴元:"波"本義
是水湧流,"某癰某波"即某癰是某波,義謂癰源於曲池之波,
故求助於曲波。"波"用本義,不必假借。　◎今按:從簡文
看,整理者之説可從。

〔5〕某癰某波　〇周祖亮、方懿林:某癰某破,指某人的
癰瘡已經潰破。《莊子·列禦寇》:"秦王有病招醫,破癰潰痤
者,得車一乘。"

〔6〕擯　〇王貴元:《集韻·文韻》曰:"擯,拭也。"此
義與句義不符。《睡虎地秦簡·詰咎》記:"鬼嬰兒恒爲人
號曰:'予我食。'是哀乳之鬼。其骨在外者,以黃土潰之,

則已矣。"又曰："殺蟲豕，斷而能屬者，漬以灰，則不屬矣。""漬"義爲揚撒。"攟"義同"漬"，疑爲此義專字。○方勇（2012）：《集韻・文韻》云："攟，拭也。"《廣韻・職韻》："拭，拭刷。"《禮記・聘禮》："賈人北面坐，拭圭。"鄭玄注："拭，清也。"可見，"攟"表示的含義爲擦拭，拭清。◎今按：從簡文看，王説可從。

〔7〕房楙　○王貴元：既然"禹步攟房楙"與"禹〔步三〕步，投米"講的是同樣的事情，"房楙"對應的是"米"。《龍龕手鏡・木部》有"楙"，爲"麓"字異體，"麓"與"禄"古音同，故"漉"字又作"渌"。"麓"在此假借爲"禄"。《周禮・春官・天府》載"若祭天之司民司禄"，鄭玄注："禄之言穀也。"《禮記・王制》載"王者之制禄爵"，鄭玄注："禄，所受食。"孔穎達疏："禄者，穀也。"《吕氏春秋・懷寵》載"求其孤寡而振恤之，見其長老而敬禮之，皆益其禄"，高誘注："禄，食。"《九店楚簡》祝禱辭中有"芳糧"，如："君昔受某之聶幣、芳糧。""房"通"芳"，"房楙"即芳禄，與"芳糧"義同。　○方勇（2012）："楙"應分析爲從林旁米聲的字。它應該讀爲"楣"。從簡文語境來看，"楙"前面的字爲"房"字，可見"楙"字應和"房"之類的事物有關。又"米、眉"二者古音皆是明母脂部字，且從二者得聲的字在古書中通假的例子很多。又睡虎地秦簡的《法律答問》簡81云："拔其須麋（眉）。"《封診式》簡55云："麋（眉）突。"這些都證明"米、眉"二者的關係是非常密切的……簡文中的"楣"也應指"門上横樑"。"攟房楙（楣）"就應該是擦拭房楣之義。○潘飛："楙"當分析爲從米林聲，懷疑是"廪"字異體。《集

韻·寢韻》：“檁，屋上橫木。”　○李豐娟：推測“粊”應通“糜”，是“稠粥”或和“米、麥”相似的一種穀物，“擯房粊”可能是向房上拭塗糜粥之類的粥類品。由南朝梁宗懍《荆楚歲時記》：“正月十五作豆糜，加油膏其上，以祠門户。”可知，“豆糜加油膏其上”可以祭祀“門户”，這與簡文“擯房粊”不謀而合。　◎今按：從簡文看，王説可從。

〔8〕擯房粊　○周祖亮、方懿林：即投撒芳香的飯食。

〔9〕禹步擯房粊　○王貴元：説的就是上文“禹〔步三〕步，投米”，意思是我已做了這些事。“擯”與“投”所指爲同一動作。

〔10〕數　○整理組：縠即“數”。《史記·屈原賈生列傳》“淹數之度兮語予其期”，裴駰集解引徐廣曰：“數，速也。”張守節正義：“數音朔，速也。”《漢書》作“淹速”。○周祖亮、方懿林：迅速。《爾雅·釋詁下》：“數，疾也。”◎今按：兩説一致，可從。

【譯文】

　　拿着一杯米到池塘邊，面向東方。行禹步三步，抛灑米粒，祝禱道：“啊，稟告曲池，某人的癰瘡已經潰破。行禹步投撒芬芳的飯食，讓某人的癰瘡迅速除去。”

十八、有子三月方

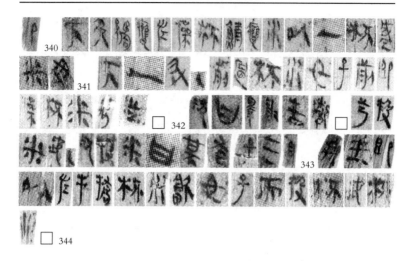

·禹步三，汲井，以左手裹[1]繘[2]，令可下免（挽）[3]甕（甕）[4]。即[5] 340 下免（挽）繘甕（甕），左操杯，鯖[6]甕（甕）水。以一杯盛米，毋 341 下一升。前置杯水女子前，即操杯米，禹步[7][三]，342 祝曰："皋！敢告鬻（粥）[8]。"[禹]步[9] 投米地，祝投米曰："某有子三月[10]，343 疾[11]生[12][13]。"即以左手撟[14]杯水歓（飲）女子，而投杯地，杯□□[15]。344

【集注】

〔1〕裹　○**方勇**（2012）：應隸定爲"裹"或"裹"形……所從的"吊"或者説"叔"形應該是"矛"旁的進一步訛形。　○**劉國勝、彭錦華**：裹，疑當如字讀，訓爲延。《一切經音義》卷八一引《韻詮》："裹，延也。""裹繘"是向

下延伸汲水索的意思。　　○方勇（2015）：《北京大學藏西漢竹書（壹）》所載《倉頡篇》中14簡有字作🔲形，該書整理者隸定此形爲“褭”字，認爲此字即“裏”字，同“裑”，讀爲“弔”，表善義。他認爲，通過和北大漢簡的字形的比較，即可發現上舉關沮秦簡的字形應隸定爲“褭”形，即此形中間部分的“弔”字左側還有一個小小的口旁，“褭”應與“褭”字互爲異體，其所從“呬”形即是“弔”字，《説文·人部》朱駿聲通訓定聲曰：“弔，字亦作呬。”因此，“褭”或者“褭”形即是“裏”字，《説文·衣部》收録了一個“裑”字，其曰：“棺中縑裏。從衣從弔。”此“裑”和“裏”可能是同形的關係。我們認爲關沮秦簡的“褭（裏）”字或可讀爲“佻”，表示懸吊之義。因“弔”字上古音爲端母宵部，“佻”字上古音爲透母宵部，二者同爲舌音，韻部相同，古音極近。《廣雅·釋詁四》：“佻，縣也。”王念孫疏證曰：“今俗語謂縣物爲弔。”此外，《方言》卷七：“佻，縣也。趙魏之間曰佻，燕趙之郊縣物於臺之上謂之佻。”簡文中“以左手褭（裏）繘”即是以左手懸吊井繩之義。　　◎今按：原釋爲“褁”，方勇所釋可從。

〔2〕繘　　○整理組：《方言》卷五：“自關而東，周、洛、韓、魏之間，謂之綆，或謂之絡；關西謂之繘。”郭璞注：“汲水索也。”　　○周祖亮、方懿林：汲水用的繩索。

〔3〕免　　○整理組：《廣雅·釋詁四》：“脱也。”　　○王貴元：此釋不合原句文意。免，通“挽”，義爲牽拉。免、挽皆明母元部字。《玉篇·手部》記：“挽，引也。”　　◎今按：王氏之説可從。

〔4〕甕　　○周祖亮、方懿林：甕，指陶製蓄水器。　　◎今

按："甐"當是"甕"的異體字。

〔5〕即　○整理組：疑爲"即"字。

〔6〕鯖　○整理組：疑讀作"清"，《考工記·幌氏》注："澄也。"　○王貴元：甕水是從井中打出的水，不必澄清，而若釋爲"清"，則與前一句"左操杯"語意不連貫。鯖，疑同"倩"，借取也。"左操杯，鯖甕水"，即左手拿杯從甕中取一杯水。

〔7〕步　○整理組：字下有殘缺，按文意補足"三步"二字。　○劉國勝、彭錦華：從本簡現有長度看，"步"字之下也可能不缺字，或僅殘缺"三"字。　◎今按：從圖版長度看，補"三"可從。

〔8〕鬻　○鄭剛：禱告的對象。　○周祖亮、方懿林：鬻（粥），原釋文爲"鬻"，該字在本書共出現4次，其餘3次皆寫作"鬻（粥）"，爲照顧體例一致，故改。

〔9〕步　○周祖亮、方懿林：□步，當爲"禹步"。　○劉國勝、彭錦華："步"字前，整理者以爲有一字缺釋，今按：其上筆畫應是墨鈎。　◎今按：從圖版長度和前文"禹"字形看，"墨鈎"説可從。

〔10〕三月　○整理組：本簡綴接有待研究，下段"有子三旬"係原編丙組中清理出來的一段殘簡，按其長度、簡上文字疏密、形體大小均不能與該組其他殘簡相拼接，却能與本簡下段殘缺長度相合，但該段殘片中部有一竹節，兩段已萎縮變窄，因而與其上段殘簡結合處不能密合。　○劉國勝、彭錦華："三"下一字當釋爲"月"。

〔11〕疾　○王貴元：急速。《廣韻·質韻》載："疾，

急也。”段玉裁《説文解字注》曰：“疾，經傳多訓爲急也、速也。”

〔12〕疾生　○周祖亮、方懿林：指患病。　◎今按：或可訓爲“快速生産”，指有流産的危險。

〔13〕某有子三月疾生　○王貴元：即生子已一月，快産生奶水。

〔14〕撟　○整理組：舉起。　○周祖亮、方懿林：舉起，端起。　◎今按：《説文·手部》：“撟，舉手也。”

〔15〕杯□□　○整理組：此條不全，可能下有缺簡。○劉國勝、彭錦華：簡379或與此有關。

【譯文】

　　行禹步三步，從井中打水，以左手懸吊繩索，讓手可以從下方挽着陶甕，接着從下面挽着繩索和陶甕，左手拿着杯子，從陶甕中取水；用一杯水盛米，不要少於一升。上前放一杯水在女子前面，然後拿着那杯米，行禹步三步，祝禱道：“啊，禀告米粥。”行禹步，抛灑米到地上，對着地上的米祝禱道：“某人懷有子女三個月了，有流産的危險。”就用左手端起杯子讓女子飲用，然後抛擲到地上，杯……

十九、禖心方

·馬（禡）[1]心[2]：禹步三，鄉（嚮）馬[3]祝曰："高山高郭[4]，某馬（禡）心天[5]，某爲我已（已）之，并企[6]侍[7]之。"即午[8]畫345地[9]，而最（撮）其土，以靡（摩）其鼻中。346

【集注】

〔1〕馬　◎今按：簡345第一個和第三個"馬"均當讀爲"禡"。《詩·大雅·皇矣》："是類是禡。"陳奐傳疏："類、禡皆祭天神及日月山川之神。"簡文中的祝辭即有"山、郭、天"等祭祀對象。

〔2〕馬心　○整理組：疑指馬的某種疾病。"心"字或讀爲"駸"，《説文》："馬行疾也。"則此爲使馬疾行的方術。○陳斯鵬：從文意推測，"馬心"當是指馬匹行爲失常、瘋狂不聽控制一類的病態。　◎今按：馬心指用禡祭的方式治療心病。

〔3〕馬　◎今按：如字讀，即馬匹。《説文·示部》："禡，師行所止，恐有慢其神，下而祀之曰禡。"《漢書·敘傳下》"類禡厥宗"顏師古注引應劭曰："禡者馬也。馬者兵之首，故祭其先祖也。"本方祭祀時即下馬然後向馬的方向祭祀。

〔4〕郭　○整理組：字左似從京，即"郭"字誤寫。　○周祖亮、方懿林：城墙。　○劉國勝、彭錦華：從字形看，應即"絲"字，含義待考。　◎今按：釋爲"郭"可從，此處指城

隍神。

〔5〕天　○陳斯鵬：疑讀爲“顛仆”之“顛”，“顛某”，是說馬因爲病瘋而把主人摔倒了。所以主人要禱祝高山高郭爲其“已之”。　○周祖亮、方懿林：方勇指出，“天”讀爲“瘨”，即“癲”字，“心天”是表示馬的某種疾病名。應即“心癲”，指馬患心癲狂之病，不適應長驅。此說可參。　○劉國勝、彭錦華：“顛”通“瘨”，瘋狂義。《急就篇》卷四：“疝瘕顛疾狂失響。”顏師古注：“顛疾，性理顛倒失常，亦謂之狂猘，妄動作也。”這與陳氏對“馬心”的理解相合。　◎今按：如字讀，指天神。

〔6〕企　○劉國勝、彭錦華：整理者未釋。《說文》：“企，舉踵也。”“并企”疑表恭敬。　◎今按：當釋爲驚立。曹植《求自試表》：“夫臨博而企竦。”《文選》李善注：“企竦，驚立貌。”

〔7〕侍　◎今按：《說文·人部》：“侍，承也。從人寺聲。”段注：“凡言侍者皆敬恭承奉之義。”

〔8〕午　●整理組：縱橫相交。《玉篇·午部》：“午，交也。”《儀禮·大射》“度尺而午”，鄭玄注：“一縱一橫曰午，謂畫物也。”　○周祖亮、方懿林：縱橫交錯。　◎今按：馬王堆帛書《五十二病方》行13有“五畫地”，呂亞虎先生認爲“五”即“午”，“五”與“午”古同而通，古書於“五”字常有作“午”字者。如《左傳·成公十七年》有“夷陽五”，《國語·晉語六》作“夷羊五”，宋庠本“五”作“午”。餘例略。“五畫地”，即“午畫地”，也就是在地上畫縱橫交錯的“十”字形符號。中國古代巫術儀式中的畫地作“十”字的方法或與

早期先民對於太陽崇拜的信仰有關。此説甚是,《章太炎説文
解字授課筆記》中對"五"釋義如下:"《周禮》'午貫',《儀
禮》'度〔尺〕而午',午皆乂之借。……古文作乂。……即
十字花紋也。"

〔9〕午畫地　○整理組:即在地上畫出一縱一橫兩條交叉
的直綫。　◎今按:《五十二病方》彭堅注曰,在地上畫五下,
巫在祝病時的一種動作。馬繼興認爲,劃畫二字均匣母,錫部
韻,同音通假。劃地是祝禁術的一種方式,如《千金翼方》卷
三〇"禁温疫時行第七"有"出病家門禁法……一劃成湖,再
劃成海……便以左手畫背後地,因去毋反顧",同卷"禁瘧法
第八"有"……若丈夫左手劃之,女人右手劃之……"之類。
"五劃地"即用手在地上劃塗五次。嚴健民先生認爲,"五畫地"
是在祝由辭念完後,在地上畫五條痕,取畫出的浮土敷於小行
傷口上,可起止血作用。但那時的人,不知破傷風的感染。

【譯文】

用禓祭治療心臟病:行禹步三步,向馬祝禱説道:"山神、
城隍,向您進行禓祭,某人有心病;天神,您給我治好心病,
我會一并恭敬地侍候您們。"接着進行在地上畫十字,并且撮
取畫過的土,用它塗抹在患者的鼻中。

二十、已鼠方

372

·巳（已）鼠方[1]：取大白礜[2]，大如母（拇）[3]指，置晉[4]斧[5]中，涂而燔之，毋下九日，冶之，以[6]。₃₇₂

【集注】

〔1〕巳鼠方　○整理組：即除鼠之方法。　◎今按：阜陽漢簡《萬物》W066載："殺鼠以蜀椒顚首也。"此處和阜陽漢簡中的"鼠"不當理解爲動物之"鼠類"，當理解爲疾病名之"鼠瘻"。鼠瘻即瘰癧，又名鼠瘡、老鼠瘡、九子瘡、鼠癧、走鼠瘡、螻蛄癧、延珠瘰、野瘰、串瘡等，即頸腋部淋巴結結核。《靈樞·寒熱》："鼠瘻之本，皆在於藏，其末上出於頸腋之間。"其所以名爲鼠瘻，清莫枚士《研經言》指出："鼠性善竄……瘻之稱鼠，亦取竄通經絡爲義。"《淮南子·説山訓》有"狸頭愈鼠"，郝懿行認爲："（鼠）即今之鼠創病，高誘注以爲鼠齧人創，非矣。"余云岫對"鼠"考證甚詳，今略引如下："郝氏以《淮南》之鼠爲今之鼠創病，而不言鼠創病之證候，使讀之者不知爲何種疾病……所以謂之鼠者，《病源》引《養生方》云：'正月勿食鼠殘食，作鼠瘻。'《外臺》卷二三引《集驗》'九種瘻'云：'二曰鼠瘻，始發於頸，無頭尾，如鼷鼠，瘻核時上時下，使人寒熱脱肉，此得之由食大鼠餘毒，不去，其根在胃，狸骨主之，知母爲佐。'《千金方》卷二三同，惟無'瘻核時上時下'六字。《外臺》又引《肘後》云：'凡瘻

病，有鼠、蛇、蜂、蟻、蚓，類似而小異，皆從飲食中得其
精氣，入人肌體，變化成形，瘡既穿潰，浸諸經脈，則亦殺
人，而鼠蟻最多，以其間近人故也。'由以上諸説觀之：謂之
鼠瘻者，以其形如鼷鼠，以爲由食鼠之殘食，或食鼠之精而
生，因名爲鼠瘻，狸能捕鼠，故《淮南》有狸頭愈鼠，《集驗》
有'狸骨主之'之方也。此皆古人想象之臆説，實則頸腋等處
之淋巴腺結核耳……然則《淮南》之鼠，非鼠嚙人創，信如郝
氏之言矣。既非鼠乳，又非鼠嚙創，則狸頭所治者，其惟鼠瘻
乎？故《集驗》治法，以狸骨爲主，蓋本諸《淮南》也。"又
檢《論衡·福虛》有："狸之性食鼠，人有鼠病，吞狸自愈。
物類相勝，方藥相使也。"《抱朴子·内篇·對俗》："故老子有
言：'以狸頭之治鼠漏，以啄木之護齲齒，此亦可以類求者也，
若蟹之化漆、麻之壞酒，此不可以理推者也。'"古人已經指出
"鼠"即"鼠瘻"。

〔2〕白礜　◎**今按**：參見本章醫方八注〔5〕。

〔3〕母　◎**今按**：通"拇"。二者通假例子如：《易·咸》：
"咸其拇。"釋文："拇，荀作母。"《集解》拇作母。

〔4〕晋　○**整理組**：讀作"煎"，《方言》七："煎，火乾
也。"　◎**今按**：馬王堆漢墓帛書《五十二病方》行69"而潛
去其宰（滓）"有"潛"字，馬繼興先生注：潛與晋上古音均
精母，真部韻，同音通假。晋字義爲抑止。《周禮·夏官·田
僕》："凡田，王提馬而走，諸侯晋，大夫馳。"鄭注："晋，猶
抑也。"晋在此有濾過之義。或以潛可假爲盡，盡與潛上古音
均真部韻，盡爲從母，潛爲精母。此句即指除去藥滓，但無過
濾之義。孟蓬生先生考證，潛當讀爲酇，義爲過濾。古音晋、

齊相通。《周易·晋卦》：“晋，彖云，進也。孟作齊。齊，子西反。義同。”《集韻·薺韻》：“齊，酋酒也。”又同韻：“齊，《博雅》盠也。”我們認爲該字當是“浚”的通假字，浚，心母文部韻；晋，精母真部韻，二者聲母同屬齒音，韻母通轉，故“晋”假爲“浚”。浚，過濾。《廣雅·釋詁二》：“浚，盠也。”王念孫疏證：“謂漉取之也。”《廣雅·釋詁一》：“盠，盡也。”王念孫疏證：“盠、盈、漉并通。”《廣韻·屋韻》：“盈，去水也。”《周禮·考工記·幌氏》：“清其灰而盈之，而揮之。”《五十二病方》多用“浚”字，如行162“浚取〔汁〕”，行168“浚取其汁”，行174“浚取其汁”，行176“浚取其汁”等等。

　　〔5〕斧　○整理組：讀作“釜”。　◎今按：傳世古醫籍中亦有用“斧”處，如《小品方·眼耳鼻脣齒咽喉》：“療脣緊方：以白布纏作燭，著空斧中燒布，斧刃有汗出，以指歷取，塗病上取差。”《備急千金要方·齒病》：“治疳蟲蝕齒根方……黑殺羊脂莨菪子各等分，先燒鐵鋤斧鑿令赤，納其中，煙出，以布單覆頭，令煙氣入口熏之。”此處當讀如本字。

　　〔6〕以　○整理組：此條不全，按文意，其後應有續簡。

【譯文】

　　治療鼠瘻的處方：取礜石，大小像拇指一樣，放在斧中過濾，塗抹開并且焚燒它，不要少於九天，粉碎它，來……

二十一、殘方

【解題】

　　○整理組：本簡與下簡從簡文字形上看，可能相聯繫。

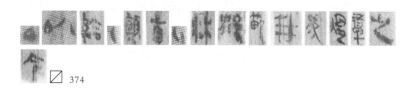

374

　　·以給、顛首〔1〕、沐〔2〕涅〔3〕箭〔4〕，并，參（三）熅（溫）鬻（煮）之，令☐。374

【集注】

　　〔1〕給顛首　○鄭剛：按顛即首，顛首不是一味藥，而是給的頭。出土阜陽《萬物》有"殺鼠以蜀椒顛首也"，意思是蜀椒的頭。"給"當讀"荅"，周家臺醫簡無"荅"字，就是以"給"爲之。"荅"是豆，《説文》"小尗"，"尗"或作"茮、菽"。因此我們懷疑阜陽《萬物》的"殺鼠以蜀椒顛首也"中的"蜀椒顛首"是"蜀菽顛首"之誤，這樣一來"蜀菽顛首"就是"荅顛首"，藥名和部位一致，并且功效也是一致的。周家臺秦簡本條没有所治對象，按其體例，病名應該是從上條而省……其中"肥牛"一條應該從這一組除去……這組四條是關於鼠的，就與阜陽《萬物》的"殺鼠以蜀椒顛首也"一致了，是同樣的本草內容。馬王堆漢墓帛書五十二病方有一條：一，

燔礜，冶烏家（喙）、黎（藜）盧、蜀叔（菽）、庶（蔗）、蜀椒、桂各一合，并和，以頭脂□□□布炙以熨，卷（倦）而休。“蜀叔”與“蜀椒”共出，引起一些争論（馬繼興P581）。現在如果阜陽《萬物》“殺鼠”的“蜀椒顛首”是“蜀菽顛首”的話，那它就是周家臺秦簡“已鼠方”的“荅顛首”，而“荅”（爲尗、茮、菽）就是豆，這樣就確實存在“蜀菽”的説法，可以證明馬王堆帛書五十二病方的是蜀豆，而且傳世醫藥文獻中的“蜀椒”有可能也有些是“蜀菽”之誤。 **◎今按：**鄭氏認爲“已鼠方”之“鼠”是“老鼠”之説可商，參前文。但鄭氏認爲“給顛首”連讀，可讀爲“蜀菽顛首”，意見新奇。給，見母緝韻；荅，端母緝韻，疊韻通假。荅可訓爲“豆”，如《五十二病方》行3有“赤荅”，整理小組：“荅，小豆。陶弘景《本草經集注·序例》云，凡丸藥‘如小豆者，今赤小豆也’。”但鄭氏之説没有注意到“給”字之後還有“∟”，該符號在簡帛文獻中一般表示并列，説明“給”和“顛首”是兩種物體。另外鄭氏没有解決“蜀豆頭”到底是什麽。

〔2〕沐 **◎今按：**淘米水。《史記·外戚列傳》：“丐沐沐我。”索隱：“沐，米潘也。”

〔3〕浞 **○劉國勝、彭錦華：**整理者釋出“水”旁，方勇釋爲“浞”。 **◎今按：**沾濕，浸漬。《説文·水部》：“浞，濡也。”《廣雅·釋詁二》：“浞，漬也。”《廣韻·覺韻》：“浞，水濕。”

〔4〕笛 **○整理組：**字疑从界。 **◎今按：**當隸定爲“笛”，从竹从佃，其義待考。同樣字形又見於《五十二病方》行365，釋文作：“癰自發者，取桐本一節所，以澤（釋）泔煮□。”整理小組所釋“節”字當釋爲“笛”，讀爲“佃”。佃、

甸、乘可通，《左傳・哀公十七年》："良夫乘夷甸兩牡。"《説
文・人部》"佃"字條引作"中佃"。段注引孔穎達曰："甸，
乘也。四丘爲甸，出車一乘。故以甸爲名。蓋四馬爲上乘。二
馬爲中乘。"《説文・田部》"甸"字條段注引鄭玄曰："甸之言
乘也。"從古籍記載來看，"中佃"指兩頭牡牛或兩匹馬駕的車
子，則"佃"則指四頭牡牛或四匹馬駕的車子。

【譯文】

用給、顛首、淘米水浸潤箈，攪合，三次温熱它，讓……

二十二、殘方

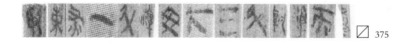

□ 375

取東（冬）灰[1]一斗，淳[2]毋下三斗，孰（熟）□而
鬻（煮）□。375

【集注】

〔1〕東灰　◎今按："東"字原釋爲"柬"。按當釋爲
"東"，"東灰"即"冬灰"，參見本章醫方六注〔8〕〔9〕。

〔2〕淳　○整理組：沃也，即澆注。　○周祖亮、方懿林：
即沃，澆注。《禮記・內則》："淳尸盥，宗人授巾。"鄭玄注：
"淳，沃也。"《説文・水部》："浂，灌溉也。"段玉裁注："浂，
隸作沃。自上澆下曰沃。"

【譯文】

取冬灰一斗，用手澆注不要少於三斗水，仔細……并且煮……

二十三、治瘕方

【解題】

○整理組：本條不全，下有缺簡。

□ 376

·北鄉（嚮），禹步三步，曰："嘑（呼）！我智（知）令某瘕[1][2]、令某瘕者某也。若[3]笱（苟）令某瘕巳（已），不巳（已）[4]，不巳（已），吾[5]言若□。" 376

【集注】

〔1〕瘕　◎今按：原釋爲"瘕"。從圖版看，該字當隸定爲"瘕"。馬王堆漢墓帛書《陰陽十一脈灸經》（甲本）行41"瘕"作 𤵸，而《陰陽十一脈灸經》和傳世《靈樞·經脈》《鍼灸甲乙經》可以對讀。《十問》行81"瘕"作 𤸃。瘕同瘕，《字彙·疒部》："瘕同瘕。"《玉篇·疒部》："瘕，痎瘕也。"

《廣韻·齊韻》："瘂，痠瘂，疼痛。"

〔2〕令某瘂　○整理組：令某瘂，"令、某、瘂"三字下均有重文符號，全句應讀作"我智（知）令某瘂，令某瘂者某也"。　○劉國勝、彭錦華：簡文恐當改如今讀，用於多人同時患病時。

〔3〕若　○整理組：你。

〔4〕不已　○整理組：（下已）以上二字下均有重文符號。○劉國勝、彭錦華：兩字筆畫殘泐，後一字當釋"已"，前一字疑爲"下"字。　◎今按：從殘存筆畫和其他簡帛文獻辭例看，當爲"不已"二字。

〔5〕吾　○劉國勝、彭錦華：（一□）此處當有兩字，前一字當釋"一"。　◎今按：從圖版看，似乎是一個字，如果認作兩個字，間距太窄了，不合理。據殘存字形或可釋爲"吾"。

【譯文】

面向北方，行禹步三步，説道："呼，我知道讓某人疼痛，讓某人疼痛是某人啊。你如果讓某人疼痛痊愈，不痊愈，不痊愈，我告訴你……"

二十四、殘方

【解題】

○整理組：此條前後均有缺簡。　○劉國勝、彭錦華：在將簡377末字釋出後，二簡實可連讀，歸爲一篇，以"女子蚤"稱之。　◎今按：所釋"蚤"字，可補一説，或是"布"字。

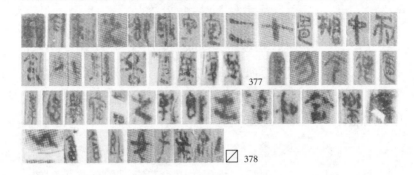

377

378

并合[1]和之。即取守室[2]二七，置椆〈桶〉[3]中，而食以
丹[4]，各盡其復（腹），堅 377 塞[5]，勿令迣[6]，置樂[7]
後數宿[8]，[期][9]之乾，即出，冶，和合樂（藥）[10][11]
□以[12]歙（飲）食，即女子布巳（已）[13]□。378

【集注】

〔1〕合 ○**劉國勝、彭錦華**：原釋文作“命”。張光裕、
陳偉武改釋，認爲“合和”或作“和合”，指調和，又指調配，
爲古醫方中表述藥物炮製的熟語。簡文“并合和”是三個動詞
連用，義均相近。今按：上文已缺，當記有數種藥材。“并合
和”指將這些藥材一并和合。 ◎**今按**：配製。《抱朴子·外
篇·尚博》：“雖有起死之藥，猶謂之不及和、鵲之所合也。”
唐代張籍《夏日閒居》：“藥看長日合，茶過卯時煎。”《儒林外
史》第六回：“費了幾百兩銀子合了這一料藥。”

〔2〕守室 ○**整理組**：即“守宮”，疑爲誤寫。守宮，
《神農本草經》名石龍子，今名蜥蜴。《馬王堆漢墓帛書·養生
方》29 條云：“取守宮置新甕中，而置丹甕中，令守宮食之。”

與本方相似。　　〇陳偉："守室"并不一定是"守宫"的誤寫，而可能是其異名。　　〇張光裕、陳偉武："宫、室"屬同義替代而非形誤。　　◎今按："誤寫"説法不妥。文獻中"宫、室"常互用無别。《爾雅·釋宫》："宫謂之室，室謂之宫。"《史記·五帝本紀》："象乃止舜宫居，鼓其琴。"張守節正義："宫即室也。"又宫室對舉，則宫指整所有圍牆圍着的房子，室指其中的一個居住單位。段玉裁《説文解字注·宫部》："宫，宫言其外之圍繞，室言其内。析言則殊，統言不别也。"《管子·八觀》："宫營大而屋室寡者，其室不足以實其宫。"

〔3〕桐　〇整理組：字右側不清，當爲容器名。　　◎今按：該字當是"桶"的誤寫，即將"甬"的上下構件寫顛倒了。

〔4〕丹　〇周祖亮、方懿林：即硃砂。

〔5〕堅塞　〇劉國勝、彭錦華：牢固地堵塞。

〔6〕迣　〇整理組：(迣)《玉篇·辵部》："迣，散走也。"〇王明明：整理小組釋文及方勇釋文均誤也。《玉篇·辵部》："迣，超踰也。"以文義看，"勿令迣"是"不要超過服藥之量"的意思，因此"迣"字當據圖版及文義隸定爲"迣"。　　◎今按：從圖版看，可隸定爲"迣"。按王明明所引《玉篇》此處指逃跑義，"勿令迣"是指不要讓壁虎逃跑，不是指超量服藥。簡文中的壁虎炮製方法，後世文獻亦有相似記載，《本草綱目·鱗部·守宫》附方治療"小兒撮口"引《方廣附餘》曰："用朱砂末安小瓶内，捕活蝎虎一個入瓶中，食砂末月餘，待體赤，陰乾爲末。每薄荷湯服三四分。"

〔7〕樂　〇劉國勝、彭錦華："置"下一字，與"樂"類

似，疑是“樂”，讀爲“藥”。

〔8〕宿　○**劉國勝、彭錦華**：夜。　◎**今按**：夜。《戰國策·趙策三》：“不出宿夕，人必危之矣。”

〔9〕期　○**整理組**：字不能密合。根據此簡的長度和清理中所作的字形摹本觀察，殘段處稍有缺損而没有缺字。　○**劉國勝、彭錦華**：此殘斷處之字當釋爲“期”，等待之義。“期之乾”，即待之乾。

〔10〕樂　○**劉國勝、彭錦華**：讀爲“藥”。　◎**今按**：當爲“藥”字之假。二字在出土與傳世文獻中都有通假的用法，如郭店楚簡《五行》簡8—9：“……不型（形）不安，不安不樂，不樂亡悳（德）。”又簡28：“聖智（知）豐（禮）藥之所毅（由）生也。”本書第三章醫方四有“皆同樂治之”、醫方十五有“勺樂”。藥樂疊韻，來喻準雙聲。《易·無妄·九五》：“無妄之疾，勿藥有喜。”馬王堆漢墓帛書本“藥”作“樂”。另《武威漢代醫簡》簡31、84乙“藥”均寫作“樂”。

〔11〕和合樂　○**周祖亮、方懿林**：和合藥，調和混合藥物。

〔12〕以　◎**今按**：據圖版補。

〔13〕布巳　○**劉國勝、彭錦華**：蚤，整理者未釋。蚤，讀爲“瘙”，疥瘡。馬王堆帛書《五十二病方》有“乾騷方”，整理者讀“騷”爲“瘙”，注釋：“瘙，疥。《文選·登徒子好色賦》李注引《説文》：‘疥，瘙也。’《千金要方》卷二三也稱爲‘諸疥瘙’。”也可能指體臭。《山海經·北山經》“食之不驕”，郭璞注：“驕或作騷。騷，臭也。”　◎**今按**：劉國勝、彭錦華補釋爲“蚤”。從圖版看，“子”後面兩字當是“布巳”

字，"女子布"，即女子月經布，在出土簡帛中常見。通常做法是將女子月經布浸泡水中以作藥用。

【譯文】

將……一并摻和起來。就拿十四個壁虎，放在桶中，用丹砂來喂食壁虎，讓它們充分喫飽，把桶塞緊，不要讓壁虎們跑掉了，放置幾夜以後，等到這些壁虎變乾，就拿出來，研碎，和其他藥物摻和在一起……飲食，就用女子月經布治療。

二十五、殘方

【解題】

○**整理組**：此條前有缺簡。　◎**今按**：原釋文没有句讀，今試作標點如下。

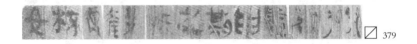

☐ 379

女杯復産〔男〕[1] ☐之期，曰："益若子。"乳☐。379

【集注】

〔1〕男　◎**今按**：原缺釋，今補。

【譯文】

女杯再生産男孩……的時期，説道："增加你的子女。"乳……

第三章　武威漢簡醫方

一、治久咳上氣喉中如百虫鳴狀卅歲以上方

【解題】

〇整理者：右三簡相聯，係治療成年人久咳病方。

·治久欬（咳）[1]上氣[2][3]，喉中如百虫鳴狀[4]，卅[5]歲[6]以上方：茈（柴）胡[7]、桔梗[8]、蜀椒[9]各二分[10]，桂[11]、烏³喙[12]、薑[13]各一分。凡六物

冶〔14〕，合〔15〕〔16〕和〔17〕，丸以白密（蜜）〔18〕〔19〕，大如嬰（櫻）〔20〕桃〔21〕。晝夜吟（含）三丸，消（稍）〔22〕₄咽其汁〔23〕。甚良。₅

【集注】

〔1〕欬　○**楊耀文**：《周禮·疾醫》："冬時有嗽上氣疾。"注曰："嗽，欬也。上氣，逆喘也。嗽者，含吸也。含吸之欲其下而氣乃逆上是曰欬。"并言："冬時陰氣盛，陽氣方起，惟土沴水，以土壅水，其氣不通，故有嗽上氣之疾。"咳嗽這種病證在西北地區更爲常見。欬、咳是一對異體字，二者在古時意義不同。欬：《説文解字》："欬，屰氣也。從欠，亥聲。"《玉篇·欠部》："欬，上欶也。"其本義爲"咳嗽"。咳：《説文解字》："咳，小兒笑也。從口，亥聲。"《禮記·內則》："父執子之右手，咳而名之。"其本義爲"小兒笑"。但後來"咳"失去了其本義，也表示"咳嗽"之意，二者通用。《正字通·口部》："咳，與欬同，嗽也。"《春秋繁露·行逆順》（按，"行"前脱"五"字）："輕百姓之命，則民病喉咳嗽。"有關呵氣的動作往往從欠，"欬"這個字本義爲"咳嗽"，與"呵氣"有關係，所以從"欠"。漢字中從"欠"和從"口"的字有相通之處，如"歎"和"嘆"。第一批異體字整理中淘汰了"欬"字，保留了"咳"字。

〔2〕上氣　○**整理者**：即氣逆上喘。　○**張延昌、朱建平**：即氣逆上喘，呼多吸少。　○**劉立勳**：《漢語大詞典》卷一："〔上氣〕②氣喘。《周禮·天官·疾醫》：'冬時有漱上氣

疾。'鄭玄注：'上氣，逆喘也。'漢張仲景《金匱要略·肺痿肺癰咳嗽上氣病脈證治》：'咳而上氣，喉中水雞聲，射乾麻黃湯主之。'宋周密《癸辛雜識別集·郭閏》：'夙有上氣之疾，嘔血而死。'"包山簡等戰國楚簡中亦有"上氣"一詞，如包山236、239、242、245、247等簡，辭例一般爲："既腹心疾，以上氣，不甘食。"又249號："以其又瘇〈腹〉病，上氣。"◎今按：《醫心方·治咳嗽方第一》引《小品方》有"治咳嗽上氣，呼吸攀繩，肩息欲死，覆杯湯方"；同卷引《小品方》還有"沃雪湯，治上氣不得息臥，喉中如水雞聲，氣欲絶方"。

〔3〕久欬上氣　○周祖亮、方懿林：即"久欬嗽上氣"之省，長時間咳嗽導致氣逆上喘，呼多吸少。《諸病源候論·久咳嗽上氣候》："久欬嗽上氣者，是肺氣虛極，氣邪停滯，故其病積月纍年。久不瘥，則胸背痛，面腫，甚則唾膿血。"

〔4〕喉中如百虫鳴狀　○整理者：形容哮喘聲。張仲景《金匱要略》有："咳而上氣，喉中水雞聲。"　○張延昌、朱建平：喉中哮喘聲如百鳥啼鳴。張仲景《金匱要略》"咳而上氣，喉中水雞鳴"，義同。　○周祖亮、方懿林：喉中哮喘聲如百蟲啼鳴。《金匱要略·痙濕喝（按，當爲"暍"）病脈證并治》："咳而上氣，喉中水雞聲。"　◎今按：《諸病源候論·氣病諸候·上氣喉中如水雞鳴候》："肺病令人上氣，兼胸鬲痰滿，氣機壅滯，喘息不調，致咽喉有聲，如水雞之鳴也。"

〔5〕卅　○張延昌、朱建平：即三十。　◎今按：傳世文獻作"卅"，同義。如《醫心方·治咳嗽方第一》引《張仲景方》有"治卅年咳，大棗丸方"；同卷又引《耆婆方》有"治卅年咳嗽方"；同卷又引《效驗方》有"款冬花丸，治卅年咳，

上氣，嘔逆面腫方"。

〔6〕歲　○整理者："歲"即"歲"字。　○張延昌、朱建平：歲，歲的異體字。　○赤堀昭：歲與其說表示年齡更側重於指年。孫思邈的《備急千金要方》卷一七中有"治上氣三十年不差方"這樣的記載。《素問·玉機真藏論》也有"當此之時。可灸可藥。弗治。滿十日。法當死。腎因傳之心。心即復反傳而行之肺。發寒熱。法當三歲死。"其中"歲"也用作"年"的意思。　○何雙全：此處當釋歲爲確。　○張壽仁：其義有二，一指年歲卅以上者，一指久病卅年以上者。　○張延昌：即歲字。　○楊耀文：赤堀昭所言爲是。　○周祖亮、方懿林：此處在武威醫簡的字形作"歲"。　◎今按：原隸定過於嚴苛，今從常用用法。義爲年。

〔7〕茈胡　○整理者：即"柴胡"，《神農本草經》及《流沙墜簡》中的醫方簡皆作"茈胡"。　○張延昌：茈，"柴"的異體字，即柴胡。《神農本草經》和《流沙墜簡》醫方簡均作"茈胡"。《神農本草經》謂其"味苦，平。主心腹，去腸胃中結氣，飲食積聚，寒熱邪氣，推陳致新"。　○劉立勳：《漢語大詞典》卷九："〔茈胡〕即柴胡。……明李時珍《本草綱目·草二·茈胡》：'茈胡之茈音柴，茈胡生山中，嫩則可茹，老則而采爲柴，故苗有芸蒿、山菜、茹草之名，而根名柴胡也。'"　○楊耀文："茈"是"柴"的異體字。在漢字發展過程中有"艸"和"木"偏旁互用的情況。《説文解字》："茈，茈草也，从艸，此聲。"王念孫《廣雅疏證》："茈，與紫同。"可見"茈"的本義爲"紫草"。《本草綱目·草部·茈胡》中解釋説"茈"字有柴和紫二音，茈薑、茈草之"茈"皆音紫，

茈胡之"茈"音柴。茈胡生山中，嫩則可茹、老則采而爲柴，故苗有芸蒿、山菜、茹草之名，而根名柴胡也。"茈"爲紫草義時爲精母支部，爲柴胡義時爲從母支部，兩者古音接近，二者可互用。徐莉莉認爲"茈"同"柴"的用法，僅見用於藥名"茈胡"，同時藥名"柴胡"作"茈胡"可能是醫方行業的特殊用法。遍查文獻，除了中藥名，再無"茈"用作"柴"的情況，可見此説是可信的。　〇周祖亮、方懿林：藥物名。《神農本草經》亦作"茈胡"，馬王堆帛書《五十二病方》簡稱"茈"，《居延新簡》有"高夏茈"，指高夏地區出産的柴胡。《神農本草經》謂其"主心腹，去腸胃中結氣，飲食積聚，寒熱邪氣，推陳致新"。　◎今按：《本草綱目·草部·茈胡》載其又名地熏、芸蒿、山菜、茹草。又引《唐本草》："茈是古柴字。《上林賦》云茈薑，及《爾雅》云茈草，并作此茈字。此草根紫色，今太常用茈胡是也。又以木代糸，相承呼爲柴胡。且檢諸本草無名此者。"李時珍認爲："茈字有柴、紫二音：茈薑、茈草之字皆音紫，茈胡之茈音柴。茈胡生山中，嫩則可茹，老則采而爲柴，故苗有芸蒿、山菜、茹草之名，而根名柴胡也。蘇恭之説欠明。古本張仲景《傷寒論》，尚作茈字也。"柴胡治咳嗽藥用如《醫心方·治咳嗽方第一》引《集驗方》有"治忽暴氣嗽奔喘，坐臥不得，并喉裏嘕聲，氣欲絶方"："麻黄三兩，去節，杏仁四兩，去皮，乾薑葉二兩，柴胡四兩，橘皮二兩。切，以水六升，煮取二升半，分三服。"

〔8〕桔梗　◎今按：《本草綱目·草部·桔梗》載其又名白藥、梗草、薺苨。根氣味：辛，微溫，有小毒。其主治引《名醫別録》"利五臟腸胃，補血氣，除寒熱風痹，溫中消穀，

療喉咽痛，下蠱毒”，引《藥性論》“治下痢，破血去積氣，消積聚痰涎，去肺熱氣促嗽逆，除腹中冷痛，主中惡及小兒驚癎”。

〔9〕蜀椒　○胡娟：“蜀椒”之“椒”，醫簡原文本寫作，即“枝”。在《養生方》《武威漢代醫簡》中，“椒”多寫作“枝”，故改釋。“枝”初文作“椒”，本爲木名，即花椒樹，別名“檓”。《爾雅·釋木》：“檓，大椒。”晋郭璞注：“今椒樹叢生實大者，名爲檓。”《詩經·唐風·椒聊》：“椒聊之實，蕃衍盈升。”晋陸璣疏：“椒樹似茱萸，有鍼刺，莖葉堅而滑澤。”《急就篇》：“烏喙、附子、椒、芫華。”唐顏師古注：“椒，謂秦椒即蜀椒也。”引申爲花椒的果實，俗稱“花椒”。《楚辭·九歌·東皇太一》：“蕙肴蒸兮蘭藉，奠桂酒兮椒漿。”或更換聲母“叔”轉形爲“枝”。《玉篇·木部》：“椒，子姚切，木名。《爾雅》云：‘檓，大椒。’枝，同上。”後魏佚名《魯孔子廟碑》：“夫枝桂易地，而貞馥不移。”“蜀枝”，《五十二病方》寫作“蜀焦”，後世寫作“蜀椒”，別名“巴椒、川椒、漢椒、南椒、點椒”，植物類方藥名。落葉灌木，今叫花椒，因產於蜀中而得名。其果光黑，皮皺肉厚，腹裏白色，氣味辛辣，作香料。其味辛、温，大熱，有毒，可入藥。《神農本草經·蜀椒》：“蜀椒，味辛、温，大熱，有毒。主治邪氣欬逆，温中，逐骨節皮膚死肌，寒濕。”唐孫思邈《備急千金要方》卷四一：“蜀椒散治胸痺達背方：蜀椒、食茱萸各一兩，桂心、桔梗各三兩，烏頭半兩，豉六銖。右六味治下篩，食後酒服方寸匕，日三。”明李時珍《本草綱目·果部四·蜀椒》：“蜀椒肉厚皮皺，其子光黑，如人之瞳仁。”

◎今按:《本草綱目·果部·蜀椒》載其又名巴椒、漢椒、川椒、南椒、蓎藙、點椒。氣味:辛,温,有毒。其主治引《神農本草經》"邪氣咳逆,温中,逐骨節皮膚死肌,寒濕痹痛,下氣",引《名醫別録》"除六腑寒冷,傷寒温瘧大風汗不出,心腹留飲宿食,腸澼下痢,泄精,女子字乳餘疾,散風邪瘕結,水腫黄疸,鬼疰蠱毒,殺蟲、魚毒。久服開腠理,通血脈,堅齒髮,明目,調關節,耐寒暑,可作膏藥",引《藥性論》"治頭風下淚,腰腳不遂,虚損留結,破血,下諸石水,治咳嗽,腹内冷痛,除齒痛",引《日華子本草》"破癥結開胸,治天行時氣,産後宿血,壯陽,療陰汗,暖腰膝,縮小便,止嘔逆",引《食療本草》"通神去老,益血,利五臟,下乳汁,滅瘢,生毛髮"。

〔10〕分 ○羅福頤:中國歷史博物館藏有漢銅勺一,上有銘文九字曰:"一分容黍粟六十四枚。"《漢書·律曆志》説:"量不失圭撮。"孟康注曰:"六十四黍爲圭。"可與銅勺銘文證,則一圭就是一分。我曾測其容量,約當今日之 0.5 毫升。這應即爲古代一分之量。 ○整理者:簡中藥物的分量如一分、二分等,應是等份的意思。 ○赤堀昭:分不是重量單位而是表示藥物的配藥比例。分後世的散劑處方中可見,《素問》病能論中"以澤瀉。朮各十分。麋銜五分。合。以三指撮爲後飯。"與醫簡舉出相似的例子。 ○張壽仁:簡中藥物的分量,如一分、二分等,是等分的意思,蓋漢以前,兩以下但云銖,不云錢與分也。 ○張延昌:即份,并非實際重量錢分的"分",而是等份的意思。這批醫簡方劑中的"分"多爲此義。 ○劉立勳:羅福頤所證"一分爲今日 0.5 毫升",代入簡方中

則此方共計藥物九分，爲 4 毫升，如何能做成櫻桃大小的藥丸
三丸呢？一丸恐已不足。　　○**楊耀文**：北大醫簡中在藥物的
數詞之後沒有"分、尺"諸類的量詞，"治心痛茈蓡黃芩
各七，桂、薑、蜀椒、朱臾各一……"（原簡號 2600）。
○**周祖亮、方懿林**：即藥物等份，非稱量單位。　　◎**今按**：按
劉氏計算，應爲 4.5 毫升。《醫心方》第一卷"藥斤兩升合法
第七"引《本草經》云："凡方有云分等者，非分兩之分，謂
諸藥斤兩多少皆同耳。"故應是"等分"的意思。

〔11〕桂　○**赤堀昭**：從當時桂的產地來看，是肉桂的可
能性比較大。　　◎**今按**：《本草綱目·木部·桂》載其又名梫。
氣味：甘，辛，大熱，有小毒。其主治引《名醫別錄》"利肝
肺氣，心腹寒熱冷痰，霍亂轉筋，頭痛腰痛出汗，止煩止唾，
咳嗽鼻齆，墮胎，溫中，堅筋骨，通血脈，理疏不足，宣導百
藥，無所畏"。

〔12〕烏喙　○**張延昌、朱建平**：即草烏頭。《神農本草
經》稱烏喙味辛，溫，"主中風惡風，洗洗出汗，除寒濕痹，
咳逆上氣，破積聚寒熱"。　　○**劉立勳**：阜陽簡《萬物》W032
號記："服烏喙百日令人善趨也。"又 W060 曰："烏喙□石使馬
益走也。"《漢語大詞典》卷七："〔烏喙〕……②中藥附子的別
稱。以其塊莖形似得名。《墨子·雜守》：'常令邊縣豫種畜芫、
芸、烏喙、袾葉。'《急就篇》卷四：'烏喙附子椒芫華。'顏師
古注：'烏喙，形似烏之觜也。'"　　○**周祖亮、方懿林**：當指烏
頭，又名草烏頭。《神農本草經》謂烏頭"主中風，惡風，洗
洗出汗，除寒濕痹，欬逆上氣，破積聚寒熱"。　　◎**今按**：參
見第一章醫方十四注〔1〕。

〔13〕薑 ○整理者：姜。 ○何雙全：姜，應從原簡釋作薑。 ○楊耀文：醫簡所指爲"乾薑"還是"生薑"不明，但根據西北地區的天氣、交通運輸等方面考慮，可能爲乾薑。◎今按：《本草綱目·菜部·生薑》載其氣味：辛，微溫，無毒。其主治，《名醫別録》曰："歸五臟，除風邪寒熱，傷寒頭痛鼻塞，咳逆上氣，止嘔吐，去痰下氣。"

〔14〕冶 ○李學勤：在 1979 年出版的《馬王堆漢墓帛書·五十二病方》書中……這麼一條注："《醫心方》卷二二引《集驗方》'已冶艾葉一筥'，冶字日文訓釋爲碎。帛書醫方中冶字都是碎的意思。同樣意義的冶字，也見於《流沙墜簡》（這是當時查出的）和《武威漢代醫簡》。"到 1985 年，在日本出版了《新發現中國科學史資料的研究·譯注篇》，其中赤堀昭、山田慶兒二氏所作《五十二病方》的注釋，對"冶"字的解釋又有新的發展。他們在《醫心方》卷一四所引《僧深方》又找到這個字的日文注記"ツク"，用漢字寫即"搗"或"舂"。所以，"冶"字的準確意義應該是搗碎。 ○赤堀昭：冶是製成粉。 ○張壽仁：以爲丸、散應研爲細末，則較正確。 ○段禎（2009B）：訓搗，義爲搗碎，動詞。 ○周祖亮、方懿林：把藥物研成細末。 ◎今按："冶"本義爲熔煉金屬，醫方中一般作搗碎、研末講。參第一章醫方二注〔3〕。又《醫心方·治咳嗽方第一》引《録驗方》"小紫菀丸，治上氣，夜咳逆多濁唾方"："乾薑二兩，甘皮二兩，細辛二兩，紫菀三分，款冬花二兩，附子二兩。凡六物，下篩，蜜和丸如梧子，先食服五丸，日二。"又引《録驗方》："紫菀二兩，五味子二兩，橘皮二兩，香豉二兩，乾薑二兩，桂心二兩，杏仁二

兩，細辛二兩，甘草二兩，款冬花二兩，食茱萸二兩。凡十一物，搗篩，蜜和丸如梧子，一服五丸，日二，夜含一丸如杏核大，咽汁，盡更含。”又引《承祖方》“治上氣咳嗽，杏仁丸方”：“杏仁一升，熬，乾薑二兩，細辛二兩，紫菀二兩，桂心二兩。搗下篩，杏仁別搗如脂，合和以蜜，丸，服如棗核一枚，日三。”與本方對讀，則“冶”之篩搗義確鑿無疑。

〔15〕合　○赤堀昭：合是指幾種中草藥放在一起。○段禎（2010A）：“合”有“調和”義。　◎今按：配製。參見第二章醫方二十四注〔1〕。

〔16〕冶合　○整理者：即將藥物加工炮製。　○張延昌：將藥物熔煉加工炮製。

〔17〕和　○赤堀昭：是指將其（按，指幾種中草藥）很好的混合。　◎今按：調和，調治，調校。參見第一章醫方四注〔12〕。周祖亮、方懿林將“合、和”連讀，從注〔14〕引《醫心方》看，整理者斷句可從。

〔18〕密　○整理者：“密”用作“蜜”字。　○林彥妙：“密”與“蜜”均爲形聲字，“密”爲从山宓聲，“蜜”爲虫形宓聲，故“密”與“蜜”可相通。密、蜜均爲明母質韻，二者爲通假關係。《釋名·釋言語》：“密，蜜也。”　○張延昌：“蜜”的通假字。　◎今按：密、蜜，均明紐質部韻，故能通假。《釋名·釋言語》：“密，蜜也，如蜜所塗無不滿也。”

〔19〕白密　○張延昌：即白蜜，蜂蜜。《神農本草經》稱石蜜，味甘，平。“主心腹邪氣，諸驚癇痓，安五臟諸不足，益氣補中，止痛解毒，除衆病，和百藥。”　○楊耀文：《神農本草經》有石蜜而無白蜜，石蜜和白蜜應是不同的物質。“石

密，味甘，平。主心腹邪氣，諸驚癇痓，安五藏諸不足，益氣補中，止痛解毒，除衆病，和百藥，久服，強志輕身，不飢不老，一名石飴，生山谷。”《本草綱目拾遺》：“西涼有梨花蜜，色白如凝脂，亦有梨花作之，各逐所出。”西涼是古代涼州的別稱，即今天的武威。醫簡藥方用藥，很多是就地取材的。白蜜既有止咳的作用，也有配製丸藥的作用。　〇周祖亮、方懿林：即凝結成晶體的蜂蜜，呈白色，用作賦形劑。　◎今按：如注〔14〕所引，治療咳嗽方多製成蜜丸。

〔20〕嬰　〇張延昌：“櫻”的通假字。　〇何茂活（2010B）：“櫻”是“嬰”的後起區別字，二者爲古今字關係。　◎今按：何説可從。

〔21〕嬰桃　〇整理者：即“櫻桃”。　〇赤堀昭：《政和》卷三〇，別録品、唐本退“（陶隱居注）此非今果實櫻桃。形乃相似，而實乖異”。山櫻桃。　〇張延昌：即櫻桃。　〇楊耀文：查《漢語大字典》，嬰没有“櫻桃”意的義項，二者非古今關係。嬰、櫻均爲影母耕部，二者爲通假關係。　◎今按：此處表藥丸的大小。《醫心方》第九卷“治咳嗽方第一”引《僧深方》有“紫菀丸，治咳嗽上氣，喘息多睡方”：“如櫻桃大，含一丸，稍咽其汁，日三。新久嗽，晝夜不得臥，咽中水雞聲，欲死者，治之甚良。”

〔22〕消　〇孟祥魯：第5簡的“消咽”，“消”當因形近而訛，應作“稍咽”方是……《後漢書·方術列傳》記華佗爲李將軍妻診病有“稍差”一語，“差”借爲“瘥”，“稍差”是“漸漸瘥可”的意思。又如《史記·項羽本紀》云：“項王乃疑范增與漢有私，稍奪之權。”這“稍”字也是“漸漸”的意

思。明確了"稍"字的古義，則可知醫簡所載的治成人久咳的方劑，其服法約相當於我們今天所説的含化。　　○袁國華："稍咽之"與"消咽其汁"兩句，句子結構及用字皆相似，意義可能相近甚至相同。因"稍、消"二字皆从"肖"得聲，"消"上古音屬心母宵部；"稍"屬山母宵部。兩字韻部相同，聲母心、山旁紐，有通假條件。正因如此，原注釋似乎認定異文并未造成文義的差別，故此并未將"稍咽之"與"消咽其汁"兩句，加以進一步探究其分別。《武威漢代醫簡注解》將此句義解作"緩慢咽下藥汁"，顯然是將"稍、消"二字視作同義的結果……木牘79"稍咽之"句，"稍"用副詞，作"逐漸、逐步"義……全句可語譯："逐步吞服藥丸。"竹簡3、4、5"消咽其汁"句，《武威漢代醫簡研究》及《武威漢代醫簡注解》，皆爲四字一句。將"消咽其汁"連讀，應係認其與"稍咽之"句式及意義相當之故。但"消"可用爲動詞，作"溶解"義。如從此義，"消"，一字成句，句應讀作"消，咽其汁"……全句可語譯："〔藥丸〕溶解，吞服藥汁。"　　○楊耀文：消，心母宵部；稍，山母宵部，二者疊韻爲通假關係。其義孟祥魯所言應是，而非"稍微"之意。《説文解字·禾部》："稍，出物有漸也。"段玉裁《説文解字注》："漸，依許當作趣。漸行而趣廢矣……凡古言稍稍者，皆漸、進之謂。"　　○周祖亮、方懿林：讀爲"稍"，逐漸。　　◎今按：當是"稍"之通假字。義爲漸，逐漸。《玉篇·禾部》："稍，漸也。"如上引《僧深方》作"稍"；又如《醫心方·治咳嗽方第一》引《范汪方》有"治咳，紫菀牙上丸方"："紫菀一分，一方一兩，乾薑一分，附子一分，桂心一分，款冬花一分，細辛一分。凡六物，冶篩，和蜜丸如小豆，先食以二丸著牙上，稍咽，日再，不知稍增。"又如同卷引《張仲景方》"治卅年咳，大棗丸方"："大棗百枚，去核，杏仁百枚，熬，豉百廿枚。凡三物，豉、杏仁搗令相得，乃納棗，搗令熟，和調丸，如棗核一丸，含之，稍咽汁，日二，漸增之，常用良。"

〔23〕消咽其汁　〇周祖亮、方懿林：稍咽其汁，相當於今之"含化"。下文第 79 號簡作"稍咽之"。

【譯文】

治療長期咳嗽而導致氣逆上喘，喉中哮喘聲如很多蟲子鳴叫的病證，患病在三十年以上的處方：柴胡、桔梗、蜀椒各二份，桂、烏喙、薑各一份，總共六味藥搗碎，混合調和，用石蜜糊丸，大小像櫻桃一樣，白天夜晚含服三丸，逐漸吞咽其汁水，療效很好。

二、治傷寒逐風方

【解題】

〇整理者：右二簡係治傷寒病方。

物皆冶，合方寸匕酒飲日
三飲，

治傷寒[1]遂〈逐〉[2]風[3]方：付（附）[4]子[5]三分，蜀
椒三分，澤舄（瀉）[6][7]五［分］，烏喙三分，細辛[8]五
分，茱（朮）[9]五分。凡五〈六〉[10]物[11]，皆冶，
合，方寸匕[12]酒飲，日三飲[13]。

【集注】

〔1〕傷寒　○整理者：傷寒，古代泛指感受風寒濕等外因
病邪所致的疾病，其表現證狀各有不同。從藥物配伍看，本簡
所指，當爲傷於風寒之邪後，引起骨節重著痹痛之證。　　○劉
立勳："傷寒"證，居延漢簡89·20號簡,《敦煌漢簡》2008
號簡均記有特定的醫方，前者十分完整，名"傷寒四物"。
○周祖亮、方懿林：古代泛指感受風寒濕等外因病邪所致的疾
病。其表現證狀各有不同。此方當爲傷於風寒之邪後，引起骨
節沉痛之證。　　◎今按：《諸病源候論·傷寒病諸候上·傷寒
候》："經言：春氣溫和，夏氣暑熱，秋氣清涼，冬氣冰寒，此
則四時正氣之序也。冬時嚴寒，萬類深藏，君子固密，則不
傷於寒。夫觸冒之者，乃爲傷寒耳。其傷於四時之氣，皆能
爲病，而以傷寒爲毒者，以其最爲殺厲之氣也。即病者，爲傷
寒；不即病者，其寒毒藏於肌骨中；至春變爲溫病；夏變爲暑
病。暑病者，熱重於溫也。是以辛苦之人，春夏必有溫病者，

皆由其冬時觸冒之所致，非時行之氣也。其時行者，是春時應暖而反寒，夏時應熱而反冷，秋時應涼而反熱，冬時應寒而反溫，非其時而有其氣。是以一歲之中，病無少長，多相似者，此則時行之氣也。”

〔2〕遂　○整理者：爲“逐”之訛，謂驅風散寒之意。◎今按：趙平安先生認爲此種現象爲隸變過程中的單字混同現象。遂、逐互訛現象在出土文獻中很突出，如今本《周易·大畜·九三》“良馬逐，利艱貞”，馬王堆帛書本作“良馬遂，利艱貞”，阜陽漢簡本亦作“良馬遂，利艱貞”。今本《周易·既濟·六二》“婦喪其茀，毋逐，七日得”，帛書本作“婦亡其髮，毋遂，七日得”。傳世文獻這種例子也不少。《山海經·西山經》：“又西百五十里，曰時山，無草木。逐水出焉，北流注於渭，其中多水玉。”郭璞於“逐”字下注“或作遂”。《史記·樂書》：“自仲尼不能與齊優遂容於魯，雖退正樂以誘世，作五章以刺時，猶莫之化。”索隱云遂容“或作逐客，誤耳”。劉樂賢先生認爲這是古書傳抄過程中容易出現的現象。

〔3〕遂風　○張延昌：當爲“逐風”的誤寫，即祛風之意。　○周祖亮、方懿林：祛風。《諸病源候論·中風傷寒候》：“中風傷寒之狀，陽浮而陰弱，陽浮熱自發，陰弱汗自出，嗇嗇惡寒，淅淅惡風，翕翕發熱，鼻鳴乾嘔，此其狀也。”《居延漢簡》醫藥簡有“傷寒四物”一方，四種藥物爲烏喙、朮、細辛、桂。

〔4〕付　○張延昌：附的通假字。　○楊耀文：付，非母侯部；附，並母侯部，二者疊韻爲通假關係。文獻中亦有二者通假的記載。《周禮·秋官·小司寇》：“附於刑，用情訴之。”

鄭玄注："附，猶着也。故書附作付。"　　◎今按：付，幫母侯部韻；附，並母侯部韻，聲母同屬唇音，韻母相同，故"付"假爲"附"。《書·梓材》："皇天既付中國民。"釋文："付，馬本作附。"《漢書藝文志考證》引付作附。《荀子·宥坐》："付里乙。"《説苑·指武》："史附里。"

〔5〕付子　○張延昌：即附子。《神農本草經》謂其辛，温，"主風寒咳逆邪氣，温中，金瘡，破癥堅積聚，血瘕，寒濕踒躄，拘攣膝痛，不能行步"。　　◎今按：附子，爲"回陽救逆第一品藥"，具有回陽救逆，補火助陽，散寒止痛功效。

〔6〕寫　○張延昌："瀉"的異體字。　　○楊耀文："寫"爲心母、鐸部，"瀉"是心母、魚部字，二者聲同，韻陰陽對轉而相通，因此"寫"通"瀉"，二者爲通假字。　　◎今按：認爲"寫"是"瀉"的異體字，殊誤。

〔7〕澤寫　○整理者：即"澤瀉"，《神農本草經》亦作"澤寫"。　　○赤堀昭：《政和》卷六，本經正品"主風寒"。是現在水澤瀉的塊根。　　○張延昌：即澤瀉，《神農本草經》亦作"澤寫"，謂其味甘，寒，"主風寒濕痹，乳難，消水，養五臟，益氣力，肥健"。　　◎今按：《本草綱目·草部·澤瀉》載其又名水瀉、鵠瀉、及瀉、蕍、芒芋、禹孫。根氣味：甘，寒，無毒。其主治引《名醫別録》"補虛損五勞，除五臟痞滿，起陰氣，止泄精消渴淋瀝，逐膀胱三焦停水"。

〔8〕細辛　○赤堀昭：《政和》卷六，本經上品。據北村的注，現在中國産的細辛是桂林細辛的根與莖，但古代的可能是薄葉細辛。　　○楊耀文：《養生方》"取菌桂二，細辛四，荻一……"（112）。《萬物》"□已石癃也。半夏、細辛

□”（W016）。　　◎今按：《本草綱目·草部·細辛》載其又名
小辛、少辛。根氣味：辛，溫，無毒。其主治，引《神農本草
經》“咳逆上氣，頭痛腦動，百節拘攣，風濕痺痛死肌。久服
明目利九竅，輕身長年”，引《名醫別録》“溫中下氣，破痰
利水道，開胸中滯結，除喉痺齆鼻不聞香臭，風癎癲疾，下乳
結，汗不出，血不行，安五臟，益肝膽，通精氣”。

　　〔9〕茮　○整理者：即“朮”，《神農本草經》稱朮：“味
苦溫，主風寒濕痺死肌……一名山薊。”宋林億等《新校備
急千金藥方例》（按，“藥”當作“要”）稱：“古書惟秖言朮，
近代醫家咸以朮爲蒼朮，今則加以白字，庶乎臨用無惑矣。”
《居延漢簡甲編》中第509簡之“傷寒四物方”亦作“朮”，
可見漢代朮無蒼白之分。　　○何茂活（2010A）：“茮”應是
“朮”的後起字，係用添加形旁的方法造出的後起字。　　◎今
按：朮，參見第一章醫方十一注〔10〕。

　　〔10〕五　○整理者：“五”是“六”之誤。

　　〔11〕五物　○張延昌、朱建平：當爲“六物”。

　　〔12〕方寸匕　○趙有臣：一、古方中所用之量器，其制
是：1斗爲10升，1升爲10合，1合爲10撮；二、古方中所
用之量器，其折合現代量是：1斗爲2000毫升，1升爲200毫
升，1合爲20毫升，1撮爲2毫升；三、古方中所用之“撮”，
再分之則是1撮等於4刀圭，因此1刀圭的現代折合量爲0.5
毫升；四、古方中所説的1方寸匕，等於當時的10刀圭，因
此其現代折合量爲5毫升。　　○整理者：古代藥劑量名。《本
草經集注·序例》：“方寸匕者，作匕，正方一寸，抄散，取不
落爲度。”　　○葉森、柏紅陽：儘管其有勺、匙之意，但方寸匕

未必就是像匙、勺一樣的器具，甚至是否爲量取藥物的專門用具也值得懷疑。正像“錢匕”亦稱“匕”，但却是“錢幣”而非匙形和專用量藥器具一樣。方寸匕、錢匕的“匕”，在此是一種借用或引申用法，即由於用其來抄取散藥，具有與勺等器具相類似的功能作用，因而稱其爲“匕”。因此，方寸匕既非類似尖刀，也非匙形……古人抄取散藥，最初借用了古代鏟布，隨着鏟布的消失，古人依據其形狀製作出方寸匕，從而成爲量取散藥的固定量器。　○張延昌：古代量取藥末的器具名。其形狀如刀匕，大小爲一寸正方，故名。一方寸匕約等於現代的2.74毫升，盛金石藥末約爲2克，草木藥末爲1克左右。《本草經集注·序例》：“方寸匕者，作匕，正方一寸，抄散，取不落爲度。”　○何世民（2011）：經過歸納後發現有關方寸匕容量的結論有以下五種：1. 約爲5毫升；2. 約爲12毫升；3. 約爲10—18毫升；4. 約爲3.6毫升；5. 約爲2.74毫升。　○何世民（2012）：通過對梧桐子的體積計算、古代容量單位、黍的體積計算以及方寸匕形狀考察，均得出1方寸匕爲2.5毫升的結論。　○周祖亮、方懿林：原指古代量取藥末的器具，後爲藥劑量名。

〔13〕日三飲　○張延昌：一日服藥三次。

【譯文】

治療傷寒、袪除風邪的處方：附子三份，蜀椒三份，澤瀉五份，烏喙三份，細辛五份，白朮五份，總共六味藥，全部搗碎，混合，取一方寸匕劑量的藥用酒調服，每天服藥三次。

三、治雁聲□□□言方

【解題】

　　○整理者：右三簡（本方和下一方）相聯，共記兩個醫方。二方之間標以"ノ"，上一醫方因簡端文字漫漶，難作確解……下一醫方爲治諸瘇方。

[治]雁[1]聲[2][3]□□□言方：朮、方（防）[4]風[5]、細辛、薑、桂、付（附）子、蜀椒、桔梗。凡八物，各二兩，并治，合和[6]，以方寸匕，先餔[7]飯[8][9]米[10]₈麻（糜）[11][12]飲藥[13]耳（餌）[14]。

【集注】

　　〔1〕雁　○整理者：鴈即"雁"。　○張延昌：《説文》："鵝也。"段玉裁："鶬與雁各字，鵝與舒鵝爲各物。許意佳部雁爲鴻雁，鳥部雁爲鵝，單呼鵝，爲人家所畜之鵝。今字鶬雁不分久矣。"　○赤堀昭：鴈通鴈。　○周祖亮、方懿林：鴈，

醫簡字形寫作"鴈"，雁的俗體。《説文·鳥部》："鴈，鵝也。"又《隹部》："雁，鵝也。"　◎今按：張延昌所注原在下文"聲（聲）"下。今查《説文》無"聲"字，張延昌所注有誤，其所注應爲"鴈"字注釋。所引段注中"隹"當爲"隹"字，"鳥部雁爲鵝"中"雁"應爲"鴈"字，該句後段注原還有"舒鵝爲野雁"，在引用時應加標省略號。"聲與雁各字"與"今字聲雁不分久矣"中"聲"均應作"鴈"，此應屬著者和編輯失校。

〔2〕聲　○何雙全：聲，誤。當釋聲。　○袁仁智：兩漢魏晋時期，"耳"與"瓦"字形酷似，極易混淆。　○田河：袁仁智對"聲"的分析可從。　◎今按：張延昌"句讀補正"部分引上文作"〔治〕聲聲□□竊言……"，不知"聲、竊"作何解，抑或"聲"即"聲"字，"竊"爲補字？何雙全先生認爲該字應隸定作"聲"，何説甚是。"殸"下爲"耳"旁，不是"瓦"旁。

〔3〕雁聲　○整理者：（鴈聲）言聲音嘶嗄如雁。　○王輝：雁喜群飛，離群者常傷心哀鳴。此方以"雁聲"喻人之久咳聲嘶，可見所治之病與咳同類。方中共八味藥，其中薑、桂、蜀椒、桔梗四味藥與簡3"治久咳"方同。　○袁仁智：原簡當録作"鴈聲"，鴈聲即鵝聲。　○張延昌：雁聲即鵝聲，言聲音嘶嗄如鵝。　◎今按：王説可商，此處是人發病時的聲音如鵝，并不是取其比喻義。

〔4〕方　○張延昌："防"的通假字。　○楊耀文：方、防均爲非母陽部，二者爲通假關係。朱駿聲《説文通訓定聲·壯部》："方，假借爲防。"《墨子·備城門》："毋百以亢

疾犁，壁皆可善方。"張純一集解："方，同防。禦也。"　◎今
按：傳世文獻有二者通假例子。《公羊傳·昭公四年》："吳封
之於防。"《左傳·襄公二十八年》"防"作"方"。《史記·孔
子世家》："防叔。"《漢書·古今人表》作"方叔"。

〔5〕方風　**●整理者**：即防風。　○**張延昌**：即防風。《神
農本草經》謂其味甘，温，"主大風頭眩痛，惡風，風邪，目
盲無所見，風行周身，骨節疼痹，煩滿"。

〔6〕和　○**孟祥魯**：第11、12簡……第14、15簡……
第52、53簡……第70簡……四則中各有一個"和"字，它
們都不讀平聲而讀作去聲。音同"貨物"的"貨"，義爲"攪
和"或"拌和"的意思。"以醇酒和飲"，即用淳酒拌和藥物
而飲之。以下分別是用"豉汁、酢漿（即醋）、米汁"等拌和
藥物而飲之……而第42、43簡……第44、45簡……第55、
56簡……第84乙簡……上面的引文加標點時，我們都在"和"
字前面點斷，所根據的理由，就是上述對於"和"字的解釋。
《武威漢代醫簡》所載方劑三十餘則，其中多數處方的劑型均
爲散劑……散劑取用方便，但是藥效的發揮却不同於湯劑。古
人根據不同的方劑，采用不同的飲料拌和藥物，這對藥物效力
的發揮是有特殊作用的。《武威漢代醫簡》中已寫明的有酒、
酢漿、豉汁、米汁、乳汁、寒水等物。像上面引的這幾條則
并未説明用什麽東西拌和。如果粗心放過就看不到這個問題，
如果細按起來，則這裏的"和"字應當是"和以□□"的省
文……除去酒、醋、米汁、豉汁、乳汁之外，最常見、最普通
的就是"水"。正因爲"水"最常見、最普通，所以醫簡的作
者認爲是可以不言而喻的，故省略。　○**張延昌**：混合調製。

◎**今按**：參見第一章醫方四注〔12〕。

〔7〕餔　○**張延昌**：《説文》：“申時食也。”段玉裁注：“引伸之意，凡食皆曰餔，又以食食人謂之餔。”　○**周祖亮、方懿林**：《説文·食部》：“餔，日加申時食也。”　○**胡娟**：“餔”，《廣韻·模韻》博孤切，今音 bū，本義爲申時食，即夕食。古人食兩餐，申時食，即下午四至五點食第二餐。《説文·食部》：“餔，日加申時食也。从食甫聲。䊋，籀文餔从皿浦聲。”唐玄應《一切經音義》卷一四引《三蒼》曰：“餔，夕食也。”《莊子·盜跖》：“盜跖乃方休卒徒大山之陽，膾人肝而餔之。”唐陸德明釋文：“餔，《字林》云：‘日申時食也。’”引申爲泛指喫飯。《説文》“餔”清段玉裁注：“引伸之義，凡食皆曰餔，又以食食人謂之餔。”《廣雅·釋詁二》：“餔，食也。”《管子·度地》：“一日把，百日餔。”“餔”或更換類母“食”和聲母“甫”轉形爲“䊋”。《説文》同部重出字有“䊋”字，但其他文獻未見用例。　◎**今按**：申時相當於 15—17 時。

〔8〕飯　○**張延昌**：《説文》：“食也。”段玉裁注：“此飯之本意也，引申之所食爲飯。”　○**胡娟**：“飯”注解本、校釋本明確説“餔飯即與食”。“餔飯，進食”，此説不確。“飯”的本義爲喫飯（動詞）。《説文·食部》：“飯，食也。从食反聲。”段玉裁注：“食之者，謂食之也。此飯之本義也。”《論語·述而》：“飯疏食，飲水，曲肱而枕之，樂亦在其中矣。”引申爲喫的食物，多指米飯。《説文》“飯”段玉裁注：“引伸之，所食爲飯。”《廣韻·願韻》：“飯，《周書》云：‘黄帝始炊穀爲飯。’”《洪武正韻·諫韻》：“飯，炊穀熟曰飯。”《墨子·備城門》：“爲卒乾飯，人二斗，以備陰雨。”

〔9〕餔飯　○張延昌：即與食也。　　○周祖亮、方懿林：進食。　◎今按：指在申時喫東西。

〔10〕米　○張延昌：粟實也，見《説文》。今俗稱"小米"。

〔11〕麻　○整理者：用作"糜"。　○張延昌："糜"的通假字。糜，《説文》："糝糜也。"段玉裁注："以米和羹謂之糝，專用米粒者謂之糝糜，亦謂之鬻，亦謂之饘。"　○周祖亮、方懿林：即米粥。　○胡娟："糜"從"麻"得聲，在本方中用聲母記音。　◎今按：此處當爲通假用法。麻糜，同屬明母歌部韻，故能通假。《醫心方·治咳嗽方第一》引《千金方》有"治咳薰法"載："得食白糜，餘皆禁之。"

〔12〕米麻　○張延昌：即小米粥。

〔13〕先餔飯米麻飲藥　○整理者：意即謂飯前以粥下藥。○胡娟：前人認爲，本方中的"飯"連"餔"字讀，以爲"餔飯"是一個詞，表示喫，此説誤。我們認爲，"飯"當連"米"讀。"飯米"即粳米，今西南官話仍稱不黏的粳米爲"飯米"，稱黏的米爲"糯米"。"飯米麻"即"飯米糜"，今俗稱飯米粥，簡稱"米粥"或"粥"。"先餔飯米麻（糜），飲藥耳"，醫簡本、校釋本説"謂飯前以粥下藥"或"飯前用米粥送藥"，其説均未安，應爲：在服藥前，先喫些粳米粥，再服湯藥。而非"以粥下藥"或"用米粥送藥"。

〔14〕耳　○劉立勳：《漢語大詞典》卷九："〔藥餌〕藥物。晉葛洪《抱朴子·微旨》：'知草木之方者，則曰惟藥餌可以無窮矣。'"卷一二"餌"字："注⑤：指藥物。唐孟郊《求仙曲》：'鏟惑有靈藥，餌真成本源。'唐柳宗元《捕蛇者

說》：'永州之野，產異蛇……然得而臘之以爲餌，可以已大風……'"所以此處"耳"也可能應該讀爲"餌"。　○周祖亮、方懿林：位於句末，當爲語氣詞。　　◎今按：劉説可從。

【譯文】

治療聲音嘶嘎如鵝……説話的處方：白朮、防風、細辛、薑、桂、附子、蜀椒、桔梗，總共八味藥，各取二兩，同時搗碎，混合調和，取一方寸匕，在申時喫飯前用米粥飲服藥末。

四、治諸癃方

·治諸瘀（癃）[1][2]，石瘀（癃）[3]出石，血瘀（癃）[4]出血，膏瘀（癃）[5]出膏，泔瘀（癃）[6]出泔，此五瘀

（癃）〔7〕皆同樂（藥）〔8〕治之：朮（朮）、薑、﹐瞿麥〔9〕

各六分，兔（菟）〔10〕糸（絲）〔11〕實〔12〕、滑石〔13〕各七

分，桂半分，凡六物，皆冶，合，以方寸匕，酒飲，日

六七。病立愈（愈）〔14〕，石即出。₁₀

【集注】

〔1〕癃　〇**王輝**：癃爲淋之古稱……癃之改稱淋，約在東

漢殤帝（公元 106 年）之後。殤帝名隆，故諱言癃……在殤帝

之前稱癃，之後稱淋。　〇**張延昌、朱建平**：即癃。考諸醫

籍，古代癃與淋交叉使用，意義相當，故癃亦即淋。據王輝

考證，"癃"字因避東漢殤帝（公元 106 年）劉隆之諱而改爲

"淋"字。醫簡祇有一處稱"淋"，其餘均稱"癃"。可見其抄

寫年代下限在殤帝之前。　〇**張延昌**：《説文》："籒文癃省。"

段玉裁注："按《篇韻》皆作癃。"癃，《説文》："罷病也。"段

玉裁注："病，當作癃。罷者，廢置之意。凡廢置不能事事曰

罷癃。"又考諸醫典，古"癃"與"痳"（按，當作"痳"，詳

後文）常交叉使用。痳，《説文》："疝病，从疒，林聲。"故

痳又通假寫作"淋"。《釋名·釋疾病》："痳，懍也，小便難

懍懍然也。"《一切經音義》引作小便病。　〇**王盼、程磐基**：

癃，同"癃"。《武威醫簡》第 85 乙簡又有"淋"字，其曰：

"濕而養（癢），黃汁出，辛恵（痛），五曰小便有餘，六曰

莖中恵（痛），如林（淋）狀，七曰精自出，空居獨怒，臨事

不起……"淋爲痳之俗字。《黃帝内經太素·雜病》載："癃，

取之陰喬及三毛上及血絡出血。"楊上善注："癃，痳也。"

痲，段玉裁《説文解字注》曰："痲，《釋名》曰林（按，當作
'淋'），懍也。小便難，懍懍然也。"故癃、痲即淋也。……第
"五"淋是指什麼淋證呢？試探討如下：從文字內容看，"諸
淋"當指所有的淋證，石淋、膏淋、泔淋、血淋是指四種具體
的分型。前者是總稱，後者是具體證型，兩者不是同一層次的
淋證概念。故或許作者筆誤，將四淋寫成五淋，導致上下文不
連貫。此外第五淋可理解爲指"諸淋"，即石淋、膏淋、泔淋、
血淋之外再加上"諸淋"（其他淋證），共爲五淋……按"某
淋出某"的文字體例，第五淋也應該是以小便顏色或質地異常
爲特徵，但古籍文獻尚無四淋以外的以小便顏色或質地異常爲
特徵的第五淋。故"諸淋"可指四淋之外的第五淋。至於四淋
之外的諸淋具體是什麼淋證，當從與《武威醫簡》同時的醫籍
中去找。如《五十二病方》有"血癃、石癃、膏癃"及"女
子癃"；《萬物》有"石癃"的記載。血癃、石癃、膏癃等《武
威醫簡》已有論述，故第五淋在當時當指女子血癃等其他淋
證。　　〇周祖亮、方懿林：即淋證，指小便不暢，爲泌尿系統
疾病。《素問·宣明五氣》："膀胱不利爲癃。"王輝指出，"癃"
因避東漢殤帝劉隆之諱而改爲"淋"字，本集醫簡衹有一處
稱"淋"（第 85 簡反面），其餘均稱"癃"，可見其抄寫年代
下限應在殤帝（公元 106 年）之前。該病名亦見於馬王堆帛書
等醫籍。淋，亦寫作"痲"。《玉篇·疒部》："痲，小便難也。"
《釋名·釋疾病》："痲，懍也。小便難也，懍懍然也。"　　◎今
按：張延昌所注有誤，"痳"當作"痲"，二者讀音和意義均有
別。痲，《廣韻》莫霞切，讀爲 má，同"麻"，有兩義：①感
覺不靈或全部喪失。如：痲風；痲木；痲醉。《廣韻·麻韻》：

“瘷，瘷風，熱病。”《正字通·疒部》：“瘷，瘷風，熱病。本作麻。”②表面粗糙有斑點。如：瘷疹；瘷子。清趙學敏《本草綱目拾遺·石部·玉田沙》：“（玉田沙）夏月發瘷，用之良。”清范寅《越諺》：“瘷子，面有痘疤點。”瘷，有兩音、兩義：①《集韻》犁針切，讀爲lín。疝病。《説文·疒部》：“瘷，疝病。”②《廣韻》力尋切，讀爲lìn。同“淋”。淋證。《釋名·釋疾病》：“瘷，懍也。小便難懍懍然也。”《玉篇·疒部》：“瘷，小便難也。”唐玄應《一切經音義》卷二：“瘷，小便數也。經文作淋。”

〔2〕諸瘕　○整理者：即“諸癃”。按：《靈樞·五味論》：“膀胱字胞薄以懦，得酸則縮綣，約而不通，水道不行，故癃。”《素問·宣明五氣論》：“膀胱不利爲癃。”張仲景《金匱要略》但有淋證，而無癃證。《諸病源候論·諸淋候》：“諸淋者……水道不通，水不上不下，停積於胞……則淋瀝不宣，故謂之爲淋。”又同書，《氣淋候》：“氣淋者……尿澀常有餘瀝是也，亦曰氣癃。”可見古代淋、癃不分。考五淋一詞，在晉代《范汪方》中已有記載，據北周姚僧垣《集驗方》：“五淋者，石淋、氣淋、膏淋、勞淋、熱淋也。”（見《外臺秘要》卷二七）後世所稱五淋，與此大同小異。如明戴思恭《證治要訣》認爲五淋爲“血、石、氣、膏、勞”五者。綜上所述，説明“五淋”即五癃。今簡中之五瘕（僅列四瘕），應是文獻中較早的記載。至所列之“泔瘕”，應即“泔癃”。與《諸病源候論》中所説“熱淋”的證狀相似。

〔3〕石瘕　○赤堀昭：腎臟或膀胱結石。　○張延昌、朱建平：即石淋。　○周祖亮、方懿林：即石淋，指小便不通，

沙石爲阻。又稱沙淋、沙石淋。《諸病源候論·石淋候》：“石淋者，淋而出石也。腎主水，水結則化爲石，故腎客沙石。”

◎**今按**：《諸病源候論·淋病諸候·石淋候》：“石淋者，淋而出石也。腎主水，水結則化爲石，故腎客沙石。腎虛爲熱所乘，熱則成淋。其病之狀，小便則莖裏痛，尿不能卒出，痛引少腹，膀胱裏急，沙石從小便道出。甚者塞痛令悶絕。”

〔4〕血瘙　○**張延昌、朱建平**：即淋證出血者。　○**周祖亮、方懿林**：即血淋，指小便中帶血。《諸病源候論·血淋候》：“血淋者，是熱淋之甚者則尿血，謂之血淋。……其熱甚者，血則散失爲常經，溢滲入胞，而成血淋也。”

〔5〕膏瘙　○**張延昌、朱建平**：即膏淋。　○**周祖亮、方懿林**：即膏淋，指小便中有如脂膏，沉澱物如膏狀。《諸病源候論·膏淋候》：“膏淋者，淋而有肥，狀似膏，故謂之膏淋，亦曰肉淋。此腎虛不能制於肥液，故與小便俱出也。”

〔6〕泔瘙　○**整理者**：應即“泔癃”。與《諸病源候論》中所説“熱淋”的證狀相似。　○**張延昌、朱建平**：即熱淋。○**王盼、程磐基**：泔淋當見米泔汁樣的小便，伴有小便淋漓澀痛等臨床表現，屬淋證。　○**周祖亮、方懿林**：不見於傳世醫籍，當指熱淋。《諸病源候論·熱淋候》：“熱淋者，三焦有熱，氣搏於腎，流入於胞而成淋也。其狀：小便赤澀。亦有宿病淋，今得熱而發者，其熱甚則變尿血。亦有小便後如似小豆羹汁狀者，蓄作有時也。”臨床表現爲小腹拘急疼痛，小便赤澀如血，尿時灼痛，或伴有寒熱、身酸等證狀，是由於下焦熱結所致，類似於急性泌尿系統感染。

〔7〕五瘙　○**整理者**：“五淋”即五癃。今簡中之五癃

（僅列四癃）。　〇赤堀昭：此處指名祇有四種。《馬王堆帛書》記載有血癃、石癃、膏癃、女子癃四種，無泔癃，留存下來的大概是女子癃。　〇王盼、程磐基：或許作者筆誤……指四淋之外的"諸淋"。

〔8〕樂　〇整理者：用作"藥"字。　〇張延昌、朱建平：當用作"藥"。　〇張延昌：爲"藥"字的誤寫。　〇田河：樂通藥，藥从樂得聲，例可相通。　◎今按：張延昌認爲誤寫不妥，此處應爲通假用法。參見第二章醫方二十四注〔10〕。

〔9〕瞿麥　〇周祖亮、方懿林：藥物名。《神農本草經》謂其"主關格，諸癃結，小便不通，出刺，決癰腫，明目去翳，破胎墮子，下閉血"。　◎今按：《爾雅·釋草》："大菊，蘧麥。"郭注："一名麥句薑，即瞿麥。"《本草綱目·草部·瞿麥》載其又名蘧麥、巨句麥、大菊、大蘭、石竹、南天竺草。其穗氣味：苦，寒，無毒。其穗主治引《神農本草經》"關格諸癃結，小便不通，出刺，決癰腫，明目去翳，破胎墮子，下閉血"，引《名醫別録》"養腎氣，逐膀胱邪逆，止霍亂，長毛髮"。附方引《外臺秘要》有："小便石淋，宜破血：瞿麥子搗爲末，酒服方寸匕，日三服，三日當下石。"《小品方》載："地膚湯，療下焦諸結熱，小便赤黃，數起出少，大痛，或便血……諸淋服之即通，方：地膚草三兩，知母、豬苓去皮，瞿麥、黃芩、升麻、通草各二兩，海藻一兩，葵子一升，枳實二兩，炙。右十味，切，以水九升，煮取三升，分爲三服。大小便皆閉者，加大黃三兩……"同書又載："療淋榆皮湯方：榆皮半斤，滑石二兩（一方一兩），黃芩一兩（一方二兩），甘草炙、瞿麥各二兩，葵子一升。右六味，切，以水一斗，煮取

三升，温服一升，旦服。忌海藻，菘菜。”

〔10〕兔　○**楊耀文**：兔、菟均爲透母魚部，二者爲通假關係。《説文解字·兔》：“兔，獸名。象踞，後其尾形，兔頭與㲋頭同。”菟不見於《説文》，但先秦文獻有記載，《楚辭·天問》：“厥利維何，而顧菟在腹？”王逸注：“言月中有菟，何所貪利，居月之腹而顧望乎？菟，一作兔。”洪興祖補注：“菟，與兔同。”《集韻·模韻》亦言：“菟，或作兔。”

〔11〕糸　○**整理者**：漢人多以“糸”爲“絲”字簡體。○**張延昌**：糸，絲省字，見《集韻》。　　○**楊耀文**：絲，《説文解字·糸部》：“絲，蠶所吐也。从二糸。”糸，《説文解字·糸部》：“糸，細絲也。象束絲之形。”《漢語大字典·糸》言：“同絲。蠶絲。”可見，二者是爲異體字。

〔12〕兔糸實　○**整理者**：即兔絲子。　　○**張延昌、朱建平**：即菟絲子。《神農本草經》謂其味辛，平，“主續絶傷，補不足，益氣力，肥健人，久服明目”。　　◎**今按**：《本草綱目·草部·菟絲子》載其又名菟縷、菟虆、菟蘆、菟丘、赤網、玉女、唐蒙、火焰草、野狐絲、金綫草。其子主治引《名醫別録》“養肌强陰，堅筋骨，主莖中寒，精自出，溺有餘瀝，口苦燥渴，寒血爲積”。附方引《范汪方》有：“小便淋瀝：菟絲子，煮汁飲。”馬王堆帛書《五十二病方》行245作“兔髓”，阜陽漢簡《萬物》簡33作“勉〈兔〉絲”。

〔13〕滑石　○**周祖亮、方懿林**：藥物名。《神農本草經》謂其“主身熱泄澼，女子乳難，癃閉。利小便，蕩腸胃中積聚寒熱，益精氣”。　　◎**今按**：《本草綱目·石部·滑石》載其又名畫石、液石、䑗石、脱石、冷石、番石、共石。主治引《神

農本草經》"女子乳難癃閉"，引《名醫別録》"通九竅六腑津液"，引《本草衍義補遺》"偏主石淋爲要藥"。

〔14〕瘉 ○整理者：即"愈"字，《流沙墜簡》醫方簡，"愈"亦作"瘉"。 ○張延昌、朱建平：即愈的通假字。○張延昌："瘉"字別體，《説文》："瘉，病瘳也，从疒，俞聲。"今通作"愈"。《流沙墜簡》醫方簡，"愈"，亦作"瘉"。○楊耀文：《注解》所言之別體，含混不清。"瘉"與"愈"爲異體關係。 ◎今按：楊説可從。

【譯文】

治療各種癃閉病證：石癃排出的有小石子，血癃排出的有血液，膏癃排出的有膏狀液體，泔癃排出的有像泔水液體，以上五種癃病都用同一藥方治療：白朮、薑、瞿麥各六份，菟絲子、滑石各七份，桂半份，總共六味藥，都搗碎，混合，取一方寸匕，用酒飲服，每天服六七次，疾病很快痊愈，石子隨即排出。

五、治□□瘀方

【解題】

○整理者：右二簡相聯，係治血瘀病方。但簡 12 末文義未盡，疑有脱簡。

□□瘀方乾當賜二小弓寃二

（简牍摹写文字，不予逐字转录）

□□瘀[1]方：乾當歸[2]二分，弓（芎）[3]窮（藭）[4]二分，牡丹[5]二分，漏廬（蘆）[6][7]二分，桂二分，蜀椒一分，䗪[8]一分。凡₁₁[七物]皆冶，合[9]，以淳（醇）酒[10]和，飲一方寸匕，日三飲，倍（背）[11]㾯（痛）[12][13]者，臥藥[14]中[15]，當出血，久瘀[16]。₁₂

【集注】

〔1〕瘀　○張延昌：指瘀血，體內血液瘀滯於一定處所的病證。據陳國清補正，“□□瘀方”釋爲“治血（久）瘀方”（《文物與考古》1990年第4期）。　○周祖亮、方懿林：指瘀血，體內血液瘀於某處的病證。本方藥物主要爲活血去瘀之品。◎今按：今查陳國清文章所載刊物爲《考古與文物》。此方從用藥和文中“倍（背）㾯（痛）”來看，似乎是治療産後瘀血或崩中瘀血方。《諸病源候論·婦人雜病諸候·帶下候》：“帶下者，由勞傷過度，損動經血，致令體虛受風冷，風冷入於胞

絡，搏其血之所成也。沖脈、任脈爲經絡之海。任之爲病，女子則帶下。而手太陽爲小腸之經也，手少陰心之經也，心爲臟，主於裏，小腸爲腑，主於表。此二經之血，在於婦人，上爲乳汁，下爲月水，沖、任之所統也。沖、任之脈，既起於胞内，陰陽過度則傷胞絡，故風邪乘虛而入於胞，損沖、任之經，傷太陽、少陰之血，致令胞絡之間，穢液與血相兼，連帶而下。冷則多白，熱則多赤，故名帶下……婦人年五十所，病但苦背痛，時時腹中痛，少食多厭，診其脈陽微，關尺小緊，形脈不相應，病如此，在下焦，此必帶下。”

〔2〕當歸　◎今按:《本草綱目·草部·當歸》載其又名乾歸、山蘄、白蘄、文無。根氣味：甘，溫，無毒。其主治引《神農本草經》“咳逆上氣，溫瘧寒熱洗洗在皮膚中，婦人漏下絶子，諸惡瘡瘍金瘡，煮汁飲之”，引《名醫別錄》“溫中止痛，除客血内塞，中風痙汗不出，濕痹中惡，客氣虛冷，補五臟，生肌肉”。

〔3〕弓　◎今按：弓，見母蒸部韻，芎，溪母東部韻，聲母同屬牙音，韻母旁轉，故“弓”假借爲“芎”。

〔4〕弓窮　○整理者:《神農本草經》作芎藭。　○張延昌：即芎藭。《神農本草經》作芎藭，謂其味辛，溫，“主中風入腦，頭痛，寒痹，筋攣緩急，金瘡，婦人血閉，無子”。○林彦妙：即“芎藭”，“芎藭”爲一合義複詞，兩字同音，原名作“芎”，“弓窮”爲形似原字所創造之新形體。　○楊耀文：弓，見母，蒸韻。窮，群母，冬韻。芎，溪母，蒸韻。藭，群母冬韻。“弓”與“芎”疊韻，“窮”與“藭”雙聲疊韻，所以“弓窮”與“芎藭”爲通假關係。　○周祖亮、方懿林：藥物

名。《神農本草經》謂其“主中風入腦，頭痛，寒痹，筋攣緩急，金瘡，婦人血閉無子”。　◎今按：《本草綱目·草部·芎藭》載其又名胡藭、川芎、香果、山鞠窮。其主治引《名醫別錄》“除腦中冷動，面上游風去來，目淚出，多涕唾，忽忽如醉，諸寒冷氣，心腹堅痛，中惡卒急腫痛，脅風痛，溫中內寒”，引《藥性論》“腰腳軟弱，半身不遂，胞衣不下”。

〔5〕牡丹　○張延昌：即牡丹皮。《神農本草經》謂其“主寒熱，中風瘛瘲驚癇邪氣，除癥堅瘀血留舍腸胃；安五藏；療癰瘡”。　◎今按：《本草綱目·草部·牡丹》載其又名鼠姑、鹿韭、百兩金、木芍藥、花王。根皮氣味：辛，寒，無毒。其主治引《名醫別錄》“除時氣頭痛，客熱五勞，勞氣頭腰痛，風噤癲疾”，引《藥性論》“治冷氣，散諸痛，女子經脈不通，血瀝腰痛”，引《日華子本草》“通關腠血脈，排膿，消撲損瘀血，續筋骨，除風痹，落胎下胞，產後一切冷熱血氣”。

〔6〕盧　◎今按：盧、蘆同屬來母魚部韻，故“盧”假借爲“蘆”。

〔7〕漏盧　○張延昌：即漏蘆。《神農本草經》謂其味苦鹹，寒，“主皮膚熱，惡瘡疽痔，濕痹，下乳汁”。　◎今按：《本草綱目·草部·漏盧》載其又名野蘭、莢蒿、鬼油麻。根苗氣味：苦、鹹，寒，無毒。其主治引《名醫別錄》“止遺溺，熱氣瘡癢如麻豆，可作浴湯”，引《日華子本草》“通小腸，泄精尿血，腸風，風赤眼，小兒壯熱，撲損，續筋骨，乳癰瘰癧金瘡，止血排膿，補血長肉，通經脈”。

〔8〕蕇　○整理者：蕇即“䖆”字，用作“莔”，爲貝母之別稱。《詩經·鄘風·載馳》：“言采其䖆。”陸璣疏：“貝母

也。”《爾雅·釋草》：“莔，貝母。”　○赤堀昭：從藥效來看，“䖝”應作虻解。　○張延昌：即“䗪”字，《説文》：“嚙人飛蟲，从蚰，亡聲。”《説文通訓定聲》作“嚙牛飛蟲也。字亦作䗊”。又，䗊，《詩經·載馳》：“言采其䗊。”毛傳：“䗊，貝母也。”又，假借爲“莔”，《爾雅·釋草》：“莔，貝母。”《新修本草》注：“䗊有數種，并能䗊血……木䗊……蜚䗊……鹿䗊……三種同體，以療血爲本，雖小有異同，用之不爲嫌。”○王輝：《醫簡》釋“䗊頭”爲“䗊”甚是，但釋前方之“䗊”爲貝母，則似可商。釋䗊爲貝母源出《詩經·鄘風·載馳》：“陟彼阿丘，言采其䗊。”毛傳：“䗊，貝母也。”其後《爾雅·釋草》、陸璣《毛詩草木鳥獸蟲魚疏》并承其説。實際上，毛詩中的䗊祇是莔的假借字，《淮南子·氾論》漢高誘注引《詩》此句正作莔，《説文》：“莔，貝母也。”《詩經》中假䗊（䗊即䖝之異體）爲莔，無法證明武威醫簡中䗊必然假借爲莔，因爲《詩經》中的例子祇説明䖝可能爲“莔”，而不能説明其它䗊必然借爲“莔”，《醫簡》之誤在於以可能性爲必然性。其實“䗊”就是“䖝頭”一類……“䖝頭”與“䗊”大概祇是同一生物的不同亞種，而絶不是一蟲一草……貝母雖也療“金創”，但主要還是治“傷寒煩熱，淋瀝邪氣”，以之治“瘀”，并使“倍（背）惥（痛）者出血”，似不可能。　○周祖亮、方懿林：即䗊，昆蟲類藥物名。《神農本草經》中有木䗊和蜚䗊兩物，謂木䗊“主目赤痛，眥傷，淚出，瘀血，血閉，寒熱酸無子”。又謂蜚䗊“主逐瘀血，破下血積堅痞癥瘕，寒熱，通利血脈及九竅”。《千金要方》卷二五“治被打傷破、腹中有瘀血方”中有用䖝蟲入藥的記載。　◎今按：本處釋爲動物藥"虻蟲"可從。

〔9〕凡七物皆冶合　○張延昌：根據上文所載方藥味數，可補正爲"凡七物皆冶合"。　◎今按：根據醫方文例，所補甚可。

〔10〕淳酒　○整理者：指純酒、厚酒，《靈樞·壽夭剛柔篇》藥熨法亦用淳酒。　○張延昌：淳，爲"醇"的通假字。醇，《廣雅·釋詁》："醇，厚也。"醇酒，即厚酒、純酒。《靈樞·壽夭剛柔》藥熨法亦用醇酒。　◎今按：參見第一章醫方四注〔17〕。

〔11〕倍　○整理者：疑用作"背"。　○何雙全：倍，誤，簡文作倚，當釋倚。漢碑、漢簡中變體作倚。倚，與畸通。《集韻》曰："音奇，異也。"　○張延昌、朱建平："背"的誤寫。據何雙全考證，"倍"當爲"倚"，通"畸"。　○田河：整理者釋爲"倍"的字，摹本作"倍"，圖版爲"倚"，何雙全釋"倚"可從，此處"倚"似可讀爲"奇"。《説文·丂部》："奇，異也。"　○周祖亮、方懿林：倚痛，偏痛。　◎今按：何茂活（2010）指出這是典型的古音通假。古書中以"倍"通"背"者多有所見，不勝枚舉。何説甚是。如：《張家山漢簡〈引書〉研究》作："引倍以利肩絵（錦）。"注釋曰："倍，讀爲背。肩錦，即肩甲，肩胛。"譯文曰："'引背'有益於肩胛。"在傳世文獻中"倍"可通"背"，《左傳·昭公二十六年》："倍奸齊盟。"孔穎達疏："倍，即背也。"《禮記·大學》："上恤孤而民不倍。"鄭玄注："民不倍，不相倍棄也。"

〔12〕恿　○整理者："痛"的異體字。　○田河：恿爲痛的通假字，而非異體。下同。　○周祖亮、方懿林：整理小

組認爲，愚是"痛"的異體字，當屬誤説。愚是"勇"的異體字，通作"痛"。《説文・力部》："勇，氣也。古文勇从心。"《睡虎地秦墓竹簡・爲吏之道》："壯能衰，愚（勇）能屈，剛能柔，仁能忍。"至於"愚"表示"痛"的意思，《集韻》認爲"愚"是"恫"的或文。《集韻・東韻》："恫，《説文》：'痛也。'一曰呻吟，或作愚。" ◎今按：後説可從。

〔13〕倍愚 ○張延昌：即背痛。據何雙全考證，倍愚，異樣的痛。

〔14〕臥藥 ○胡娟："臥藥"之"藥"，在本方中特指服藥。"臥藥"是指背痛的患者躺着服藥，不要坐起來服，所以應連"倍愚者"讀。

〔15〕中 ○陳國清：原簡"藥"下一字字迹不清，原整理人員釋爲"中"。今觀原簡照片，似爲"内"，15 簡"内"字，與此相近。 ○胡娟："□"，醫簡本補釋爲"中"，校釋本改釋爲"内"，且説"該字在圖版中模糊不清"，此説不確。今細看醫簡本拓片，該字清清楚楚寫着 𝗗，應是個没有封口的"口"字。"[中]"當釋爲"口"，且連下文"當出血"讀，意思是説"（陰莖）口中會流出久瘀的血來"。 ◎今按：釋爲"口"，勉强，訓爲"陰莖"在原文中也没有文獻支持。當釋爲"中"。

〔16〕血久瘀 ○整理者：此處文義未盡，疑有脱簡。○胡娟："血久瘀"即"久瘀（之）血"，古人習慣將定語放在中心語後面，清人稱爲"以大名冠小名"。清俞樾《古書疑義舉例》卷三："乃古人之文，則有舉大名而合之於小名，使二字成文者。如《禮記》言'魚鮪'，魚其大名，鮪其小名

也。《左傳》言'烏鳥'，鳥其大名，烏其小名也。《孟子》言'草芥'，草其大名，芥其小名也。《荀子》言'禽犢'，禽其大名，犢其小名也。皆其例也。""血久瘀"之"久瘀"，雖然不是"大名"，但從字詞的組合原則上看，相當於"大名"。
◎今按：清人之説於此并不合適。此處"久瘀"與前文"倍愿者"都是指患者的證狀之一，并不是"久瘀的血"。

【譯文】

（治療）……瘀血的處方：乾當歸二份，芎藭二份，牡丹二份，漏蘆二份，桂二份，蜀椒一份，虻蟲一份，總共七味藥，全部研成細末，混合，用醇酒調和，服一方寸匕，每天服藥三次。背部疼痛的人躺臥在藥水中，應當會出血，長時間瘀血……

六、治金瘡止痛令瘡中温方

【解題】

○整理者：右簡係醫治外傷方劑。

治金創（瘡）[1][2] 止恿（痛），令創（瘡）中温方：曾青[3] 一分，長石[4] 二分。凡二物皆治，合和，温酒飲一刀 ［圭］[5]，日三[6]。創（瘡）立不恿（痛）。₁₃

【集注】

〔1〕創 ○楊耀文：創、瘡均爲初母陽部，二者爲通假關係。《正字通・刀部》："創，又瘍也。通作瘡。"《禮記・雜記下》："身有瘍則浴，首有創則沐。"《玉篇・疒部》："瘡，瘡痍也。古作創。" ◎今按：創傷。《正字通・刀部》又曰："《説文》：刅，重文作創，徐曰：'此正刀創字。'言刃所傷也。"《荀子・禮論》："創巨者其日久，痛甚者其愈遲。"楊倞注："創，傷也。"

〔2〕金創 ○整理者：即"金瘍"，又稱"金瘡"，指金屬利器造成的創傷。 ○周祖亮、方懿林：馬王堆帛書《五十二病方》"諸傷"篇有治療金傷的處方。 ◎今按：《諸病源候論・金瘡病諸候・金瘡初傷候》："夫被金刃所傷，其瘡多有變動。若按瘡邊乾急，肌肉不生，青黄汁出；瘡邊寒清，肉消臭敗，前出赤血，後出黑血，如熟爛者，及血出不止，白汁隨出，如是者多凶。"

〔3〕曾青 ○整理者：《神農本草經》列爲上品。《太平御覽・藥部》："本草經曰，曾青生蜀郡名山，其山有銅者，曾青出其陽。青者銅之精，能化金銅。"又《本草綱目》曾青："形如黄連相綴，又如蚯蚓屎，方棱，色深如波斯青黛，層層而生……" ○張延昌：《神農本草經》列爲上品，謂其味酸，

小寒，"主目痛，止淚出，風痺。利關節，通九竅，破癥堅積聚"。 ○周祖亮、方懿林：藥物名。《太平御覽·藥部》："《本草經》曰：曾青生蜀郡名山，其山有銅者，曾青出其陽。青者銅之精，能化金銅。" ◎今按：《本草綱目·石部·曾青》載其氣味：酸，小寒，無毒。其主治引《神農本草經》"目痛，止淚出，風痺，利關節，通九竅，破癥堅積聚"，引《名醫別錄》"養肝膽，除寒熱，殺白蟲，療頭風腦中寒，止煩渴，補不足，盛陰氣"。

〔４〕長石 ○整理者：一名方石，《神農本草經》稱："味辛寒，生山谷，主身熱，四肢寒厥，利小便，通血脈……" ○張延昌：一名"方石"，爲硫酸鹽類礦物硬石膏的礦石。《神農本草經》謂其味辛，寒，"主身熱，四肢寒厥，利小便，通血脈，明目去翳，眇"。 ◎今按：參見第一章醫方五注〔６〕。

〔５〕一刀圭 ○整理者：（一刀）應是"一刀圭"，簡文脫"圭"字。 ○張延昌、朱建平：即一刀圭。 ○田河：黃庭堅《和孫公善李仲同金櫻餌唱酬二首》"敢乞刀圭餘"，任淵注引《本草序例》云："刀圭者，十分方寸匕之一。" ○周祖亮、方懿林：古代量藥末的器具，後爲藥劑量名。形狀如刀圭的圭角，一端爲尖形，中部略凹陷，其容量很小，約合方寸匕的十分之一。陶弘景《本草經集注·序例》："凡散藥有云刀圭者，十分方寸匕之一，準如梧子大也。" ◎今按：所補甚是。《醫心方·藥斤兩升合法第七》引《本草經》亦有此句。

〔６〕日三 ○整理者：謂一日服藥三次。 ○張壽仁：日三者，一日服藥三次，欲藥勢相及也。

【譯文】

治療金屬利器造成的瘡傷，不使病人疼痛，使得瘡傷中溫熱的處方：曾青一份，長石二份，總共這兩味藥都搗碎，混合調和，用溫酒調服一刀圭藥末，每天服藥三次，瘡傷隨即不痛。

七、殘方

【解題】

○整理者：右二簡相聯，簡 14 "ノ"號以上爲另方之尾，簡 15 的下半段爲另方之首，原簡均脱，殘首缺尾，無從釋。其中"治金創腸出方"，爲一完整的醫外傷方。

☑皆治，合和，以方寸匕酒飲，不過再[1]飲。血立出，不[2]不〈下〉[3]，即大便血，良。禁[4]。

【集注】

〔1〕再　◎今按：兩次，第二次。《玉篇·冓部》："再，兩也。"《史記·蘇秦列傳》："秦趙五戰，秦再勝而趙三勝。"

〔2〕出不　○袁仁智：疑倒，當爲"不出"。

〔3〕不不　○赤堀昭：其中一個"不"爲衍。　○楊耀文：第二個"不"，應爲"下"誤字。敦煌漢簡："須臾當泄下，不下，復飲藥盡，大下，立愈矣，良甚。（1997）"中有"不下"的記録。下，《中醫名詞精華詞典》（1996，31頁）義項22：指用瀉下攻逐的藥物以通利大便，消除積滯、蕩滌實熱、攻逐水飲的治法。《素問·五常政大論》："吐之下之，補之瀉之，久新同法。"從"血立出、大便血"可知，此醫方即爲泄下之醫方。　◎今按：楊説可從。

〔4〕皆治合……良禁　○張延昌：斷句如下："皆治合，和，以方寸匕，酒飲。不過，再飲。血立出不，不即大便血。良禁。"　○袁仁智：對其斷句有修改："皆治合，和以方寸匕酒飲，不過再飲。血立出不，不即大便血。良禁。"據前後簡文推測，此簡爲治金創止血類方。該方爲散劑，以酒送服，不過再飲即飲藥不超過兩次。　◎今按：結合各家説法，釋文句讀如上。

【譯文】

……全部搗碎，混合調和，取一方寸匕的劑量用酒送服，不超過兩次，瘀血很快不再流出來。如果不出來，瘀血就會隨大便排出，效果良好。禁止外傳。

八、治金瘡腸出方

治金創腸出方治龍骨

14

·治金創（瘡）腸（腸）[1]出[2]方：冶[3]龍骨[4] 14三指
［撮］[5]，和以豉〈豉〉[6]汁[7]飲之，當以此[8]禁[9]□
□□□[10]。

【集注】

〔1〕腸　◎今按：原釋爲“腸”，當釋爲“腸”。《正字
通·肉部》：“腸，俗腸字。”

〔2〕金創腸出　◎今按：《諸病源候論·金瘡病諸候·金
瘡腸出候》：“此謂爲矛、箭所傷，若中於腹則氣激，氣激則腸
隨瘡孔出也。”

〔3〕冶　◎今按：整理者作“冶”，張延昌作“治”，考
之圖版和摹版均作“冶”，今作更正。

〔4〕龍骨　○整理者：見《神農本草經》上品。　○周祖
亮、方懿林：藥物名。《神農本草經》謂其“主心腹，鬼注，
精物老魅，欬逆，洩利，膿血，女子漏下，癥瘕堅結，小兒熱
氣驚癇，齒主，小兒大人驚癇瘨疾狂走，心下結氣，不能喘
息，諸痙，殺精物”。　◎今按：見《本草綱目·鱗部·龍》
下“龍骨”條。氣味：甘，平，無毒。其主治引《神農本草
經》“心腹鬼疰，精物老魅，咳逆，泄痢膿血，女子漏下，癥
瘕堅結，小兒熱氣驚癇”，引《名醫別錄》“心腹煩懣，恚怒

氣伏在心下，不得喘息，腸癖内疽陰蝕，四肢痿枯，夜臥自
驚，汗出止汗，縮小便溺血，養精神，定魂魄，安五臟。白龍
骨：主多寐泄精，小便泄精"，引《藥性論》"逐邪氣，安心
神，止夜夢鬼交，虛而多夢紛紜，止冷痢，下膿血，女子崩中
帶下"，引《日華子本草》"懷孕漏胎，止腸風下血，鼻洪吐
血，止瀉痢渴疾，健脾，澀腸胃"。

〔5〕三指撮　○**整理者**：是古代藥物量名。《金匱要略》
風引湯："取三指撮。"就是用三個手指撮取藥物的一種方法。
○**張延昌**：用拇、食、中三指撮取藥物的一種方法。《金匱要
略》載引風湯："取三指撮。"　○**張壽仁**：《五十二病方》有
"三指撮、三指撮到節、三指大撮"之載；而《武醫》祇載
"三指撮"……三指撮由《五十二病方》中之估量性單位，發
展到《武醫》之定制單位，此乃中國醫學進步之表徵。

〔6〕鼓　○**整理者**：即"豉"之訛。　◎**今按**：趙平安先
生認爲這種現象爲隸變過程中的單字混同現象。

〔7〕鼓汁　○**整理者**：應是豆豉汁。《名醫別録》稱豉：
"主傷寒頭痛，寒熱，瘴氣，惡毒，煩躁滿悶，虛勞喘吸，兩
腳疼冷。"　○**林彦妙**："鼓"與"豉"在漢代時兩字相通，故
"鼓汁"即爲"豉汁"。豉汁爲淡豆豉加入椒、薑、鹽等的加
工製成品。　○**楊耀文**：林氏所言兩字相通欠妥，整理者所
言極是。　◎**今按**：豉汁，《本草綱目·穀部·大豆豉》附方：
"蹉跌破傷筋骨：用豉三升，水三升，漬濃汁飲之，止心悶。"

〔8〕當以此　◎**今按**：周祖亮、方懿林按照陳國清的意見
補爲"腸自入"，從殘存圖版看，所補字可備一說。

〔9〕禁　◎**今按**：原隸定爲"禁"，由於其上下文字殘缺，

暫從其説。

〔10〕當以此禁□□□□　○何雙全：當釋爲“□雨以禁當
毋傳也”。　○張延昌：據何雙全考證，釋爲“雨以禁當毋（傳）
之”。另據陳國清補正，“□□□禁”釋爲“腸白入，禁”。

【譯文】

治療因金瘡造成肛腸外露的處方：取龍骨三指撮，研末，
用豉汁調和後飲服，應當按照這……

九、治金瘡內痤瘡癢不痛腹脹方

·治金創（瘡）內痤〔1〕〔2〕創（瘡）養（癢）〔3〕〔4〕不恿
（痛）腹張（脹）〔5〕方：黄芩〔6〕。

【集注】

〔1〕痤　○整理者：座即“痤”。一謂“痤”可能是“痤”
之訛。“痤”，《説文》：“小腫也。”　○張延昌：即“痤”。可能
是“痤”字的誤寫，《説文》：“痤，小腫也。”　○施謝捷：“一
謂”失之。同墓出簡23中“人生七日毋灸脛”及木牘85乙“六
日莖中痛”中，“脛、莖”所從的“巠”皆作“平”。又在其他
漢代簡帛文字中，“巠”亦作“平”，而“坐”多作“坐”，與

"㾟"形迥異。據此，則上引第一種意見釋爲"痙"，可信，不得釋爲"痤"。　○袁仁智：宜作"痙"。首先從字形看，痤古體作▨，《倉頡篇》作痤，《五十二病方》作痤。而古醫籍中，"广"部與"疒"部常常混用。《説文・疒部》："痙，僵急也。"○楊耀文：痤，應爲"痙"。北大醫簡中有"嬰兒索痙"的記載，其中痙寫爲痙，而在漢簡中"广"和"疒"經常可以互用。○周祖亮、方懿林：或識作"痤"。《説文・疒部》："痤，小腫也。"　◎今按：該字當是"痙"字，不當是"痤"字。

〔2〕内痙　○整理者：俗稱内抽。　○袁仁智：即内風，古醫籍中常與金創連用。《證類本草》卷七："所見風行周身，骨節疼痹，煩懣脅痛，脅風頭面去來，四肢攣急，字乳金創内痙，久服輕身。"　○周祖亮、方懿林：即内風，俗稱"抽風"。陶弘景《本草經集注》謂防風主治："脅痛脅風，頭面去來，四肢攣急，字乳金瘡内痙。"《諸病源候論》有"金瘡痙"，即破傷風。　◎今按：袁説甚是。《諸病源候論・金瘡病諸候・金瘡中風痙候》："夫金瘡痙者，此由血脈虛竭，飲食未復，未滿月日，榮衛傷穿，風氣得入，五臟受寒則痙。其狀，口急背直，搖頭馬鳴，腰爲反折，須臾十發，氣息如絶，汗出如雨。不及時救者皆死。凡金瘡卒無汁者，中風也；瘡邊自出黃汁者，中水也。并欲作痙，急治之。"

〔3〕養　○張延昌："癢"的通假字，《荀子・正名》注："養，癢同。"今通作"癢"。　◎今按：養、癢同屬喻母陽部韻，故"養"假爲"癢"。

〔4〕創養　○周祖亮、方懿林：即瘡癢，指瘡口癢。

〔5〕治金創内痙創養不悳腹張　◎今按：《諸病源候

論·金瘡病諸候·金瘡內漏候》：“凡金瘡通內，血多內漏，若腹脹滿，兩脅脹，不能食者死。瘀血在內，腹脹，脈牢大者生，沉細者死。”

〔6〕黃芩　○**楊耀文**：《五十二病方》：“戴糝、黃芩、白薇，皆居三日……”《敦煌漢簡》563A 亦見。　◎**今按**：《本草綱目·草部·黃芩》又名腐腸、空腸、內虛、妒婦、經芩、黃文、印頭、苦督郵，內實者名子芩、條芩、独尾芩、鼠尾芩。根氣味：苦，平，無毒。其主治引《神農本草經》“諸熱黃疸，腸澼泄痢，逐水，下血閉，惡瘡疽蝕火瘍”，引《名醫別錄》“療痰熱胃中熱，小腹絞痛，消穀，利小腸，女子血閉淋露下血，小兒腹痛”，引《藥性論》“治熱毒骨蒸，寒熱往來，腸胃不利，破擁氣，治五淋，令人宣暢，去關節煩悶，解熱渴”。

【譯文】

治療金屬利器造成的瘡傷，抽搐、瘡傷發癢而不疼痛、腹部發脹的處方：黃芩……

十、治目痛方

【解題】

○整理者：右簡爲醫治目疾方。

治目恚（痛）[1]方：以春三月上旬治藥[2]，曾青[3]四兩，戎[4]鹽[5]三兩，皆治，合，以乳汁[6]和，盛以銅器[7]，以傅（敷）[8]目[9]，良。16

【集注】

〔1〕目恚　◎今按：《諸病源候論·目病諸候·目赤痛候》："凡人肝氣通於目。言肝氣有熱，熱沖於目，故令赤痛。"

〔2〕治藥　○陳國清：當爲"冶藥"之誤。其它簡中凡言製藥均稱"冶"而不稱"治"，馬王堆漢墓醫書中亦將製藥稱爲"冶"，均可爲證。　○周祖亮、方懿林：製作藥物。◎今按：從圖版看，原字作 ，左旁似是"氵"旁，釋爲"治"可從，即是炮製義。

〔3〕曾青　◎今按：參見本章醫方六注〔3〕。《和劑局方》卷七"治眼目疾"有："曾青散：治一切風熱毒上攻兩眼，多生眵淚，怕日羞明，隱澀難開，眶爛亦腫，或癢或痛，及時行暴赤眼，眼昏澀痛，悉皆治之。白薑（炮）、防風去節各一兩。曾青四兩，蔓荊子二兩，蔓荊子去皮二兩。右爲細末。每用少許搐入鼻中，立有功效。"

〔4〕戎　○張顯成（1997）：這是將"戎"字的構件

“戈”誤寫作了“戔”。　　○**張延昌**：戎，“戎”字的別體。
○**楊耀文**：戎與“戎”爲異體關係。《五十二病方》：“冶之，熬鹽令黄，取一斗，裹以布，卒（淬）醇酒中”（30）、“冶之以烏卵勿毀半斗，□甘鹽□□□□”（117）、“□□□□□□乾蔥☒（150）鹽隋（脽）炙尻”（151）。《阜陽漢簡·萬物》：“□□久膏之已骨留（瘤）也。鹽與豉〔和〕醶。兔白可爲裘□”（W009）、“龍須（鬚）與鹽之……”（W072）。這些出土醫藥文獻中都有“鹽”的記載，但此處的鹽與戎鹽因其産地不同是不一樣的。戎鹽亦叫青鹽，其爲天然形成，不産於中原地區，祇産於戎地涼州，因此稱爲“戎鹽”。　　◎**今按**：此處不當如此隸定，應直接隸定爲“戎”，“別體”之説不妥，該字戰國文字有𢦏（陶五271）、𢦏（郭店成之）、𢦏（曾侯墓簡）。

〔5〕戎鹽　○**整理者**：（戎鹽）即“戎鹽”。《神農本草經》稱戎鹽：“主明目，目痛，益氣，堅肌骨，去毒蠱。”一謂戎鹽即青鹽，蘇頌《圖經本草》稱：“醫家治眼及補下藥多用青鹽，疑此即戎鹽。”　○**張延昌**：戎鹽，味鹹，寒。《神農本草經》謂其“主明目，目痛益氣，堅肌骨，去毒蠱”。　　○**周祖亮、方懿林**：藥物名。　　◎**今按**：《醫心方·治目赤痛方第廿二》載：“《小品方》治目痛方：以鹽湯洗之，良。”

〔6〕乳汁　◎**今按**：《本草綱目·人部·乳汁》載其又名奶汁、仙人酒。氣味：甘、鹹，平，無毒。其主治引《名醫別録》“補五臟，令人肥白悦澤。療目赤痛多淚，解獨肝牛肉毒，合濃豉汁服之，神效”，引《唐本草》“和雀屎，去目赤弩肉”，又引《日華子本草》“益氣，治瘦悴，悦皮膚，潤毛髮，點眼止淚”。

〔7〕銅器 ○整理者：指盛藥的器皿。1968 年在河北滿城西漢劉勝墓中曾出土一件銘有“醫工”字樣的銅器，説明漢代製藥、盛藥多用銅質器皿。 ○張延昌：指盛藥器皿。漢代多用銅製器皿製藥盛藥。 ○周祖亮、方懿林：指用來盛藥的銅製器皿。 ◎今按：此處用銅器，當是特別提出，如前引《本草綱目》“乳汁”附方：“眼熱赤腫：人乳半合，古銅錢十文，銅器中磨令變色，稀稠成煎，瓶收，日點數次。或以乳浸黃連，蒸熱洗之。”

〔8〕傅 ○整理者：即敷之意。 ○張延昌：“敷”的通假字。 ○楊耀文：敷，滂母魚韻；傅，幫母魚韻。二者疊韻爲通假關係。 ◎今按：參見第一章醫方六注〔8〕。

〔9〕傅目 ○周祖亮、方懿林：敷在眼部。

【譯文】

治療眼睛疼痛的處方：在春天三月上旬炮製藥物，取曾青四兩，戎鹽三兩，都研成細末，混合，用乳汁調和，用銅製器皿盛放，用藥物敷在眼部。效果良好。

十一、治百病膏藥方

【解題】

○整理者：右二簡相聯，爲治百病的方劑。

治百病膏藥方蜀椒一升付

治百病膏藥方：蜀椒一升，付（附）子[1]廿果（顆）[2]，皆父（㕮）[3][且（咀）]。豬肪[4]三斤，煎之，五沸，浚[5]去宰（滓）[6][7]。有病者取 17 大如羊矢（屎），溫酒飲之，日三四。其[8]宰（滓）搗之，丸大如赤豆，心寒氣脅下㤅（痛），吞五丸，日三吞。18

【集注】

〔1〕付子　○**整理者**：即“附子”。　　◎**今按**：參見本章醫方二注〔5〕。

〔2〕果　○**整理者**：用作“顆”。　　○**張延昌**：“顆”的通假字。　　○**楊耀文**：果，見母歌部；顆，溪母歌部，二者疊韻通假。　　◎**今按**：該字用法亦見於《五十二病方》行48“嬰兒病間（癇）方：取雷尾〈戻（矢）〉三果（顆）”，馬繼興先生注曰：果與顆上古音均歌部韻，果爲見母，顆爲溪母，故果

假爲顆。按，果字通顆之例在傳世古籍中也可看到，如《顔氏家訓·書證》引《三輔決録》："果，當作魏顆之顆。"顆字在古文獻中有以爲土塊者，如《顔氏家訓·書證》："北土通呼一凷改爲一顆。"《漢書·賈山傳》："曾不得蓬顆蔽冢而托葬焉。"顔注："顆謂土塊。"有以爲數量單位者，如《説文·頁部》："顆，小頭也。"

〔3〕父　○**整理者**："父"下脱"且"字，應爲"父且"，即將藥物切碎之意，後世作"㕮咀"。《本草經集注·序例》："舊方皆云㕮咀者，謂秤畢搗之如大豆。"元王好古《湯液本草》："㕮咀古之制也。古者無鐵刃，以口咬細，令如麻豆爲粗藥煎之……今人以刀器銼細如麻豆大，此㕮咀之易成也。"○**張顯成**（2002）：㕮咀爲用口將藥物咬碎，如豆粒大小，以便煎服；亦指冷加工使之碎。　○**何茂活**（2004）：疑脱"且"字……"父且"應是"㕮咀"的正字，而"㕮咀"却是"父且"的後起區別字，或曰俗字……《本草經集注·序例》説："舊方皆云㕮咀者，謂秤畢搗之如大豆。"可見即使寫作"㕮咀"，它也指的是用器物搗砸而非用口齒咬嚙……原因大概在於：其一，醫者的確有時以牙代斧；其二，所加工的藥物終須入於人口；其三，作爲區別字，所加偏旁不一定有十分貼切的理據。大概正是由於這些原因，所以當後世人們不大清楚"父且"的語源的時候，也就祇好給它們加一個與咬嚙、服食有關的"口"字旁了。這種情況就正如"匚—筐、丁—釘、反—返"的關係一樣，屬於用添加形旁的方法形成的古今字……可解釋爲："中醫藥學名詞，指用刀斧及砧板將藥物砸、切細碎，以便煎製。後作㕮咀。"　○**張延昌**："父"後當脱"且"字，

應爲"父且"，意爲將藥物咬切，引申爲切碎。"父且"後世多寫作"㕮咀"。梁陶弘景《本草經集注·序例》認爲："舊方皆云㕮咀者，謂秤畢搗之如大豆。"元王好古《湯液本草》："㕮咀古之制也。古者無鐵刃，以口咬細，令如麻豆，爲粗藥煎之……"㕮咀，可理解爲將藥物加工切碎。　◎今按：以上諸説均是。

〔4〕豬肪　○張延昌：即豬油。　◎今按：《本草綱目·獸部·豕》載其"脂膏"曰："凡凝者爲肪爲脂，釋者爲膏爲油，臘月煉浄收用。"氣味：甘，微寒，無毒。其主治引《名醫別録》"煎膏藥，解斑蝥、芫青毒"，引《圖經本草》"利血脈，散風熱，潤肺。入膏藥，主諸瘡"。此處當是作賦形劑用。

〔5〕浚　○整理者：濾也。　○袁仁智：浚，有壓榨，取出汁水或内含物之意……亦不煩通假作"濾"，醫簡第17、80乙同。　◎今按：《五十二病方》也出現該字用法，行35文曰："傷而頸（痙）者，以水財煮李實，疾沸而抒，浚取其汁，寒和，以飲病者……"馬繼興先生注曰：有濾取液汁之義。《説文·水部》："浚，抒也。"又："漉，浚也。"按，浚義過濾。《廣雅·釋言上》："漉，滲也。"

〔6〕宰　○整理者：用作渣滓之"滓"。　○張延昌："滓"的通假字。　◎今按：宰和滓同見於《五十二病方》，行4"諸傷第二方"："汁宰皆索。"馬繼興先生注曰：滓與宰上古音均之部韻。滓爲莊母，宰爲精母。故宰假爲滓。滓字義爲渣滓，水底沉澱物。《説文·水部》："滓，澱也。"又："澱，滓滋也。"滓見於《五十二病方》行174"癃病第十五方"："去滓。"

〔7〕浚去宰　○整理者：將藥過濾去掉渣滓。　○張延昌：

濾去藥渣。　　○劉金華（2003）：藥方名"治百病膏藥方"，
則此方用於治病者當是煎後所得藥汁無疑。然簡18記取藥
"大如羊矢、溫酒飲之"。前述即稱"膏藥"，這裏又以"大如
羊矢"形容，未妥。又此處藥丸以"溫酒飲之"，也顯然與膏
藥使用方法不一致。可見，二簡并不屬於同一個藥方，不宜
綴爲一組簡（藥方），而以分別排列、釋讀爲佳。　　○劉立勳：
劉金華所證第17、18簡并不屬於同一個藥方，是錯誤的。藥
方名爲"治百病膏藥方"，屬於膏藥內服方劑，即如近年風行
之"歸元膏"等，并非所有膏藥都爲外用方劑。

　　〔8〕其　　○整理者："與"字，從文義看應是"其"字之
訛。　　○何雙全："與"，誤，當釋其。　　◎今按：原釋爲"與"，
從圖版看是"其"字，何説可從，也不必讀爲"與"，此處
"其"即指代前文"浚去"的"滓"。

【譯文】

　　治療多種疾病并發的膏藥處方：取蜀椒一升，附子二十
顆，都搗碎。取豬油三斤，煎熬它，經過五次沸騰，過濾去藥
滓。有患病的人選取大小如羊糞一樣的藥丸，用溫酒調服，每
天服三四次。餘下藥滓完全搗碎，做成像紅豆大小的藥丸，患
心寒氣脅下部疼痛，吞服五丸，每天吞服三次。

十二、殘方

□□□出▓▓□飲食巳驗□ 28

☑☐☐出［汁］^{〔1〕}☑飲食^{〔2〕}，巳（已）驗，☑。₂₈

【集注】

〔1〕汁　◎今按：據圖版補。

〔2〕飲食　◎今按："食"後應斷句，"已驗"當是論述本
醫方使用過有效。《外臺秘要方·灸諸癩法一十四首》："灸小
兒癩法：先將兒至碓頭，祝之曰，坐汝令兒某甲陰囊癩，故灸
汝三七二十一，灸訖，便牽小兒，令雀頭下向着囊縫，當陰頭
灸縫上七壯，即消，已驗，艾炷帽簪頭大耳。"

【譯文】

……出汁……飲食，已經得到驗證……

十三、殘方

【解題】

〇整理者：簡 29 前端殘缺。

☑石鍾[1]乳[2]三分，巴豆[3]一分，二（代）者（赭）[4]二分，凡三物，皆冶，合，丸以密（蜜）[5]，大如吾（梧）[6]實[7]。宿毋食，旦吞三丸。29

【集注】

〔1〕鍾　○胡娟：（埻）今細看醫簡本圖版，"鐘"或"鍾"，簡文原本寫作埻即"埻"，醫簡本、注解本、校釋本均誤釋。"埻"《集韻·用韻》竹用切，云："埻，池塘塍埂也。"故知石埻乳是懸掛在石灰岩洞頂上的椎狀物體，由含碳酸鈣的水溶液逐漸蒸發凝結而成。因其形狀似"埂"，故名"石埻乳"，又因其懸掛在石灰岩洞頂上，形似懸鐘，故後世改稱"石鐘乳"，簡稱"石乳"。　◎今按：該字原圖版作，其左上部件殘泐，胡氏如此釋寫可備一説。

〔2〕石鍾乳　○周祖亮、方懿林：石鍾乳，藥物名。《神農本草經》謂其"主欬逆上氣，明目益精，安五臟，通百節，利九竅，下乳汁"。　○胡娟：明李時珍《本草綱目·石部二·石鐘乳》（集解）引馬志曰："石乳者，其山純石，以石津相滋，陰陽交備，蟬翼紋成。其性温。"《神農本草經》"石鍾乳"爲"石鐘乳"之誤。《漢語大辭典》收有"石鐘乳"而未收"石埻乳"，應據《武威漢代醫簡》補。　◎今按：《本草綱目·石部·石鍾乳》載其又名公乳、虛中、蘆石、鵝管石、夏石、黃石砂。氣味：甘，温，無毒。其主治引《神農本草經》"咳逆上氣，明目益精，安五臟，通百節，利九竅，下乳汁"，引《名醫別録》"益氣，補虛損，療脚弱疼冷，下焦傷竭，强

陰。久服延年益壽，好顏色，不老，令人有子。不煉服之，令人淋”，引《藥性論》“主泄精寒嗽，壯元氣，益陽事，通聲”，引《日華子本草》“補五勞七傷”。

〔3〕巴豆　○周祖亮、方懿林：藥物名，又名巴菽。《神農本草經》謂其“主傷寒，溫瘧，寒熱，破癥瘕結聚，堅積，留飲，淡癖，大腹水張，蕩練五臟六腑，開通閉塞，利水穀道，去惡內，除鬼毒蠱注邪物，殺蟲魚”。　◎今按：《本草綱目·木部·巴豆》載其又名巴菽、剛子、老陽子。氣味：辛，溫，有毒。其主治引《神農本草經》“傷寒溫瘧寒熱，破癥瘕結聚堅積，留飲痰癖，大腹水脹，蕩練五臟六腑，開通閉塞，利水穀道，去惡肉，除鬼毒蠱疰邪物，殺蟲魚”，引《名醫別錄》“療女子月閉爛胎，金瘡膿血，不利丈夫陰。殺斑蝥蛇虺毒。可煉餌之，益血脈，令人色好，變化與鬼神通”，引《藥性論》“治十種水腫，痿痹，落胎”，引《日華子本草》“通宣一切病，泄壅滯，除風補勞，健脾開胃，消痰破血，排膿消腫毒，殺腹臟蟲，治惡瘡息肉，及疥癩疔腫”。從二藥使用看，此方當是開竅利水方。

〔4〕二者　○袁仁智：簡文中“代赭”作“二者”，於義未協。疑“二者”乃“代赭”之誤。其訛變路徑為：“貸赭”因形似訛作“貳赭”，再簡作“二者”。因該方主證闕失，存疑待考。　○周祖亮、方懿林：據文意，當為藥物名，具體所指不詳。

〔5〕密　○張延昌：“蜜”的通假字。　◎今按：參見本章醫方一注〔18〕。

〔6〕吾　○張延昌：“梧”的通假字。　◎今按：吾、梧

同屬疑母魚部韻，故能通假。

〔7〕吾實　○整理者：即"梧實"。　○張延昌：即"梧實"，梧桐子。　◎今按：此處形容藥丸的大小。傳世文獻多作"梧子"。《醫心方·服藥節度第三》引《千金方》云"凡丸藥皆如梧子"。該卷《藥斤兩升合法第七》引《本草經》又云："如梧子者，以二大豆準之。"

【譯文】

……石鐘乳三份，巴豆一份，代赭二份，總共三味藥，都搗碎，混合，用蜜糊成丸狀，大小像梧桐子，服藥頭一天晚上不要進食，早上吞服三丸。

十四、殘方

【解題】

○整理者：簡30首端殘缺，從文義看，似另有脫簡。簡文多言禁忌，如忌"魚葷菜"，"勿見風"，"禁房内"，"勿見火星日月"。　○何雙全：簡首殘，從筆迹當釋"禁用"。采字下文殘缺處當補釋"擇良醫"。風字下文當釋食，五字下文當釋茶。該簡全文當讀爲"☐禁用魚、葷菜，擇良醫，勿見風，食常飯五茶大麥飯，禁房内，勿見火皇，日月六十日知，百日已"。　○劉立勳：張延昌將此句補釋爲："☐魚葷采（菜），舉任歸醫，勿見風，倚常飯五茶大☐麥飯，禁房内，勿見火皇（光）日月，六十日知，百（日已）。"何雙全在"火皇"後斷句不妥，應從整理者將"勿見火皇日月"作爲一個短句。

□　丁魚蕈牙昌　片一　多見風□
常飯五イ大虫、飯禁所内勿
見火星日月六十日知百
咀

30

□□魚[1]、蕈[2]采（菜）[3][4][5][擇良醫][6]，勿見
風，[食]常飯五□大[麥]飯，禁房内[7]，勿見（現）
火星[8]日月，六七[9]日知[10]，百日巳（已）[11][12]。30

【集注】

〔1〕□□魚　○周祖亮、方懿林：從圖版筆迹與文意看，
當釋爲"禁用魚"。

〔2〕蕈　○楊耀文：《説文解字·艸部》："蕈，臭菜也。"
徐鍇《説文解字繫傳》："通謂雲臺、椿、韭、蒜、蔥、阿魏
之屬，方術家所禁，謂氣不潔也。"《儀禮注疏·士相見禮》：
"夜侍坐，問夜，膳蕈，請退可也。"注曰："蕈，辛物，蔥薤
之屬，食之以止臥。"蕈有肉食之義比較晚。宗懍《荆楚歲時
記》："梁有天下不食蕈，荆自此不復食雞子，以從常則。"

〔3〕采　○整理者：即"菜"。　○張延昌："菜"的通假
字。　○楊耀文：采，菜均爲清母之部，二者爲通假關係。朱
駿聲《説文通訓定聲·頤部》："采，叚借爲菜。"《周禮·春
官·大胥》："春入學，舍采合舞。"鄭玄注："舍即釋也。采

讀爲菜。始入學，必釋菜禮先師也。菜，蘋、藻之屬。”《睡虎地秦墓竹簡·秦律·傳食律》：“禦使卒人使者，食粺米半斗，醬駟（四）分升一，采羹，給之韭蔥。”　◎今按：《周禮·天官·序官》：“夏采。”釋文：“采或作菜。”《周禮·春官·大胥》：“春入學舍采合舞。”鄭注：“采讀爲菜。”

〔4〕葷采　○周祖亮、方懿林：有辛味的蔬菜，如蔥、蒜、薑之屬。

〔5〕魚葷采　◎今按：《醫心方·服藥禁忌第四》引《本草經》云：“服藥不可多食肥豬犬肉肥羹及魚膾。”

〔6〕擇良醫　◎今按：暫從何雙全之説。

〔7〕禁房內　○周祖亮、方懿林：禁行房事。

〔8〕星　○整理者：（皇）用作“星”。　○何雙全：注文云作星，誤，當爲煌之假借字。　○張延昌：“星”的誤寫。　○田河：星作皇係形近而誤。　○楊耀文：皇，應爲“煌”。朱芳圃《殷周文字釋叢》：“皇即煌之本字。”《説文解字》：“煌，煌輝也，從火皇聲。”《倉頡篇》：“煌，光也。”因此，此處火煌，即爲火光之義。　◎今按：整理者意見可從，當釋爲不是誤寫，上面一短撇是飾筆。

〔9〕七　◎今按：原釋爲“十”，從圖版看，該字當隸定爲“七”字。《傷寒論·辨太陽病脈證并治上》：“太陽病，頭痛至七日以上自愈者，以其行其經盡故也。”指出了外感病的七日病程節律問題，現在科學實驗也證實了這種説法。

〔10〕知　○整理者：作生效解。《素問·腹中論》：“一劑知，二劑已。”　○赤堀昭：68簡中有“卅日知愈”。《素問·腹中論》：“治之以雞矢醴。一劑知，二劑已。”《刺虐篇》：

“一刺則衰。二刺則知。三刺則已。”知指證狀消失，已指病氣消除的意思。　○周祖亮、方懿林：病愈，此處當指治療湊效、見效。揚雄《方言》卷三：“知，愈也。南楚病愈者謂之差，或謂之間，或謂之知。知，通語也。”　◎今按：細品“知”和“已”的區別，“知”當“見效”講，“已”當“痊愈”講。

〔11〕日已　○整理者：係日已合體，因書至簡末故合而書之。　○張延昌：“日已”的合體字。　◎今按：此二字處簡末，當是爲節省書寫材料而合書。

〔12〕百日已　○張延昌：指百日可愈。何雙全認爲此段應釋爲“禁用魚、葷采，擇良醫，勿見風，食常飯五茶大麥飯，禁房内，勿見火皇，日月六十日知，百日已”。　○周祖亮、方懿林：指過了一百天疾病就完全痊愈。

【譯文】

……（禁止）食用魚、有辛味的蔬菜，選擇好醫生，不要見風，喫常飯五……禁止房事，不要見火星日月，六七天見效，一百天痊愈。

十五、殘方

【解題】

○整理者：簡31首端殘缺。

☐兩手乑对頭乑得臥方大

黄勺樂薑桂桔梗蜀 31

☑兩手不到頭不得臥方[1]：大黄[2]、勺（芍）樂（藥）[3]、
薑、桂、桔梗、蜀［椒］[4]。 31

【集注】

〔1〕兩手不到頭不得臥方 ○整理者：應是痹證。 ◎今
按：該方從所用藥物看，整理者所説甚是。

〔2〕大黄 ◎今按：《本草綱目·草部·大黄》載其又名
黄良、將軍、火參、膚如。根氣味：苦，寒，無毒。其主治引
《神農本草經》"下瘀血血閉，寒熱，破癥瘕積聚，留飲宿食，
蕩滌腸胃，推陳致新，通利水穀，調中化食，安和五臟"，引
《名醫别録》"平胃下氣，除痰實，腸間結熱，心腹脹滿，女
子寒血閉脹，小腹痛，諸老血留結"，引《藥性論》"通女子
經候，利水腫，利大小腸。貼熱腫毒，小兒寒熱時疾，煩熱蝕
膿"，引《日華子本草》"通宣一切氣，調血脈，利關節，泄
壅滯水氣，温瘴熱瘧"。

〔3〕勺樂 ○張延昌：即"芍藥"的通假字。 ○林彦妙：
"芍"是一個形聲字，從艸勺聲；"藥"亦爲一形聲字，從艸樂
聲，故"勺樂"與"芍藥"音相通，"勺樂"即"芍藥"……
芍藥於宋朝以後纔細分爲白芍藥和赤芍藥，在漢代兩者并無區
别。 ○楊耀文："勺"和"芍"均爲禪母藥韻，"樂"來母藥
韻，"藥"余母藥韻，二者疊韻。因此"勺樂"與"芍藥"互
爲通假關係。《五十二病方》"屑勺（芍）藥，以□半桮（杯），

以三指大捽（撮）飲之"（72）中作"勺藥"。　◎今按:《本草綱目・草部・芍藥》載其又名將離、犁食、白朮、余容、鋋，白者名金芍藥，赤者名木芍藥。根氣味: 苦，平，無毒。其主治引《神農本草經》"邪氣腹痛，除血痹，破堅積，寒熱疝瘕，止痛，利小便，益氣"，引《名醫別録》"通順血脈，緩中，散惡血，逐賊血，去水氣，利膀胱大小腸，消疽腫，時行寒熱，中惡腹痛腰痛"，引《藥性論》"治臟腑壅氣，強五臟，補腎氣，治時疾骨熱，婦人血閉不通，能蝕膿"，引《日華子本草》"女人一切病，胎前產後諸疾，治風補勞，退熱除煩益氣，發背瘡疥"。

　　〔4〕蜀椒　○張延昌: 簡31末有脫簡，當爲"蜀椒"。◎今按: 張延昌所補是。蜀椒，參見本章醫方一注〔9〕。

【譯文】

　　治療……兩手不能够伸到頭部，不能安睡的處方: 取大黃、芍藥、薑、桂、桔梗、蜀椒……

十六、殘方

【解題】

　　○整理者: 簡32首端殘缺。

□ 入 弓 二 …… 飲 水 蘭 作 杰
豆 麻 漆 服 之 卌 日 以 禁 稽

冊魚軍采 32

☐☐☐☐☐飲水[1]，常作赤豆麻（糜）[2]洙〈沫〉[3][4]
服之，卅日止。禁豬肉、魚、葷采（菜）。32

【集注】

〔1〕飲水　○張延昌：據陳國清補正，"飲水"前尚可補
釋"☐☐飲之"（《文物與考古》1990 年第 4 期）。　◎今按：
從圖版看，該簡"飲水"字前殘損嚴重，陳氏所補可備一說。

〔2〕麻　○張延昌：即糜。　◎今按：麻假爲糜，參見本
章醫方三注〔11〕。

〔3〕洙　○張延昌："沫"的誤寫。　○楊耀文："沫"應
隸定爲"洣"。簡 8 之"米"字與此字右邊相同。　◎今按：
張説有理。沫，液體形成的細泡，浮沫。《玉篇·水部》："沫，
水浮沫也。"《廣韻·末韻》："沫，水沫。"洙字則無此義。

〔4〕赤豆麻洙　○張延昌：指赤豆汁。　○赤堀昭：馬王
堆帛書中也有麻洙采，但不清楚。　○周祖亮、方懿林：即紅
豆漿。　◎今按：赤堀氏所言見於《五十二病方》"諸傷"方，
第 28 行。

【譯文】

……喝水，經常製作紅豆浮沫飲服，喝三十天後停止，不
能喫豬肉、魚、有辛味的蔬菜。

十七、殘方

【解題】

　　○整理者：簡 33 首端殘缺。

　　□ 十曰病愈茟酒茟采魚亲 ₃₃

　　☑□日病愈。禁酒、茟[1]采（菜）、魚，亲〈辛〉[2]。₃₃

【集注】

　　〔1〕茟　◎今按：此處和上一簡字體不同。

　　〔2〕亲　○整理者：爲“辛”字。　○張延昌：爲“辛”
的誤寫。　◎今按：後説是。

【譯文】

　　……日疾病痊愈，禁止飲酒、食用有辛味的蔬菜、魚類、
其他辛腥食物。

十八、殘方

【解題】

　　○整理者：簡 34 首端殘缺。

　　☑ 茟上亰欬走亟大當穴泄

□鬲（膈）〔1〕上［當飲］〔2〕〔3〕，在鬲（膈）下當下泄，良。禁，勿忘（妄）〔4〕傳〔5〕也。34

【集注】

〔1〕鬲 ○張延昌：“膈”的通假字。 ◎今按：傅海燕指出，“鬲”多見於《素問》，“膈”多見於《靈樞》。鬲，同膈。

〔2〕飲 ○整理者：“歐”，用作“嘔”。 ○張延昌：“嘔”的通假字。 ○李恒光：從字形上來看，該字作 ，有兩個部件構成，左邊筆畫有所殘缺，右邊爲部件“欠”。“飲”字《説文解字》中作“歙”，“從欠從酓”，至遲在西漢晚期已經寫作“從欠從食”了。如：居延漢簡中有作 、 、 、 ，武威漢簡（按，此處指1989年出土的旱灘坡漢簡）中有作 ，在武威醫簡中有作 、 、 等。對比字形我們可以看到，武威醫簡簡34中的該字形祇是殘去了部件“食”左側竪筆。承前文所述，從字形角度考慮，該字形釋作“飲”字更爲確切。從字義角度來考察，“飲”字本義爲“喝”。在傳統醫學領域可以指稱一種病證，《素問·至真要大論》：“民病飲積，心痛，耳聾。”《醫宗金鑑·張仲景〈金匱要略·痰飲咳嗽病脈證并治〉》：“問曰：‘夫飲有四，何謂也？’師曰：‘有痰飲，有懸飲，有溢飲，有支飲。’”同時“飲”也可以指一種服用不定時不定量的湯藥。《醫宗金鑑·删補名醫方論三·香薷飲》“香薷”集注引葉仲堅曰：“飲與湯稍有别：服有定數者曰湯，時

時不拘者名飲。飲因渴而設。”東漢張機撰《金匱要略論注》中就大量記錄了這種湯藥如：茯苓飲、四時加減柴胡飲子等。杜甫《寄韋有夏郎中》詩：“飲子頻通汗，懷君想報珠。”仇兆鼇注：“古人稱湯藥爲飲子。孫真人有甘露飲子。”宋蘇軾《睡起聞米元章冒熱到東園送麥門冬飲子》詩：“開心暖胃門冬飲，知是東坡手自煎。”可見，“飲”也是治療疾病的一種手段，通過服用湯藥來調理體質，達到治病的目的。所以説，該字釋讀爲“飲”更爲合適。由於武威醫簡簡34的前端殘損，無法得知用藥信息，我們推測，“鬲上當飲”可能是説病在鬲上可以通過服用不定時不定量的湯藥來治療。　◎**今按**：李氏釋“飲”可從，“飲”作爲治療手段與下文“下泄”是對舉。但《金匱要略論注》作者不是張機，而是清代徐彬，字忠可。

〔3〕當飲　○**周祖亮、方懿林**：《中國簡牘集成》卷四寫作“當飲”。圖版該字爲**㱃**，與“飲”相似。　◎**今按**：兩字圖版均模糊不清，暫從其説。

〔4〕忘　○**整理者**：用作“妄”字。　○**張延昌**：“妄”的誤寫。　◎**今按**：二者當是通假關係，傳世文獻如：《大戴禮·衛將軍文子》：“是故不忘。”《孔子家語·弟子行》忘作妄。《莊子·盜跖》：“故推正不忘邪。”釋文：“忘或作妄。”

〔5〕勿忘傳　○**張延昌**：當爲“勿妄傳”。　○**周祖亮、方懿林**：不要隨意外傳。　◎**今按**：或此方是秘方，密不外傳。《史記·扁鵲倉公列傳》載長桑君告訴扁鵲曰：“我有禁方，年老，欲傳與公，公毋泄。”

【譯文】

……疾病在膈以上應當用服用湯藥的方法治療，在膈以下當用瀉法治療，效果非常好。此方爲禁方，不要隨意外傳。

十九、殘方

【解題】

○整理者：簡 35 殘。

☑□□七〔1〕，當大下，水盡，飲大麥〔2〕粥〔3〕☑。₃₅

【集注】

〔1〕☑□□七　◎今按：張延昌"句讀補正"部分作"□□當吞七"。從圖版看，原圖很模糊，張延昌所補可備一説。

〔2〕大麥　◎今按：《本草綱目·穀部·大麥》載其又名牟麥。氣味：鹹，温、微寒，無毒。爲五穀長，令人多熱。其主治，《名醫別録》曰："消渴除熱，益氣調中。"

〔3〕大麥粥　◎今按：大麥粥入藥方劑例有：《本草綱目·穀部·大麥》附方引《千金方》："被傷腸出：以大麥粥汁洗腸推入，但飲米糜，百日乃可。"《本草綱目·石部·消石》附方："女勞黑疸：（仲景曰）黄家日晡發熱，反惡寒，

此爲女勞得之。膀胱急，少腹滿，身盡黄，額上黑，足下
熱，因作黑疸。腹脹如水，大便黑，時溏，非水也。腹滿者
難治。消石、礬石燒等分，爲末。以大麥粥汁和服方寸匕，
日三。病隨大小便去，小便黄，大便黑，是其候也。"同書該
方在《石部·礬石》附方作"女勞黄疸"。同書《草部·王
瓜》附方："小便如泔，乃腎虛也。王瓜散：用王瓜根一兩，
白石脂二兩，菟絲子酒浸二兩，桂心一兩，牡蠣粉二兩。爲
末。每服二錢，大麥粥飲下。"

【譯文】

　　……七，應當大瀉，水瀉盡之後，飲用大麥粥……

二十、殘方

【解題】

　　○整理者：簡 36 從文義看似另有脫簡。

36

五分□□□［凡七］[1]物，皆［治］[2]，［合和］，［丸，
以］酒飲[3]一方寸匕，日三飲。不過三飲。此藥禁。 36

【集注】

〔1〕七　◎今按："物"字前當爲某一數字。補"七"可從。

〔2〕冶　◎今按：據文例補。

〔3〕五分……酒飲　○張延昌：何雙全認爲，應釋爲"五
□□□□分凡七物皆冶合和丸以酒飲"。　◎今按：從圖版
看，"五"和"分"字前後緊挨，何氏所補可備一説。

【譯文】

……五分……總共七味藥，都搗碎，混合調和，做成丸狀，
用酒調服一方寸匕，每天喝三次，不超過三次。此藥爲禁方。

二十一、殘方

【解題】

○整理者：簡 37—41 殘不能識。　◎今按：原圖版後面
還有一支殘簡，上有一"丿"畫，無法確定是殘筆還是符號，
故省略。簡 39 殘損嚴重，無法辨識文字，簡 41 没有圖版。

□ ［柴］胡四 ［分］〔1〕□。　37

【集注】

〔1〕柴胡四分　○張延昌：據陳國清考證，簡 37 誤由不
同的兩塊殘簡綴合而成。上殘簡存"胡四"可補釋爲"柴胡四

分"。下殘簡僅存一字的殘筆，應爲"也"。　◎今按：從圖
版看，陳氏所説是。兩簡均屬殘簡，但上段寬度正常，下段稍
窄，應不屬一隻簡。所補"柴"暫從其説，或爲"前"字，即
"前胡"。抑或是其他字。

【譯文】

　　……柴胡四份……

二十二、殘方

　　□藥[1]畢，餘炊之[2]。38

【集注】

　　〔1〕藥　◎今按：《武威漢代醫簡》多作"樂"字。"樂、
藥"通假，此處用本字。

　　〔2〕□藥畢餘炊之　○張延昌：據陳國清考證，簡38
誤由兩塊不同的殘簡綴合在一起。從下殘簡留有的編繩痕迹
看，下一殘簡應屬第二類簡。　◎今按：從圖版看，陳氏所
説甚是。

【譯文】

　　……藥用完，剩下的再用火煎熬。

二十三、治魯氏圍行解解腹方

【解題】

　　○**整理者**：右二簡相聯，簡端有標號。方中配伍的藥物如麻黃是解表散寒之劑，大黃、石膏等都是清熱瀉下之劑，此方爲一表裏雙解的藥方。　　◎**今按**：本方應是一則醫案，傳世文獻醫案的雛形見於《左傳》，後有《史記·扁鵲倉公列傳》所載扁鵲故事和倉公"診籍"，此方亦是醫案，先述患者主訴、證狀，後列醫方。可補出土漢代材料有關醫案的空白。

　·治魯氏青（圍）[1] 行解[2] 解腹[3] 方：麻黃[4] 卅分，大黃十五分，厚朴[5]、石膏[6]、苦參[7] 各六分，烏喙、付（附）子各二分。凡七物，42 皆［并冶，合和，以］方寸匕一[8]，飲之，良甚，皆愈（愈）。傷寒逐風[9]。43

【集注】

〔1〕魯氏青　○杜勇（1998B）：據唐孫思邈《備急千金要方》卷九載，"青散治春傷寒頭痛發熱方：苦參、厚朴、石膏各三十銖，大黃、細辛各二兩，麻黃五兩，烏頭五枚，右七味，治下篩，覺傷寒頭痛發熱，以白湯半升和藥方寸匕投之湯中，熟訖去滓盡服，覆取汗。汗出温粉粉之，良久，一服不除宜重服之，或當下利者有大黃故也"。……兩方均有七味藥，其中麻黃、大黃、厚朴、石膏、苦參、烏頭六味藥相同，另一味藥付子與細辛雖非同一藥物，但兩藥性味主治均相近，因此，此兩方實爲同一方劑。故簡文中"魯氏青"之"魯氏"應是人名，"青"應是"青散"，也就是説簡文脱落了"散"字。青散是古代治療傷寒的常用方劑，古代治療傷寒諸方中以顏色命名者甚多，如赤散，黃膏等在《千金方》中均可查見。○劉立勳：杜勇所證"魯氏青"爲"魯氏青散"依據"青散治春傷寒頭痛發熱方"與簡文對比……兩方差別有二，其一：有一味藥不同，武威醫簡爲付子，青散方爲細辛；其二：藥物分量不同。首先將付子與細辛做比對：據《中華本草》所載，附子"性味：辛，甘，性熱，有毒；歸經：心，腎，脾經；功能主治：回陽救逆，補火助陽，散寒除濕。主亡陽欲脱，肢冷脈微，陽痿宮冷，心腹冷痛，虚寒吐瀉久痢，陰寒水腫，陽虚外感，風寒濕痹，陰疽瘡瘍"，細辛"性味：辛，温，小毒；歸經：肺，腎，心，肝，膽，脾經；功能主治：散寒祛風，止痛，温肺化飲，通竅。主風寒表證；頭痛，牙痛；風濕痹痛，痰飲咳喘，鼻塞，鼻淵，口瘡"，則兩藥相近程度難以達到可

替代對方的地步。其次，按照劑量比例，武威醫簡中大黄:付子爲 15：2；青散方中大黄:細辛爲 1：1；武威醫簡中大黄與厚朴、石膏、苦參三味比列爲 5：2（兩漢時，一兩等於二十四銖）；青散方中大黄與厚朴、石膏、苦參三味比列爲 8：5。所以無論從藥物性味主治還是配伍比例來看，都不能完全肯定醫簡中所載"治魯氏行解_（解，解）腹方"與唐孫思邈《備急千金要方》卷九載"青散治春傷寒頭痛發熱方"是同一方劑。因爲中藥配伍中，比例不同、藥物不同都會導致主治并不相同，即使同樣對傷寒之證，也有細微差別。至於"青散"之稱，《千金方衍義》："青散專治西北傷寒，内外熱邪交結。故首取苦參以治心腹結氣，佐厚朴、石膏、大黄開泄於内；細辛、麻黄開發於外，苦參得烏頭共解心腹寒熱互結之邪也。"杜勇所證還是有一定道理的。　　◎今按：劉氏所云可從，"青"不是作爲人名用字。結合下文"行解"義，此處"青"當讀爲"圊"，二者都是清母耕部韻，可以通假。圊，厠所，茅厠。《廣雅·釋宫》："圊，厠也。"《釋名·釋宫室》："厠，或曰圊，言至穢之處宜常修治使潔清也。"《説文·广部》："厠，清也。"段玉裁注："清、圊古今字。"《説文·囗部》："圂，豕厠也。"段玉裁注："人厠或曰圂，俗作溷，或曰清，俗作圊，或曰軒。皆見《釋名》。"則"圊"亦可讀作"清"。"青"亦可讀作"清"，青和清均清母耕韻，故可通假。《國語·晋語四》："青陽。"《漢書·律曆志》作"清陽"。"清"亦有厠所義。《急就篇》卷三："屏厠清溷糞土壤。"顔師古注："屏，僻宴之名也。厠之言側也，亦謂僻側也。清，言其處特異餘所，常當加潔清也。溷者，目其穢濁也。屏、厠、清、溷，其實一耳。"管振邦今注：

"清，厠所，後作'圊'。"此處"圊"和"清"均當作動詞，上茅厠。又，魯氏當是患者姓氏，不是創方人或傳方人姓氏。

〔2〕行解　○**整理者**：亦見於《居延漢簡甲編》509 簡，應作何解，尚待進一步考證。解下之"﹦"，爲重文符號。○**赤堀昭**："行解"作"漸解"，即漸愈的意義。　○**王輝**："行解"之行是步行、散步之義；解是通過某種方式排泄體內寒熱邪毒，魏晉士大夫喜服五石散，服後每出門行散，就是出門散步，發泄藥性，行散與行解意義相近。　○**杜勇**（1998B）："行解"是漢代特有的專用詞彙，詞義不詳，王輝先生認爲："行解之行是步行散步之義，解是通過某種方式排泄體內寒熱邪毒，魏晉士大夫喜服五石散，服後每出門行散，就是出門散步發泄藥性，行散與行解意義相近。"這一解釋是很有創見的，但未必是"行解"的本義，現將另兩則有關行解的材料加以比較："傷寒四物：烏喙十分，細辛六分，朮十分，桂四分，以溫湯飲一刀刲，日三夜再行解不出汗（《居延漢簡甲編》509 簡）"；"人中於寒，飲藥行解，所苦稍衰，轉爲溫疾，吞發汗之丸而應愈（《論衡·寒溫篇》）"。據《居延漢簡甲編》509 簡，可以肯定，行解不是指行走解毒，因爲方中云"日三夜再行解不出汗"，要求一個病人白天三次，晚上兩次，通過行走來排泄寒邪可能不太合適，結合王充《論衡》的描述，行解的含義已大體清楚，首先，行解是漢代治療傷寒的特有方法。《武威醫簡》《居延漢簡》以及東漢時的《論衡》三者所討論的均是有關傷寒的問題，這一點大致可以肯定；其次，據《論衡》可以推測，行解是治療傷寒初起，初有寒冷感覺時，以溫熱藥物抵禦寒邪的一種方法，古云"寒者熱之"即此義。《居延漢

簡》中四味藥均爲辛温之劑,《武威醫簡》中附子、烏頭、麻黃等也均爲辛温之藥。因此東漢早期,時人治療傷寒初起時所用的方法并非後世所稱的解表,而是以熱治寒,即行解。第三,行解不以發汗爲目的,居延漢簡所謂"行解不出汗",《論衡》所謂"轉爲温疾,吞發汗之丸"均可證。據此,行解是治療傷寒的第一步驟,在行解後,若病情發展爲惡寒發熱爲主的證候時,開始服用發汗藥進行解表。　○王林生:"行"有去義,"解"有散義,因此"行解"有去除、發散之義。　○田河:行解即消解、發散之義。　　○張儂、張延英、于靈芝:解,就是解除病痛的意思。行解,是行藥的早期稱謂。　　○段禎(2010B):"行解"即"漸解"説:日本學者赤堀昭氏《武威漢代醫簡研究》注105據《居延漢簡甲編》509簡及《論衡・寒温篇》認爲"行解"即"漸解",即逐漸痊愈……"行解"當訓"即解":"應"與"行"皆可訓"即",作副詞使用,用以表示動作、行爲或者事情的承接,相當於現代漢語的"就"……"行解"之"解",《醫簡》第42—43簡中乃痊愈之意。　　◎今按:此處"行"指排泄,《小品方・任身阻病》:"若食少胃中虚生熱,大行閉塞,小行赤少者,宜加大黄三兩,除地黄加黄芩一兩。餘藥依方。"箋注曰:"小行,即小便。前大行即大便。"解,即指解手,大小便。《漢語大字典》"解"字條認爲《論衡・寒温篇》"人中於寒,飲藥行解"之"解"指分泌汗液,排泄大小便。其又引兩條例子,宋周密《齊東野語》卷一四:"昔年疾傷寒,旬餘不解。今幸汗解矣。"明戚繼光《練兵實紀》卷七:"各開厠坑一箇於本地方,遇夜即於厠中大小解。"曹操墓出土有"木墨行清一"石牌。

〔3〕解腹　○杜勇（1998B）：據方中有大黄、厚朴兩藥推測，該方主治應屬大便燥結，腹脹等裏實之疾，據方中有大黄、石膏、苦參推測，該證應有内熱，《千金方》亦稱"頭痛發熱"，故解腹是針對傷寒發展到 ·定程度，出現發熱口乾兼有腹脹便結等裏熱實證時所采用的治療方法，類似於後世治療陽明裏實證的方法，其基本含義爲清熱通腑。　○張延昌：王輝認爲，其意爲排泄腹中邪毒結氣（同上）。　○王林生："解"即解除，腹指"小腹"，是腸道的位置。解腹就是解除腸道秘結。將"行解解腹方"換成今天的話講，就是"發散通腸方"或"散寒通便方"。　◎今按：此處解字當指緩解義，《戰國策·趙策》："太后之色少解。"解腹當指緩解或消解腹脹之義。

〔4〕麻黄　◎今按：《本草綱目·草部·麻黄》載其又名龍沙、卑相、卑鹽。其莖氣味：苦，温，無毒。其主治，《神農本草經》曰："中風傷寒頭痛，温瘧，發表出汗，去邪熱氣，止咳逆上氣，除寒熱，破癥堅積聚。"《名醫別録》曰："五臟邪氣緩急，風脅痛，字乳餘疾，止好唾，通腠理，解肌，泄邪惡氣，消赤黑斑毒。不可多服，令人虚。"

〔5〕厚朴　◎今按：《本草綱目·木部·厚朴》載其又名烈朴、赤朴、厚皮、重皮。其皮氣味：苦，温，無毒。其主治，引《神農本草經》曰："中風傷寒，頭痛寒熱驚悸，氣血痹，死肌，去三蟲。"引《名醫別録》曰："温中益氣，消痰下氣。療霍亂及腹痛脹滿，胃中冷逆胸中嘔不止，泄痢淋露，除驚，去留熱心煩滿，厚腸胃。"引《日華子本草》曰："健脾，治反胃，霍亂轉筋，冷熱氣，瀉膀胱及五臟一切氣，婦人産前産後腹臟不安，殺腸中蟲，明耳目，調關節。"引《藥性論》

曰：“治積年冷氣，腹内雷鳴虛吼，宿食不消，除痰飲，去結水，破宿血，化水穀，止吐酸水。大温胃氣，治冷痛，主病人虛而尿白。”

〔6〕石膏　◎今按：《本草綱目·石部·石膏》載其又名細理石、寒水石。氣味：辛，微寒，無毒。其主治引《神農本草經》“中風寒熱，心下逆氣驚喘，口乾舌焦，不能息，腹中堅痛，除邪鬼，產乳金瘡”，引《名醫別録》“除時氣頭痛身熱，三焦大熱，皮膚熱，腸胃中結氣，解肌發汗，止消渴煩逆，腹脹暴氣，喘息咽熱，亦可作浴湯”，引《藥性論》“治傷寒頭痛如裂，壯熱皮如火燥。和蔥煎茶，去頭痛”，引《日華子本草》“治天行熱狂，頭風旋，下乳，揩齒益齒”。

〔7〕苦參　◎今按：《本草綱目·草部·苦參》載其又名苦蘵、苦骨、地槐、水槐、菟槐、驕槐、野槐、白莖。根氣味：苦，寒，無毒。其主治引《神農本草經》“心腹結氣，癥瘕積聚，黃疸，溺有餘瀝，逐水，除癰腫，補中，明目止淚”，引《名醫別録》“養肝膽氣，安五臟，平胃氣，令人嗜食輕身，定志益精，利九竅，除伏熱腸澼，止渴醒酒，小便黃赤，療惡瘡、下部蛋”，引《藥性論》“治熱毒風，皮肌煩躁生瘡，赤癩眉脱，除大熱嗜睡，治腹中冷痛，中惡腹痛”。

〔8〕一　◎今按：該字後面應停頓，加逗號。

〔9〕傷寒逐風　○整理者：因文義不全，難作確解。○杜勇（1998B）：根據古文的行文習慣，“治”字後應跟病證名、方名、方藥組成、服用方法、療效等，而該簡語序錯亂，簡末“傷寒逐風”四字歸屬不明，疑醫簡抄寫者在撰寫過程中，漏掉了上述四字，而在方末加以補充……則正確的表述方

式應爲：“治傷寒逐風魯氏青（散）行解解腹方……”　○楊耀
文：杜勇先生所言可備一說。　　○張延昌：意爲散寒解表以治
傷寒。　　◎今按：抑或是下一方的開頭。

【譯文】

　　治療魯氏通過上廁所排洩大便緩解腹脹的處方：麻黄三十
份，大黄十五份，厚朴、石膏、苦參各六份，烏喙、附子各兩
份，總共七味藥，一起研末，混合，調和，取一方寸匕飲服，
效果非常好，疾病全部痊愈。治療傷寒袪除風邪。

二十四、治心腹大積上下行如虫狀大痛方

【解題】

　　○整理者：右二簡相聯，簡端有標號，從證狀看係指癥瘕
病。《諸病源候論·癥瘕候》：“癥瘕者，皆由寒温不調，飲食
不化，與臟氣相搏結所生也。其病不動者直名爲癥；若病雖有
結瘕而可推移者，名爲癥瘕。瘕者，假也，謂虛假可動也。”
簡45末，文義似未盡，疑有脱簡。　　◎今按：從劉金華説，
將簡72編聯在簡45後。

矢病者宿毋食旦飲藥一刀
圭以肥美囷乞十日壹飲藥
如有徵當出、片 45 □ ▨▨ 徹
當下從大便出 72

· 治心腹大積[1]，上下行如虫狀，大患（痛）方：班髦（蝥）[2]十枚，地膽[3][4]一枚，桂一寸，凡三物，皆并 44 治，合和，使病者宿毋食，旦飲藥一刀圭[5]，以[6]肥美[7]閉塞[8]，七日[9]壹飲藥，如有徵（癥）[10]當出。· 從[11] 45 □血出[12]徵（癥）當下，從大便出。 72

【集注】

〔1〕積　◎今按：病證名，指胸腹内積塊堅硬不移，痛有定處的一類疾患。《靈樞·百病始生》：“留而不去，傳舍於腸胃之外，募原之間，留着於脈，稽留而不去，息而成積。”《金匱要略·五臟風寒積聚病脈證并治》：“問曰：病有積、有聚、有槃氣，何謂也？師曰：積者，藏病也，終不移；聚者，府病也，發作有時，展轉痛移。爲可治……上關上，積在心下；微下關，積在少腹；尺中，積在氣衝。”

〔2〕班髦　○整理者：《神農本草經》作“班貓”，一本作“螌蝥”。班髦、地膽都是劇毒的藥品，《神農本草經》列爲下品。該書稱：“下藥一百二十五種爲佐使……多毒，不可

久服……"所以簡文中書明：每隔"十日壹飲藥"；飲藥之前，使病者"宿毋食"，翌日晨飲藥（正如《本草經集注·序例》所謂"病在心腹以下者，先服藥而後食"）；用藥之量僅爲"一刀圭"；并以"肥美圥乞"。説明其藥性特毒，不可輕用。　○張延昌：即斑蝥。尾，"蝥"字的別體。辛，寒，有毒。外用攻毒蝕瘡，內服破癥散結。《本草綱目》載："治疝瘕，解疔毒……"　○林彦妙："班"與"斑"形近，且同屬幫母、元部，故"班"與"斑"相通；"尾"與"貓"均爲明母、宵部，故"尾"與"貓"音同相通，"班尾"即"斑貓"，而"斑貓"即"斑蝥"。　○田河：斑蝥，昆蟲名，可入藥。李時珍《本草綱目·蟲三·斑蝥》："斑，言其色，蝥，刺，言其毒如矛刺也。亦作蟹蝥，俗訛爲斑貓，又訛斑蝥爲斑尾也。吳普《本草》又名斑菌，曰腃髮，曰晏青。"　○楊耀文：林氏所言極是，二者爲通假關係。"班"與"斑"通假傳世文獻亦有記載，《孟子·梁惠王上》："頒白者不負戴於道路也。"《韓非子·外儲説左下》："班白者多以徒行，故不二與。"段玉裁《説文解字注·文部》："斑者，辯之俗……又或假班爲之。"　○周祖亮、方懿林：一種辛寒、有毒藥物。外用攻毒蝕瘡，內服破癥散結。　◎今按：《本草綱目·蟲部·斑蝥》載其又名斑貓、龍尾、蟹蝥蟲、龍蠔、斑蠔。其主治引《神農本草經》"寒熱，鬼疰蠱毒，鼠瘻，惡瘡疽，蝕死肌，破石癃"，引《名醫別録》"血積，傷人肌，治疥癬，墮胎"，引《藥性論》"治瘰癧，通利水道"，引《日華子本草》"療淋疾，傅惡瘡瘻爛"，李時珍認爲"治疝瘕，解疔毒、猘犬毒、沙虱毒、蠱毒、輕粉毒"。

〔3〕膽　○張延昌：腊，"膽"字的別體，今簡作"膽"。

〇林彥妙："腤"爲"膽"之形近訛誤，故"地腤"即"地膽"。

〔4〕地膽 〇整理者：地腤即"地膽"。 〇張延昌：即"地膽"。 〇田河：地膽，甲蟲名。即芫菁。俗稱紅頭娘。成蟲可入藥，性劇毒。《太平御覽》卷九五一引《本草經》："元青，春食芫華，故云元青，秋爲地膽。地膽黑，頭赤，味辛，有毒。主蟲毒，風注。"馬繼興所編《神農本草經輯注》輯有"治惡瘡、死肌、破癥瘕"等功用。 ◎今按：《本草綱目·蟲部·地膽》載其又名蚖青、青蟴。氣味：辛，寒，有毒。其主治引《神農本草經》"鬼疰寒熱，鼠瘻惡瘡死肌，破癥瘕，墮胎"，引《名醫別錄》"蝕瘡中惡肉，鼻中瘜肉，散結氣石淋。去子，服一刀圭即下"，引《藥性論》"宣拔瘰癧根，從小便中出，上亦吐出。又治鼻齆"。

〔5〕一刀圭 〇整理者：古代藥量名，其容量很小，約合"方寸匕"的十分之一。 〇張延昌：古代量藥末的器具。形狀如刀圭的圭角，一端爲尖形，中部略凹陷，其容量很小，祇有方寸匕的十分之一。 ◎今按：參見本章醫方六注〔6〕。

〔6〕以 ◎今按：因爲，由於。《左傳·僖公三十三年》："而以貪勤民。"

〔7〕肥美 〇張延昌：據張麗君考證，應作"肞美"，意爲胸中氣滿（《中華醫史雜志》1996年第1期）。肥美閉塞，意爲胸腹氣滿不出。 〇鄭剛：病名。《黃帝內經》："此肥美之所發也，此人必數食甘美而多肥也，肥者令人內熱，甘者令人中滿，故其氣上溢，轉爲消渴。"《諸病源候論》："有病口甘者，名爲何，何以得之。此五氣之溢也，名曰脾癉。夫五味入於口，藏於胃，脾爲之行其精氣。溢在脾，令人口甘，此肥美

之所發。" ○**彭達池**：即肥美的食物，用之與藥同下，以培正氣。　◎**今按**：多食葷腥厚味，會造成腸道燥熱内結，灼傷津液，失於濡潤。鄭氏所引《諸病源候論》文字出自《諸病源候論·消渴病諸候·消渴候》。《外臺秘要方》卷第一一"消渴方"引《千金》論曰："夫消渴者，凡積久興酒，無有不成消渴病者。然則大寒凝海而酒不凍，明其酒性酷熱，物無以加。脯炙鹽鹹，此味酒客耽嗜。不離其口，三觴之後，制不由己。飲噉無度，咀嚼鮓醬，不擇酸鹹，積年長夜，酣興不懈，遂使三焦猛熱。五臟乾燥。"《本草綱目·鱗部·鱣魚》載其"肉"引寧源《食鑑本草》："味極肥美，楚人尤重之。多食，生熱痰。"

〔8〕閉塞　○**整理者**：刕乞二字待考。　○**于豪亮**：《武威漢代醫簡·第二類簡》圖版四上，釋文七上："治心腹大積上下行如蟲狀大恚方：斑蝥十枚，地膽一枚，桂一寸，凡三物皆并冶合和，使病者宿毋食，旦飲藥一刀圭，以肥美刕乞，十日壹飲藥，如有徵，當出，從……"又圖版四下，釋文八上："去中令病後不復發刕乞方……"這兩支簡上的刕乞二字乃是閉塞。刕字上部的丁乃是草書的門字，因此這是閉字。居延漢簡中"塞尉"的塞字草書作乞。這兩個字是閉塞無疑。　○**何雙全**：當釋爲"閉塞"。　○**張麗君**（1996）："身空"……可釋爲"身體虛弱"。　○**杜勇**（1998A）：其實此兩字在考古界早已被于豪亮先生解釋清楚，祇是未引起醫學界足够的重視……　○**陳魏俊**（2006）：我們認爲釋成"閉塞"是對的，我們查得歷代草書"身"的寫法與"刕"形相差甚遠。"閉塞"是中醫典籍常見詞，意義是氣血不暢，大小便不通。如《黄帝内經》記"邪氣内逆，則氣爲之閉塞而不行，不

行則爲水脹"；"石瘕生於胞中，寒氣客於子門，子門閉塞，氣不得通，惡血當寫（瀉）不寫（瀉）"，這是講氣血不暢，這或許與簡48的"閉塞"意義相關。　○彭達池：當是"兩完"二字的異寫……當讀作"兩碗"。　○田河：귟它釋爲閉塞可備一說，有待進一步研究。　◎今按：于釋甚是，此處當指大便閉而不通。《小品方·任身阻病》："若食少胃中虛生熱，大行閉塞，小行赤少者，宜加大黃三兩，除地黃加黃芩一兩。餘藥依方。"箋注曰："小行，即小便。前大行即大便。"《素問·舉痛論》："或腹痛而後泄者，或痛而閉不通者。"即指閉塞造成的腹痛證狀。

〔9〕七日　◎今按：從圖版看，原釋爲"十"字，當改釋爲"七"，二字易混。

〔10〕徵　○周祖亮、方懿林：讀爲"癥"，指腹內積塊。　◎今按：當讀作"癥"，下同。徵、癥同屬端母蒸韻，同音通假。即癥瘕，指腹中結塊，即簡文開頭所指"腹中大積"。《龍龕手鏡》（高麗本）："癥，腸病也。"《玉篇·疒部》："腹癥結病也。"《廣韻·蒸韻》："腹病。"

〔11〕從　○張延昌：字下文義未盡，當有脫簡。　◎今按：從圖版看，所說是。

〔12〕血出　◎今按：兩字還有輪廓，釋文沒有作出隸定，從圖版看，當釋爲"血出"二字。

【譯文】

治療心腹有大積塊上下移動像條蟲子一樣，非常疼痛的處方：斑蝥十枚，地膽蟲一枚，桂一寸，總共三味藥，都同時研

碎，混合，調和，讓患者晚上不要喫飯，早晨飲一刀圭的藥，
由於多食葷腥厚味，造成腸道燥熱，大便乾結，十天服一次
藥，如果有積塊，定當排出，從……血出積塊應當排洩出來，
隨着大便排出來……

二十五、治伏梁裏膿在胃腸之外方

【解題】

〇**整理者**：右二簡文義相連。此方應屬醫療不治之證的方
劑，較《黄帝内經》有所發展。惜簡 47 文義不全，有脱簡。

· 治伏梁[1] 裏膿在胃腸（腸）之外方：大黄[2]、黄芩、勺
（芍）藥[3] 各一兩，消（硝）[4] 石[5] 二兩，桂一尺，46 桑
皁（螵）肖（蛸）[6] 十四枚，蟅虫[7] 三枚。凡七物，皆
父（咬）且（咀），漬[8] 以淳（醇）酒五升，卒（晬）
時[9]，煮之三。47

【集注】

〔1〕伏梁　○**整理者**:《靈樞·經筋篇》:"其成伏梁,唾血膿者,死不治。"《素問·腹中論》:"裹大膿者,居腸胃之外,不可治,治之每切按之致死。"　○**張延昌**:古病名。1. 指心積證。2. 指髀股皆腫,環臍而痛的疾患。3. 指少腹内之癥腫。　○**張顯成**（2002）:伏梁爲小腹部生腫塊而疼痛一類疾患。　○**周祖亮、方懿林**:古病名,此處當指小腹内癥腫……故此方應屬治療不治之證的方劑。除指小腹内癥腫外,伏梁還指另外兩種病證:一是指心積證,《靈樞·邪氣藏府病形》:"心脈……微緩,爲伏梁,在心下,上下行,時唾血。"二是指髀股箭皆腫、環臍而痛的病證,《素問·腹中論》:"帝曰:人有身體髀股箭皆腫,環臍而痛,是爲何病? 岐伯曰:病名伏梁,此風根也。其氣溢於大腸而着於肓,肓之原在臍下,故環臍而痛也。不可動之,動之爲水溺濇之病。"

〔2〕大黄　○**周祖亮、方懿林**:藥物名。　◎**今按**:參見本章醫方十五注〔2〕。

〔3〕勺藥　○**整理者**:即"芍藥"。　○**張延昌**:即芍藥。《神農本草經》謂其味苦,平,"主邪氣腹痛,除血痹,破堅積,寒熱疝瘕,止痛,利小便,益氣"。　◎**今按**:參見本章醫方十五注〔3〕。

〔4〕消　○**張延昌**:"硝"的通假字。　◎**今按**:消、硝,同屬心紐宵部,故能通假。某些礦物鹽類的泛稱。主要有芒硝、硝石、朴硝等幾種。《史記·扁鵲倉公列傳》:"躁者有餘病,即飲以消石一齊。"

〔5〕消石　　○張顯成（2002）：硝石指的不是原礦物“消石”（硝石），而是特指礦物硝石經過加工煉製而成的結晶。　　○張延昌：即硝石。　　○周祖亮、方懿林：即硝石，一名芒硝。《神農本草經》謂其“主五臟積熱，胃張閉，滌去蓄結飲食，推陳致新，除邪氣”。　　◎今按：《本草綱目·石部·消石》載其又名芒消、苦消、焰消、火消、地霜、生硝、北帝玄珠。氣味：苦，寒，無毒。其主治引《神農本草經》“五臟積熱，胃脹閉，滌去蓄結飲食，推陳致新，除邪氣。煉之如膏，久服輕身”，引《名醫別錄》“療五臟十二經脈中百二十疾，暴傷寒，腹中大熱，止煩滿消渴，利小便，及瘻蝕瘡。天地至神之物，能化七十二種石”，引《藥性論》“破積散堅，治腹脹，破血，下瘰癧，瀉得根出”。

〔6〕桑卑肖　　○整理者：即“桑螵蛸”，古名“螵蛸”，爲“蜱蛸”，見《爾雅》《説文》。　　○張顯成（2002）：桑螵蛸不是指桑樹枝上的螳螂科昆蟲的卵鞘，而是指深秋至翌年春季采集的桑樹枝上的螳螂科昆蟲的幼蟲未出的卵鞘，并且是經過炮炙的加工品。　　○張延昌：即桑螵蛸。古名“螵蛸”。《説文》：“堂蜋子。”《爾雅翼·釋蟲》：“螵蛸，螳蠰卵也。一名蟳瞧，《神農本草經》則謂之桑螵蛸，主於藥而言也。”《神農本草經》（謂其）味鹹，平，謂其“主傷中，疝瘕，陰痿，益精生子，女子血閉腰痛，通五淋，利小便水道”。　　○林彥妙：“蜱”爲一形聲字，從蟲卑聲，故“蜱”與“卑”音同相通；“蛸”亦爲一形聲字，從蟲肖聲。故“蛸”與“肖”亦音同相通，“桑卑肖”即“桑蜱蛸”，而“桑蜱蛸”亦作“桑螵蛸”，爲螳螂之卵囊。　　○田河：桑卑肖（螵蛸）就是螳螂的

卵塊。産在桑樹上的名桑螵蛸，可入藥。《禮記・月令》:"(仲夏之月)小暑至，螳蜋生。"鄭玄注:"螳蜋，螵蛸母也。"《魏書・陸俟傳》:"子彰崇好道術，曾嬰重疾，藥中須桑螵蛸，子彰不忍害物，遂不服焉。"　◎今按:螵蛸，螳螂的卵塊。《玉篇・蟲部》:"螵，螵蛸，螳蜋子也。"《本草綱目・蟲部・螳蜋》集解李時珍曰:"螳蜋……深秋乳子作房，粘着枝上，即螵蛸也。房長寸許，大如拇指，其内重重有隔房，每房有子如蛆卵。"

〔7〕䗪虫　○張延昌:一名"地鱉"。　○周祖亮、方懿林:藥物名，一名地鱉。《神農本草經》謂其"主心腹寒熱洗洗，血積癥瘕，破堅，下血閉，生子大，良。一名地鱉"。　◎今按:《本草綱目・蟲部・䗪蟲》載其又名地鱉、土鱉、地蜱蟲、簸箕蟲、蚵蚾蟲、過街。氣味:鹹，寒，有毒。其主治引《神農本草經》"心腹寒熱洗洗，血積癥瘕，破堅，下血閉，生子大良"，李時珍認爲可"行産血積，折傷瘀血，治重舌木舌口瘡，小兒腹痛夜啼"。

〔8〕漬　○整理者:"浸"的意思。　○張延昌:浸泡。◎今按:參見第二章醫方二注〔4〕。

〔9〕卒時　○整理者:即"晬時"或周時，指一晝夜時間。　○赤堀昭:醫簡中"卒"作"晬"的略字用。卒時與周時相同，一晝夜的意思。　○張延昌:即晬時，卒，"晬"的通假字，指一晝夜。　○周祖亮、方懿林:晬時，指一晝夜。賈思勰《齊民要術・煮膠》:"經宿晬時，令勿絶火。"石聲漢注:"周時曰晬。"

【譯文】

　　治療小腹癥腫、膿液瘀積在胃腸之外的處方：取大黃、黃芩、芍藥各一兩，硝石二兩，桂一尺，桑螵蛸十四枚，蠦蟲三枚，總共七味藥，都搗碎，用五升醇酒浸泡，經過一晝夜，分三次煮飲。

二十六、去中令病後不復發閉塞方

【解題】

　　〇整理者：右二簡相聯，自簡文看，係用羊屎熏法去中冷病，并使之不復發。《漢書·蘇武傳》："……武引佩刀自刺，衛律驚自抱持武，馳召醫，鑿地爲坎，置熅火，覆武其上蹈其背以出血，武氣絶半日，復息。"也是用熱熏方法醫治。此種醫術具有西北地方的色彩。

去中〔1〕，令病後不復發閉塞〔2〕方：穿〔3〕地〔4〕長與人等，深七尺，橫五尺，用白羊矢（屎）〔5〕〔6〕乾之十餘石〔7〕，置其₄₈阬（坑）〔8〕中，從（縱）〔9〕火〔10〕其上，羊矢（屎）盡（燼）〔11〕，索〔12〕，橫木阬（坑）上，取其臥，人臥其阬（坑）上，熱氣盡乃止。其病者慎勿得出見（現）〔13〕。₄₉

【集注】

〔1〕去中　○周祖亮、方懿林：即除去寒中。此方功效爲溫經散寒，消脹止痛。

〔2〕閉塞　○整理者：二字亦見簡45，難作確解。　○彭達池："兩完"即"兩全"，如《晉書・杜預》有"賊之窮，計、力不兩完"。方中"兩完"是復指前面已經提到"袪中冷"和"病後不復發"，説明該方能做到標本兼治，兩全其美。　◎今按：于豪亮先生釋作"閉塞"，參見本章醫方二十四注〔8〕，可從。

〔3〕穿　○整理者：窚即"穿"字。古隸中"牙"與"耳"相類。《隸辨》謂："……穿作窚，亦作窚，與从耳之字無別。"　◎今按：原釋爲"窚"，誤。

〔4〕穿地　○張延昌：意爲掘地。　○周祖亮、方懿林：即挖地坑。

〔5〕矢　○張延昌："屎"的通假字。　○楊耀文：矢、屎，均爲書母脂部，二者同音通假。《左傳・文公十八年》：

"（襄）仲以君命召惠伯……乃入，殺而埋之馬矢之中。"《莊子·人間世》："夫愛馬者，一（按，當作'以'）筐盛矢。"郭慶藩："矢，或作屎，同。"《史記·廉頗藺相如列傳》："廉將軍雖老，尚善飯，然與臣坐，頃之三遺矢矣。"司馬貞索隱："矢，一作屎。"　◎今按：參見第二章醫方四注〔2〕。

〔6〕羊矢　○張延昌：即羊糞。　○田河：馬王堆帛書《五十二病方》有"以刀傷，燔羊矢，傅之"。亦作"羊矢"。典籍中"屎"多假"矢"爲之。　◎今按：參見第二章醫方十注〔4〕。

〔7〕石　○張延昌：漢代重量單位，音"擔"。漢代度量衡，一石相當於今30公斤。　○周祖亮、方懿林：古代量詞，一石相當於十斗，略等於30公斤。

〔8〕阬　○整理者：是"坑"字之變體。　○張延昌：即"坑"的異體字。　◎今按：當作地洞、洼地講。《玉篇·阜部》："阬，虛也，埳也，池也。亦作坑。"《莊子·天運》："在谷滿谷，在阬滿阬。"陸德明釋文："阬，《爾雅》云：'虛也。'"

〔9〕從　○整理者：用作"縱"。　○張延昌：即"縱"的通假字。　○楊耀文：從，從母東部；縱，精母東部。二者韻相同，爲通假關係。《論語·八佾》："從之純如也。"刑昺疏："從，讀曰縱。謂放縱也。"《禮記·曲禮上》："欲不可從，志不可滿。"鄭玄注："縱，放縱也。"　◎今按：此處作放、發講。《玉篇·糸部》："縱，放也。"《史記·五帝本紀》："瞽叟從下縱火焚廩。"

〔10〕從火　○張延昌：即縱火。　◎今按：即放火，參前注。

〔11〕盡　◎今按：周祖亮、方懿林在釋文中讀爲"燼"，可從，但沒有具體注解，今補注。燼，從火從盡，故盡可讀爲燼，燼指物體燃燒後剩下的東西。《説文·火部》："燼，火餘也。從火聿聲。一曰薪也。"段玉裁注："各本作火餘也。今依唐初玄應本：火之餘木曰聿。死火之聿曰灰……俗作燼。"

〔12〕索　◎楊耀文：陳魏俊……索，引朱德熙、裘錫圭、劉釗説爲"乾"的意思。其意爲"用白羊屎將坑熏乾，將（白羊屎）十餘石置於坑內，縱火使羊屎燃，羊屎燃燼，（坑）乾，在坑上橫木頭……"陳氏所言應是。　◎今按：此説可從。

〔13〕見　◎今按：此處當讀爲"現"，義爲顯露、出現。此處强調"慎勿得出見（現）"與本章醫方十四"勿見（現）火星日月"一樣，强調禁忌。參見第二章醫方十四注〔5〕。

【譯文】

除去寒中，令病後不復發大便閉塞的處方：挖一個與人一樣長的地坑，深七尺，寬五尺，取白羊屎乾燥後十餘石放入坑內，在坑上面放火，羊糞燒成灰燼，坑乾了以後，在坑上橫木頭，讓它臥倒，人臥在坑上，等熱氣散盡，纔起來。患者行動要謹慎，不得外出。

二十七、治金瘡內漏血不出方

【解題】

○整理者：右二簡相聯，簡端有標號。

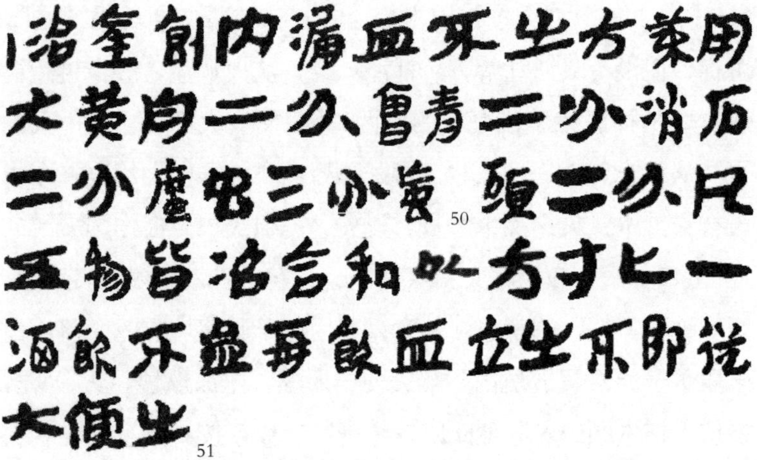

（手寫簡牘文字）

·治金創（瘡）[1]內漏[2]血不出[3]方：藥用大黄丹[4]

二分，曾青二分，消（硝）石二分，蟅[5]虫[6]三分，

䖪 50 頭[7]二分。凡五物皆冶，合和，以方寸匕一酒飲。

不過再飲，血立出，不（否），即從大便出。51

【集注】

〔1〕金創　○張延昌：即金瘡。　◎今按：參見本章醫方

六注〔2〕。

〔2〕內漏　◎今按：證狀名。《素問·刺禁論》："刺客主

人內陷中脈，爲內漏爲聾。"《中醫大辭典》第二版釋爲"係指

耳內流膿。類今之化膿性中耳炎"。顯然此説有很大偏頗，没

有注意其他醫籍如下引《諸病源候論》等。此處當指血液向體

內流淌。

〔3〕金創內漏血不出　○周祖亮、方懿林：證狀名。指受

金瘡血瘀於體内而不能够流出。　◎今按:《諸病源候論·金
瘡病諸候·金瘡内漏候》:"凡金瘡通内,血多内漏,若腹脹
滿,兩脅脹,不能食者死。瘀血在内,腹脹,脈牢大者生,沉
細者死。"

〔4〕大黄丹　○整理者:（大黄月）有二解:一謂"月"爲
"肉"之古體,應是"大黄肉";一謂"月"爲"丹"字,簡
86丹沙之丹亦作月,與此同,應釋"大黄丹"。按:"大黄肉、
大黄丹"均不見《神農本草經》,應作何解,尚待進一步研
究。　○赤堀昭:黄丹爲鉛丹的別名。　◎劉綱（1986）:"大
黄丹"似可釋爲大黄之色紅部分。甘肅武威產大黄屬西大黄
類,其斷面黄棕色,散有紅色油點……通釋爲大黄比較妥當。
原簡中之所以以"大黄丹"稱,實乃古人强調大黄入藥應經
炮製除去無用部位粗皮,或對大黄外觀形態作形狀描述以示
優劣耳。　○王輝:《醫簡》的第一種見解是對的。在漢簡中,
肉字與丹字字形十分接近……但"大黄丹"無法講,"大黄肉"
則指大黄的去皮根狀莖。古書中每稱蔬果除去皮核之可食部
分爲肉,如棗肉。引申之,莖去皮亦曰肉,因爲皮下即肉……
大黄"味苦寒,主下瘀血、血閉、寒熱,破癥瘕積聚",正治
"漏血不出"所當用。　○施謝捷:疑即"黄丹",指黄丹之
大者。　○張壽仁:大黄丹,或即黄升丹,惟升丹蓋多金石類
且有毒,以外用爲佳,且須陳者。内服此類金石丹藥,總須慎
用。又"大黄丹"或可釋爲"大黄牡丹",脱一"牡"字也。
大黄,《本經》云:"味苦,寒,主下瘀血,血閉寒熱,破癥瘕
積聚,留飲宿食,蕩滌腸胃,推陳致新,通利水穀,調中化
食,安和五藏。"乃治疗毒、陽毒之要藥。牡丹,《本經》云:

"味辛，寒，主寒熱，中風瘲瘲，痙，驚癇，邪氣，除癥堅，瘀血留舍腸胃，安五藏，療癰瘡，一名鹿韭，一名鼠姑。"大黃、牡丹配伍，可祛熱毒攻瘀。　○段禎（2010C）："大黃月"當釋作"大黃丹"……"大黃丹"當指"黃丹"。"黃丹"稱"大"，或以其臨床療效突出而重之，或因其稀罕難求而寶之，文獻不足，難考其詳。　○陳魏俊（2010B）："大黃丹"就是指大黃根磨成的粉末。　○周祖亮、方懿林：指帶有紅色的大黃。　◎今按：本章醫方五有牡丹，其中"丹"字作 ，與本處極相似，當隸定爲"丹"。

〔5〕蠥　◎今按：趙平安先生認爲"蠥"字是"蟲蠥"字的省聲類俗省字。

〔6〕蟲虫　○整理者：一名地鱉，《神農本草經》列爲下品。　◎今按：參見本章醫方二十五注〔7〕。

〔7〕䖟頭　○整理者：未悉何藥。簡11有"䖟"指"貝母"。從本方方意分析，"䖟頭"與"䖟"似非指一藥。《神農本草經》有木䖟、蜚䖟二種。皆能利血脈，逐瘀血。《新修本草》注中也記有："䖟有數種，并能噉血，揚浙以南江嶺間大有。木䖟，長大綠色，始（按，當作'殆'）如蜩蟬，咂牛馬或至顛（按，當作'頓'）僕。蜚䖟狀如蜜蜂，黃黑色，今俗用多以此也。又一種小者名鹿䖟，大如蠅，嚙牛馬亦猛，市人采賣之，三種同體，以療血爲本，雖小有異同，用之不爲嫌……"據此，"䖟頭"或即䖟的古稱。　○張延昌：䖟即"䖟"。《説文》作"䖟"，"嚙牛飛蟲"。《楚語》："䖟蜼之既多，而不能掉其尾。"注："大曰䖟，小曰蜼。"《爾雅翼》："䖟有數種，商浙以南嶺間，有大木䖟，長大綠色，殆如次蟬，咂

牛馬或至頓僕；蜚虻狀如蜜蜂，黃黑色；又一種小者，名鹿
螷，大如蠅，噬牛馬亦猛。」　◎今按：當指虻蟲，參見本章
醫方五注〔8〕。

【譯文】

治療金屬利器造成的瘡傷，血液向體內流淌，瘀血不能够
流出的處方：藥用大黃丹二份，曾青二份，硝石二份，蠊蟲三
份，虻二份，總共五味藥，都搗碎，混合調和，取一方寸匕的
劑量，用酒調服。不超過兩服，瘀血會隨即流出來，如果瘀血
不立即流出，就會隨大便排出來。

二十八、治金瘡止痛方

【解題】

○整理者：右二簡相聯，是醫外傷止痛的方劑。

治金創（瘡）止憑（痛）〔1〕方：石膏〔2〕一分，薑二分，
甘草一分，桂一分，凡四物，皆治，合和，以方寸寸

〈匕〉^{〔3〕}，酢^{〔4〕}₅₂漿^{〔5〕}飲之，日再^{〔6〕}，夜一。良甚。勿傳也。₅₃

【集注】

〔1〕㿃　○整理者：即"痛"。　○張延昌：即痛，漢簡中或作"愚"。　○楊耀文："痛"的異體字。

〔2〕石膏　◎今按：參見本章醫方二十三注〔6〕。其藥用治療金瘡方劑可見《醫心方·治金瘡方第五》引《拯要方》："療金瘡方：牡蠣二分，石膏一分，爲散，以粉瘡上，即止。"

〔3〕方寸寸　○整理者：應是"方寸匕"之誤。　○張延昌：當爲"方寸匕"。　◎今按：前兩者所説皆是。

〔4〕酢　○整理者：《玉篇》："酸也。"即醋的本字。古代稱醋爲酢漿。一謂酸酒。　○周祖亮、方懿林：即醋。古代稱醋爲酢漿。《玉篇·酉部》："酢，酸也。"或謂酢爲酸酒。

〔5〕酢漿　○張延昌：即醋。《説文》："酢，醶也。醶，酢漿也。"　○田河：酢漿是古代一種含有酸味的飲料。《齊民要術·大小麥》引《氾勝之書》："當種麥，若天旱無雨澤，則薄漬麥種以酢漿并蠶矢。"石聲漢注："酢漿是熟澱粉的稀薄懸濁液，經過適當的發酵變化，產生了一些乳酸，有酸味也有香氣；古代用來作爲清涼飲料。"　○楊耀文：《神農本草經》："酢漿，一名醋漿。味酸，平，無毒。治熱，煩滿，定志，益氣，利水道，産難，吞其實立産。生川澤及人家田園中。"　◎今按：田河所釋可從。

〔6〕再　○楊耀文：《説文解字》："一舉而二也。从冓省。"

再，爲兩次，第二次。《玉篇·冓部》：“再，兩也。”《尚書·多方》：“我惟時其教告之，我惟時其戰要囚之，至於再，至於三，乃有不用我將爾命，我乃其大罰殛之。” ◎今按：兩次，第二次。《史記·蘇秦列傳》：“秦趙五戰，秦再勝而趙三勝。”

【譯文】

治療金屬利器造成的瘡傷，止痛處方：取石膏一份，薑二份，甘草一份，桂一份，總共四味藥，都搗碎，混合調和，取一方寸匕劑量，用醋漿調服，白天服兩次，夜間服一次。效果非常良好。不要外傳。

二十九、治金傷腸出方

【解題】

○**整理者**：右簡標題“金”下脫一“創”字。此方與簡14—15的方劑同。

·治金[1]腸（傷腸）[2]出方：治龍骨三指撮，以鼓〈豉〉[3]汁，飲之，日再三飲，腸自爲入[4][5]。大良[6]，勿傳也。54

【集注】

〔1〕金　○張延昌：後當脱"創"字。　◎今按：不當視爲脱字，其後"膓"字當是"傷膓"二字合文。參見下條注。

〔2〕膓　○張延昌：膓，"腸"的誤寫。　○田河：秦漢文字中"易、募"常互訛。　○楊耀文：《正字通・肉部》："膓，俗腸字。"　○周祖亮、方懿林：即腸。《正字通・肉部》："膓，俗腸字。"　◎今按：將單個"膓"視爲"腸"字異體，可從，但此處當是"傷膓"二字合文。武威醫簡文中其他的"膓"亦如所舉該字形從肉從殤省，"傷"字亦從人從殤省，故二者合用部件，由於相鄰兩字部件相同，所以可以合寫，且不用合文符號標出，而釋讀時讀成合文也不用提醒。而"金傷"也見於其他出土醫簡，如里耶秦簡 8-1057"治令金傷毋癰方"、馬王堆帛書《五十二病方》行 23—24"令金傷毋痛方"、《五十二病方》行 25—29"令金傷毋痛"和老官山漢簡《六十病方》"治金傷、治内儌金傷赤淪"等。而"膓出"在出土文獻和傳世文獻都有記載，如《武威漢代醫簡》簡 14"治金創膓出方"、《醫心方》卷一八"治金瘡膓出方"。漢簡釋文應讀作"治金傷膓出方"。其餘各處均作"金創"，其後没有"膓"字，此處後有"膓"字當另作處理。

〔3〕鼓　○整理者：應是"豉"之誤。　○張延昌：應爲"豉"。　◎今按：參見本章醫方八注〔6〕。

〔4〕入　○楊耀文：簡文寫作"人"，爲"入"的誤寫。　◎今按：細察本批簡牘中的"人"與"入"區別："人"字撇畫多短於捺畫，而"入"字撇畫長度多與捺畫相當。此處即爲"入"字，不當爲"人"字。

〔5〕腸自爲入 ○周祖亮、方懿林：腸道自動回縮。

〔6〕大良 ◎今按：表示藥效很好，傳世文獻多見，如《醫心方・服藥中毒方第五》引《葛氏方》："服藥失度、腹中苦煩者方：飲生葛根汁，大良。無生者，搗乾者，水服五合，亦可煮之。"卷四《治髮令光軟方第二》引《如意方》："光髮術：搗大麻子蒸令熟，以汁潤髮，令髮不斷生光澤，大良。"

【譯文】

治療因金屬利器造成的瘡傷而腸道外露的處方：搗碎龍骨，取三指撮，用豉汁飲服，每天服兩次，共服三次，腸道會自動回縮。此方療效非常好，不要外傳。

三十、治□□氣逆□出潰醫不能治禁方

【解題】

○整理者：右二簡相聯，簡 55 首端多漫漶，惟遺一"潰"字，全文無從考釋。按"潰"即潰瘍，瘡傷之已潰破者爲潰瘍。簡 56 文似未盡，疑有脫簡。

55

· 治□□氣逆□出〔1〕潰〔2〕醫不能治禁方：其不愈（愈）者，半夏〔3〕、白斂（蘞）〔4〕、勺（芍）藥、細辛、₅₅烏喙、赤石脂〔5〕、貸（代）〔6〕赭〔7〕、赤豆、初生未臥者〔8〕蠶〔9〕矢（屎）〔10〕。凡九物，皆并冶，合，其〔11〕分各等，合和〔12〕。₅₆

【集注】

〔1〕治□□氣逆□出　○張延昌：據陳國清考證，應釋爲“治□□氣□□□”。　○田河：“氣”下之字可釋爲“逆”，“潰”上之字可釋爲“出”。方名可釋爲“治□□氣逆□□出潰醫不能治禁方”。　◎今按：兩説可從。

〔2〕潰　○整理者：即潰瘍，瘡傷之已潰破者爲潰瘍。

〔3〕半夏　○楊耀文：半夏，亦見於《五十二病方》：“頤癰者，冶半夏一……”（378）《阜陽漢簡·萬物》：“□已石瘩也。半夏、細辛□”（W016）、“□□□肥豯者之以半夏鼠壤”（W064）。從醫簡看，半夏和白蘞等相配伍，主要用於治療癰瘡等病，這與《神農本草經》所載其用法不太符合。　◎今按：《本草綱目·草部·半夏》載其又名守田、水玉、地文、和姑。其主治引《神農本草經》“傷寒寒熱，心下堅，胸脹咳逆，頭眩，咽喉腫痛，腸鳴，下氣止汗”，引《名醫別録》“消心腹胸膈痰熱滿結，咳嗽上氣，心下急痛堅痞，時氣嘔逆，消

癥腫，療痿黃，悦澤面目，墮胎"，引《藥性論》"消痰，下肺氣，開胃健脾，止嘔吐，去胸中痰滿。生者：摩癥腫，除瘤瘿氣"。

〔4〕白斂　○田河：又作"白薟、白蘞"。《説文·艸部》："薟，白薟也，或作蘞。"　○楊耀文：《五十二病方》："雎（疽），以白蘞、黄耆、芍藥、甘草四物者（煮）……""益（嗌）雎（疽）者，白蘞三，罷（百）合一……"中作"白蘞"；"冶白薟、黄耆、芍樂（藥）……"（271）中作"白薟"。　◎今按：《本草綱目·草部·白斂》載其又名白草、白根、兔核、貓兒卵、昆侖。根氣味：苦，平，無毒。其主治引《神農本草經》"癰腫疽瘡，散結氣，止痛除熱，目中赤，小兒驚癇温瘧，女子陰中腫痛，帶下赤白"，引《日華子本草》"治發背瘰癧，面上皰瘡，腸風痔漏，血痢，刀箭瘡，撲損，生肌止痛"。

〔5〕赤石脂　○田河：中藥名。硅石中硅酸類的含鐵陶土，多呈粉紅色。葛洪《抱朴子·金丹》："當先作玄黄，用雄黄水、礬石水、戎鹽、鹵鹽、礜石、牡蠣、赤石脂、滑石、胡粉各數十斤，以爲六一泥，火之三十六日成。"　○楊耀文：《神農本草經》："赤石脂，味甘，平，無毒。主養心氣，下痢赤白，小便利及癰、疽、瘡、痔。久服補髓，益智，不飢，輕身，延年。生山谷中。"

〔6〕貸　○張延昌：貸，"代"的通用字。　○林彦妙："貸"爲一形聲字，從貝代聲，故"貸"通"代"，"貸赭"即"代赭"。　○楊耀文：貸，透母職部；代，定母職部，二者爲疊韻通假關係。

〔7〕貸赭　○整理者：即"代赭"。　○張延昌：即代

赭石。　　○楊耀文：《神農本草經》："代赭，一名須丸。味苦，寒，無毒。治鬼疰，賊風，蠱毒，殺精物惡鬼，腹中毒，邪氣，女子赤沃漏下。生山谷。"　　◎今按：《本草綱目·石部·代赭石》載其又名須丸、血師、土朱、鐵朱。氣味：苦，寒，無毒。其主治引《神農本草經》"鬼疰賊風蠱毒，殺精物惡鬼，腹中毒邪氣，女子赤沃漏下"，引《名醫別錄》"帶下百病，產難胞不出。墮胎，養血氣，除五臟血脈中熱，血痹血瘀。大人小兒驚氣入腹，及陰痿不起"，引《日華子本草》"安胎健脾，止反胃吐血鼻衄，月經不止，腸風痔瘻，瀉痢脫精，尿血遺溺，夜多小便，小兒驚癇疳疾，金瘡長肉，辟鬼魅"。

〔8〕赤豆初生未臥者　○周祖亮、方懿林：即剛出生的紅豆芽。《神農本草經》謂"赤小豆，主下水，排癰腫膿血"。　　◎今按：此說可商。張延昌《武威漢代醫簡注解》作"初生未臥者蠶矢"。張說可從。今檢《神農本草經》卷四"大豆黃卷"下分別載有"生大豆、赤小豆"的藥用功效，但赤小豆芽并無去水腫的功效，傳世古醫籍載其有治便血，妊娠胎漏，清熱解毒功效，如《金匱要略·百合狐惑陰陽毒病脈證治》載有"赤豆當歸散：赤小豆三升，浸令芽出，曝乾"；《小品方·胎動不安》有"赤小豆五升，濕地種之，令生芽，乾之"。且赤小豆生芽後，功效改變，不能再以赤小豆的功效推測赤豆芽的功效。而"臥蠶"一詞古籍中習見，另外古醫籍中亦有類似木牘的說法，如《金匱要略·水氣病脈證并治》第十四載："視人之目裏上微擁，如蠶新臥起狀，其頸脈動，時時咳，按其手足上，陷而不起者，風水。"校注者在"蠶"下注曰："《靈樞·水脹》：'水始起也，目窠上微腫，如新臥起

之狀。'‘蠶’當是衍字。"認爲“衍"可商，該書同卷下文有“夫水病人，目下有臥蠶，面目鮮澤，脈伏，其人消渴"。可互證。“臥"字當是形容蠶的生長狀態的，而不是用來補充“赤豆"的。

〔9〕蠶 ○**整理者**：“蠺"即“蠶"之別體。

〔10〕蠶矢 ○**整理者**：即“蠶屎"。 ○**張延昌**：即蠶屎。蠺，“蠶"的異體字。矢，即屎。 ○**田河**：蠶矢，《名醫別錄》稱“蠶屎"、陶弘景稱“蠶沙"、《本草備要》稱“晚蠶矢"。賈思勰《齊民要術·種穀》：“三四日去附子，以汁和蠶矢、羊矢各等分撓之。"《名醫別錄》：“主腸鳴，熱中消渴，風痹，癮疹。" ◎**今按**：《本草經集注》載“原蠶蛾"：“屎：溫，無毒。主腸鳴，熱中，消渴，風痹，癮疹……屎，名蠶沙，多入諸方用，不但熨風而已也。"

〔11〕其 ◎**今按**：該字圖版作 ，與“其"字其他字形不合，待考。

〔12〕合和 ○**周祖亮、方懿林**：此處文義未盡，似有脱簡。

【譯文】

治療……潰爛凡醫不能治愈的禁方：對没有痊愈的患者，取半夏、白薇、芍藥、細辛、烏喙、赤石脂、代赭、紅小豆、剛出生還没有躺臥的蠶蠶砂，總共九味藥，都同時搗碎，混合，各等分，混合調和……

三十一、治千金膏藥方

【解題】

〇整理者：十一簡的排列，有兩種意見：一謂簡的形制、字體、墨色都相近似，文義也比較連貫，應是一完整的膏藥方。惟其中61、62兩簡文義不甚銜接，疑有脱簡。另一種意見認爲簡62與簡61文義不銜接，似是另一醫方之尾；64、65二簡的書寫體例，與其他各簡不同，因此，在簡61下應接63、66、67三簡，而簡62、64、65疑是另一同類醫方的殘簡。方中的藥物配劑與牘89"百病膏藥方"基本相同，比簡17（第一類簡）"百病膏藥方"多芎藭、白芷二藥。文中記述藥的用法，有吞之、塗之、摩之等。按：利用膏藥塗摩治病，古代稱作"膏摩"，是早在漢代以前就已存在的一種特殊醫法。《金匱玉函經》（卷一）："張仲景曰……又能尋膏煎摩之者，亦古之例也。"類此既可内服，又可外用的醫方，在古醫書中也有記載。《千金要方（卷九）·傷寒膏第三》記有"治傷寒頭痛項强四肢煩疼青膏方"，其製藥、用藥方法與此方基本相同。如："以醇苦酒漬之再宿，以豬脂四斤煎，令藥色黄，絞去滓，以温酒服棗核大三枚，日三服，取汗不知，稍增。可服可摩。如初得傷寒一日若頭痛背强，宜摩之佳。"青膏方有藥物八味，比此方多當歸、吴茱萸、烏頭、莽草四藥。綜上所述，可以看出此膏藥方在當時是被廣泛應用，而且是不斷有所發展的。簡牘中屢次出現此方，説明墓主人對他也是相當重視的。　◎今按：我們認爲57—62爲一處方，63—67爲另一處方。

治千金膏藥方：蜀椒四升，弓（芎）窮（藭）一升，白
茝（芷）[1][2]一升，付（附）子世果（顆）。凡四物，57
皆治，父（咬）且（咀），置銅器中，用淳（醇）醯[3][4]
三升漬之，卒（晬）時，取賁（黂）[5]豬肪[6]三斤，先

前（煎）[7] 58 之。先取雞子中黄者[8]置梧〈棓（栝）〉[9]中，撓[10]之三百[11]，取藥成[12]，以五分匕[13]一置雞子中，復 59 撓之二百，薄以塗[14]其雍（癰）[15]者。上空者，遺之中央大如錢，藥乾，復塗之如 60 前法。三塗，去其故藥。其毋（無）農（膿）[16]者行[17]愈（愈）[18]，巳（已）有農（膿）者潰。毋得力作[19]，禁食[諸（菹）][20]采（菜）[21] 61 □置[22]□上，良甚。創（瘡）悥（痛）瘙皆中之，良，勿傳也。62

【集注】

〔1〕茝　○整理者：即“芷”。　○楊耀文：《説文解字》：“茝，虈也。从艸，臣聲。”鈕樹玉校録：“昌改切。蓋即芷之正文，後人誤爲兩字。”白芷，段玉裁《説文解字注》：“此一物而方俗異名也。茝，《本草經》謂之白芷。茝、芷同字，臣聲、止聲同在一部也。”芷，章母之部；茝，昌母之部。　○今按：“茝”與“芷”上古音均之部韻，茝爲昌母，芷爲章母，故茝假爲芷。在古籍中此二字也多互通。如《史記·吕不韋列傳》：“與莊襄王會葬茝陽。”集解引徐廣曰：“（茝陽）一作芷陽。”《荀子·宥坐》：“芷蘭生於深林。”《韓詩外傳》卷九載上文“芷”作“茝”。《楚辭·九章》：“蘭茝幽而獨芳。”《楚辭考異》：“茝，一作芷。”

〔2〕白茝　○田河：據《名醫別録》白茝即白芷。白芷，香草名。夏季開傘形白花，果實長橢圓形，根入藥，有鎮痛

作用，古以其葉爲香料。《楚辭·招魂》："菉蘋齊葉兮，白芷生。"唐陸龜蒙《藥名》詩："白芷寒猶采，青箱醉尚用。"唐陸龜蒙《采藥賦》序："藥，白芷也。香草美人得此比之。"李時珍《本草綱目·草三·白芷》（釋名）引徐鍇曰："初生根幹爲芷，則白芷之義取乎此也。"　〇**楊耀文**:《神農本草經》:"一名芳香，味辛溫，無毒。治女人漏下赤白、血閉、陰腫，寒熱、風頭侵目淚出，長肌膚，潤澤。可作面脂。生山谷下澤。"《五十二病方》亦有記載:"白茝、白衡（英）……"（372）　◎**今按**:《本草綱目·草部·白芷》載其又名白茝、芳香、澤芬、苻蘺、䖀、茪，葉名蒚麻、藥。其根氣味:辛，溫，無毒。其主治引《神農本草經》"女人漏下赤白，血閉陰腫，寒熱，頭風侵目淚出，長肌膚，潤澤顏色，可作面脂"，引《名醫別録》"療風邪，久渴吐嘔，兩脅滿，風痛，頭眩目癢。可作膏藥"，引《日華子本草》"治目赤弩肉，去面皯疵瘢，補胎漏滑落，破宿血，補新血，乳癰發背瘰癧，腸風痔瘻，瘡痍疥癬，止痛排膿"。

〔3〕醯　〇**整理者**:"溘"即"醯"。　〇**張延昌**:即"醯"字的異體字，《説文》:"酸也。"　〇**林彦妙**:"溘"與"醯"均爲"醯"之俗體字，前（按，當爲"後"）者爲簡寫，前者則取"酒"之水部而非酉部，部首雖不同，但欲表達之意相同。"醯"即爲醋。　〇**田河**:溘字，皿上所从當爲"㐬"之省形。溘即盍，在簡文中通"醯"。　〇**楊耀文**:形旁"酉"和"水"經常可互換，《集韻·莫韻》:"酟，略也。或作沾。"《文選·張協〈七命〉》:"燀以秋橙，酟以春梅。"李善注引《廣雅》曰:"沾，益也。酟，與沾同也。"　◎**今按**:該字省去了

部件"巛"，當是一種俗體寫法。

〔4〕淳醢　○整理者：即濃醋。　○劉金華（2005）：指優質醋。《證類本草·米穀部·醋》引《名醫别録》：醋"主消癰腫，散水氣，殺邪毒"，又引《食療本草》可"消諸毒氣"。

〔5〕賁　○整理者：疑是"賁"字，用作"豶"。《説文》："豶，羠豬也。"《釋文》："豕去勢曰豶。"　○張延昌："豶"的通假字。　○劉立勳：當作"豶，羠豕也"。　○周祖亮、方懿林：讀爲"豶"。《説文·豕部》："豶，羠豕也。"段玉裁注："羠……皆去勢之謂也。"

〔6〕賁豬肪　○整理者：即豶豬的油。　○張延昌：即騸豬油。　○林彦妙："豬肪、賁豬肪"，即陶弘景《本草經集注》中所謂之"豬脂膏"，而"賁"字不見於後世，觀其相似之字形，可能爲"賁"之俗字或訛誤。"豶"爲一形聲字，从豕賁聲，"豶"之意於《説文解字》中解爲"羠豕也"，即去勢之豬，若以文字相通之原則觀之，"豶"與"賁"通用，則"豶"與"賁"之意相通，"賁豬肪"即"豶豬肪"。　○周祖亮、方懿林：閹割後的公豬油。

〔7〕前　○整理者：用作"煎"。　○張延昌："煎"的通假字。　○楊耀文：前，從母元部；煎，精母元部。二者叠韻爲通假關係。

〔8〕雞子中黄者　○田河：雞子即雞蛋，中黄者指蛋黄。

〔9〕梧　○整理者：疑是"栝（杯）"字之訛。　○張延昌："栝"字的誤寫。栝，杯也。　◎今按：從字形看，"梧"更接近"桮"。"桮"，"栝"異體字，《逸周書·器服》："四桮禁。"朱右曾校釋："桮讀爲栝，盤盂之總名……桮與栝、杯并同。"

〔10〕撓　○整理者：有攪和之義。　○張延昌：即攪。

〔11〕撓之三百　○張延昌：意爲攪和三百次。　○周祖亮、方懿林：攪拌三百次。

〔12〕成　○整理者：用作"盛"。　○張延昌："盛"字的誤寫。　○田河：《注解》認爲是"盛"字誤寫。恐不妥。　○楊耀文：成，盛均爲禪母耕部，二者爲通假關係。《釋名·釋言語》："成，盛也。"王先謙疏證補："成盛聲義互補，見於經典者甚多，故成訓爲盛。"《易·繫辭上》："成象之謂乾。"陸德明釋文："成象，蜀才作'盛象'。"《荀子·非十二子》："成名況乎諸侯，莫不願以爲臣。"俞樾平議："成與盛通。"　◎今按：該字不當認爲是"盛"字誤寫，應讀如本字，表示按照配方製作好的成藥，傳世文獻中習見，如《醫心方·治諸痔方第十五》引《小品方》："治穀道癢痛痔瘡，槐皮膏方：槐皮五兩，楝子五十枚，桃仁五十枚，甘草二兩，當歸二兩，赤小豆二合，白芷二兩。七物，㕮咀，以豬膏二升，煎令白芷黃，藥成，絞去滓，敷之，日再三，良。"又如同書卷一六《治毒腫方第三》引《劉涓子方》："五毒膏，治惡氣毒腫方：蜀椒二兩，當歸二兩，朱砂二兩，烏頭一升，苦酒一升半，豬肪六斤，巴豆一升去心，雄黃二兩。右八物，㕮咀，以苦酒淹一宿，納豬肪，合煎微火上，三上三下，藥成，向火摩腫上，日三。"

〔13〕五分匕　○周祖亮、方懿林：五分之一匕。

〔14〕塗　◎今按：《醫簡》作"涂"，今從簡文。下同。

〔15〕雍　○整理者：用作"癰"。　○張延昌："臃"的通假字。今通作"癰"。　○楊耀文：雍、癰，均爲影母東部。

二者爲通假關係。《素問·大奇論》"肺之雍，喘而兩胠滿"。林億等新校正："詳肺雍、肝雍、腎雍。甲乙經俱作癰。"　◎今按：雍假爲癰。癰，腫瘍。由皮膚或皮下組織化膿性的炎證引起。《釋名·釋疾病》："癰，壅也，氣壅否結裹而起也。"《説文·疒部》："癰，腫也。"《靈樞·經脈度》："六府不和，則留爲癰。"《本草綱目·百病主生病·癰疽》："癰疽：深爲疽，淺爲癰；大爲癰，小爲癤。"

〔16〕農　○**整理者**：用作"膿"。　○**張延昌**："膿"字的誤寫。　○**楊耀文**：農、膿均爲泥母東部，二者爲通假關係。　○**胡娟**：今細看醫簡本拓片，簡文原本前一個寫作，後一個寫作，比較清晰，尤其前一個，應釋爲"㞋"。"農"金文作，隷變爲"農、辳、㑲"等，本義爲耕種。《説文·晨部》："農，耕也。从晨囟聲。辳，籀文農从林。𦦰，古文農。㑲，亦古文農。"《左傳·襄公九年》："其庶人力於農穡。"晋杜預注："種曰農，收曰穡。""㞋"爲"農"的訛體。《字彙補·辰部》："㞋，古農字。"清畢沅《經典文字辨證書》："㞋、農并通。"《北海相景君銘》："假階司㞋。""膿"从"農"得聲，《廣韻·送韻》奴凍切，今音 nóng，本義爲痛。亦寫作"癑"，《説文·疒部》："癑，痛也。从疒農聲。"引申爲瘡潰。《集韻·送韻》："癑，瘡潰。"再引申爲瘡潰爛流出的分泌物，與"𧞟"音義同。《集韻·東韻》："𧞟，《説文》：'腫血也。'或作膿、癑。"《正字通·疒部》："癑，本作癑。"本方之"㞋"通"癑"，爲動詞，義爲瘡潰。　◎**今按**：農、膿均屬泥母冬部韻，故能通假。

〔17〕行　○**周祖亮、方懿林**：行將，指時間短。

〔18〕行愈　○周祖亮、方懿林：行愈，很快就痊愈。

〔19〕毋得力作　○整理者：指病者應注意休息，不宜作體力勞動。

〔20〕諸　○李具雙：讀爲"葅"。

〔21〕諸采　○整理者：即諸菜。　　○李具雙：葅菜，腌製的鹹菜。《禮記·內則》："桃諸、梅諸。"孔穎達疏："諸，葅也。謂桃葅、梅葅。即今之藏桃、藏梅也。"　○胡娟："諸采"之"諸"，李具雙補釋其是。《釋名·釋飲食》："桃諸，藏桃也。諸，儲也。藏之以儲，待給冬月用之也。"從《釋名》的釋詞用語可以看出：第一，"桃諸"等於"藏桃"，説明漢時依然流行大名冠小名這種構詞法習慣，即古人説"桃諸"，今人説"諸桃"。第二，《釋名》以"儲"釋"諸"，以"藏"釋"儲"，説明"諸"就是後世所説的"儲藏"。第三，儲藏的"桃"是爲了"待給冬月用"的，可能是"桃乾兒"，亦可能是"鮮桃"，不存在"腌製"的問題。《禮記·內則》："飲重醴，稻醴清糟，黍醴清糟，粱醴清糟，或以酏爲醴，黍酏、漿水，醷濫。"漢鄭玄注："以諸和水也。以《周禮》，六飲挍之，則濫涼也。紀莒之間，右諸爲濫。"唐陸德明釋文："以諸，乾桃、乾梅皆曰諸。"又："桃諸、梅諸，卵鹽。"鄭玄注："卵鹽，大鹽也。"唐孔穎達等正義："'桃諸、梅諸，卵鹽'者，言食桃諸、梅諸之時，以卵鹽和之。王肅云：'諸，葅也。'謂桃葅、梅葅，即今之藏桃也、藏梅也。欲藏之時，必先稍乾之，故《周禮》謂之'乾藮'，鄭玄云'桃諸、梅諸'是也。"由此可知，"諸"是"儲"的初文，意爲儲藏。"欲藏之時，必先稍乾之"，故桃諸、梅諸實爲"乾桃、乾梅"。《説文·艸

部》：“藀，乾梅之屬。从艸橑聲。《周禮》曰：‘饋之食籩，其實乾藀。’後漢長沙王始煮艸爲藀。濼，藀或从潦。”《正字通·艸部》：“藀，凡乾果皆可謂之藀。”《周禮·天官·籩人》：“饋之食籩，其實棗、㮚、桃、乾藀、榛實。”清孫詒讓正義：“凡乾梅、乾桃，皆煮而暴之。”本方之“諸”音 chú，書寫的是“儲”字的初文。“諸采”即“儲菜”，而“儲菜”不是“腌菜”，而是指煮後曬乾儲存以備冬季食用的菜。《説文·艸部》：“菹，酢菜也。从艸沮聲。蘁，或从皿。䪏，或从缶。”南唐徐鍇繫傳：“以米粒和酢以漬菜也。”清王筠句讀：“酢，今作醋，古呼爲酸醋。酢菜，猶今之酸菜，非以醋和之。三國魏李登《聲類》：‘菹，藏菜也。’《釋名·釋飲食》：‘菹，阻也。生釀之，使阻於寒温之間，不得爛也。’”如果説“諸”同“菹”，亦應該是李登《聲類》所説的“菹”的意思，而非三國魏王肅所説的意思。需要注意的是：第一，《禮記·内則》孔穎達等正義：“王肅云：‘諸，菹也。’謂桃菹、梅菹，即今之藏桃也、藏梅也。”李具雙讀爲：“王肅云：‘諸，菹也。謂桃菹、梅菹。’即今之藏桃、藏梅也。”其中“謂桃菹、梅菹”是孔穎達等人的注語，并非王肅所説的話，應該連下讀；再者，“即今之藏桃也、藏梅也”，李具雙引文脱一“也”字。第二，校釋本云：“勿食諸菜，即不要吃有辛辣的腌菜。”其中的“吃”字誤。“吃”爲口吃義，“喫”爲進食義，繁體區别嚴格。　　◎今按：後兩説可從。

〔22〕置　○田河：“置”下之字整理者缺釋，從圖版看當爲“告”。　◎今按：“告”或讀作“造”，即“竈”。

【譯文】

治療疾病價值千金的膏藥方：取蜀椒四升，芎藭一升，白芷一升，附子三十顆，總共四味藥，都研成細末，搗碎，盛在銅器內，用三升濃醋浸泡一晝夜。取閹割的豬豬油三斤，先煎煮。先取雞蛋黃放置在杯中，攪拌三百次，取製成的藥，取五分之一匕放入雞蛋內，再攪拌二百次，攤薄後塗在癰瘡上面。如瘡內膿盡已空，留下中間大如銅錢一樣的面積，待藥乾後，再按前面方法塗藥。共塗三次，取下原來的膏藥。如果患處沒有膿會很快痊愈；如果患處有膿則瘡會潰爛。不要過度勞作，不要喫腌製的鹹菜……放在……上，效果很好。對瘡痛、痙病都可治愈，療效好。不要外傳。

三十二、殘方

逆氣[1]，吞之；喉痹，吞之、摩之；心腹悤（痛），吞之；嗌[2]悤（痛），吞之；血府[3]悤（痛），吞之、摩之；咽₆₃［乾］，摩之；齒悤（痛），塗之；昏衄[4]，塗之；鼻中生惡[5]傷[6][7]，塗之，亦可吞之。皆大如₆₄酸棗，稍咽之，膓（腸）中有益[8]爲度，摩之，皆三乾而止。此方禁。又中㜽（婦）[9]人乳餘[10][11]₆₅疾[12]，吞之。氣龍（聾）[13][14]，裹藥以穀[15][16]，塞之耳，日壹易之[17]。金創（瘡），塗之；頭悤（痛）風[18]，塗₆₆之，以三指摩；□[19]□□□疝（疝），吞之。身生惡氣[20]，塗之。此膏藥大良，勿得傳[21]。₆₇

【集注】

〔1〕逆氣　○**整理者**：是沖脈病的一種證候。《素問·骨空論》：“沖脈爲病，逆氣裏急。”

〔2〕嗌　○**張延昌**：《説文》：“咽也。”《素問·至真要大論》：“嗌塞而咳。”注：“喉之下接連胸中，肺兩葉之間者

也。”　○**周祖亮、方懿林：**食管的上口。

〔3〕血府　○**整理者：**有二義，一指血脈，一指胞宫（即子宫，或稱血室），此處當指後者。　○**張延昌：**此處指小腹部，男子爲精室，女子爲胞宫（即子宫，或稱血室）。

〔4〕昏衄　○**整理者：**似即衊衄。《素問·氣厥論》：“傳爲衄衊瞑目。”即鼻竅出血目黑。　○**張延昌：**指鼻竅出血伴見頭暈。　○**李具雙：**古籍中，“昏”可與“蔑”通。《尚書·牧誓》：“昏棄肆祀弗答。”王引之《經義述聞》：“昏，蔑也。”昏衄，即衊衄。《篇海類編·血部》：“衊，鼻出血。”　○**田河：**整理者釋爲“昏”的字，從圖版看，下从“目”，當釋爲“昬”。“昬”亦作“眡”。《説文·目部》：“眡，眡皃。”徐鍇繫傳：“眡，此又古文視字。”《説文·血部》：“衄，鼻出血也。”《傷寒論·辨脈法》：“脈浮，鼻中燥者，必衄也。”《本草綱目·百病主治藥》：“口鼻并出曰腦衄；九竅俱出曰大衄。”“眡衄”意爲看東西時眼出血。這樣也與上下文發病部位嗌、喉、咽、齒、鼻相一致。　○**楊耀文：**田河師所言應是。《中醫名詞術語精華辭典》目衄條言：病證名。指眼内出血證。又名目血。一指血自内竅出。一指血淚。多屬風熱毒邪爲害，治宜祛風清熱，解毒涼血，可用驅風散熱飲子加減。　○**胡娟：**“昏衄”之“昏”，簡文原本寫作，醫簡本誤釋，故改釋爲“昬”。“昬”是“昏”的異體字。“昏”甲骨文作、，本義爲日暮。《説文·日部》：“昏，日冥也。从日，氐省。氐者，下也。一曰民聲。”清段玉裁注：“字从‘氐’省，爲會意，絶非从‘民’聲，爲形聲也。蓋隸書淆亂，乃有从‘民’作‘昬’者。”段氏説甚是，然“昏”却有寫作“昬”者。《玉篇·日部》：“昏，

《説文》曰：‘日冥也。’昏，同上。”引申爲目不明。本方之
“昏衄”應指眼睛看不清、鼻子出血。

〔5〕惡　○整理者：蒽即“惡”。　　○張延昌：指氣血腐
敗引起的疾病。　　○田河：蒽與武威漢簡《雜占簡》“惡言”之
“惡”同形，釋“惡”可從。　　○胡娟：蒽，今細看醫簡本拓片，
簡文原本寫作“蒽”，是“蒽”字的草書，應釋爲“蒽”。醫簡
本釋爲“蒽”誤，校釋本改爲“惡”更無道理……“鼻中生蒽
傷”，指從鼻子中呼出像蒽一樣刺人的氣味，而非“鼻子中生
有惡瘡”。　　◎今按：胡氏説法可商，今檢漢簡“蒽”字中間
部件多作“厶”形，與本簡所謂“蒽”字殊異，可參李洪財博
士論文《漢簡草字整理與研究》19 頁。

〔6〕傷　○田河：“傷”通“瘍”。傷爲書紐陽部字，瘍
爲喻紐陽部字，韻部相同，從“易”與“昜”之字可互通，如
腸、場均可通“唐”，觴亦通“唐”（詳王輝《古文字通假字
典》411 頁）。《説文·疒部》：“瘍，頭創也。”《左傳·襄公九
年》：“荀偃癉疽，生瘍於頭。”《爾雅·釋訓》：“骭瘍爲微。”
郭璞注：“瘍，瘡也。”朱駿聲《説文通訓定聲》：“瘍，亦凡瘡
之通名。”《周禮·天官·醫師》：“凡邦之有疾病者、疕瘍者造
焉。”鄭玄注：“身傷曰瘍。”《素問·風論》：“皮膚瘍潰。”王
冰注：“皮膚破而潰爛也。”

〔7〕惡傷　○田河：簡文“惡傷”及“惡瘍”，意爲惡瘡。

〔8〕益　○孟祥魯：古代，“益”有“滿”的意思。《莊
子·列禦寇》“兒愿而益”的“益”字就作“滿”解。“腸中有
益”的意思是腸中有了“滿”的感覺。蓋此方藥物中有附子一
味，《別録》云：“附子，甘、大熱，有毒。”簡文是説内服此

方時，腸中有了滿的感覺時，就不要再繼續服用了。

〔9〕娝　○**整理者**：娝即"婦"字別體。　◎**今按**：沈澍農認爲：該字右旁爲"阜"部，而非"邑"部，該字從"阜"得聲，"婦"還有一異體字"娝"可作旁證。此説甚是。

〔10〕乳餘　○**整理者**：即産後雜病，又作"産乳餘疾"（見《名醫別録》紫葳條）；或作"産後餘疾"（見《名醫別録》秦椒條）。

〔11〕又中娝人乳餘　○**整理者**：謂此方兼治乳餘證。

〔12〕疾　○**陳國清**：66 簡開首一字與 84 甲第一行"七疾"的"疾"字寫法相同，當釋爲"疾"字。

〔13〕龍　○**張延昌**："聾"字的誤寫。　◎**今按**：此處當是通假用法。龍、聾同屬來目東部韻，故能通假。

〔14〕氣龍　○**整理者**：即耳聾病。　○**張延昌**：即氣龍，泛指耳聾病。

〔15〕縠　○**整理者**：細紗類紡織品。　○**張延昌**：《説文》："細縛也。"《説文通訓定聲》："今之縐紗也。"　◎**今按**：《千金翼方·劉次卿彈鬼丸方》有"赤縠"，《千金翼方校釋》曰："縠（hú），縐紗一類的絲織品，《文選·神女賦》：'動霧縠以徐步兮，拂墀聲之珊珊。'李善注：'縠，今之輕紗，薄如霧也。'"

〔16〕裹藥以縠　○**周祖亮、方懿林**：用紗布包裹藥丸。《説文·系部》："縠，細縛也。"

〔17〕日壹易之　○**整理者**：指每天換藥一次。

〔18〕頭惠風　○**整理者**：即"頭風"，爲受風所引起的頭痛。《金匱要略》中有"頭風摩散方"也是用藥物摩擦患處

治療頭風的方法。

〔19〕三指摩□　◎今按：張延昌在"摩"後補"之"字。周祖亮、方懿林在"摩"後斷開。

〔20〕惡氣　○整理者：《素問·四氣調神大論》有："惡氣不發。"又《靈樞·水脹篇》有"惡氣乃起"，謂血肉腐敗之氣。　○張顯成（2002）：惡氣爲病理產物，如毒熱、腐敗之氣血等。　○周祖亮、方懿林：體內生成的有害之氣。《素問·四氣調神大論》："惡氣不發。"王冰注："惡，謂害氣也。"

〔21〕勿得傳　○張壽仁："勿得傳、禁千金不傳也、禁不傳、勿傳也、勿忘傳也"等以不相傳諄諄告誡，《武威漢代醫簡》認爲這種現象是"封建社會的一種保守落後思想""舊社會習見的自私保守思想"。其實，武威漢代醫簡所載"毋得傳"，并非自私的秘而不傳，而是謹慎負責的秘而不傳；因爲藥乃毒物，其可救人，亦可殺人，豈可妄傳，故三四號簡載曰"勿忘（妄）傳也"……古人"秘而不傳"與後人"私而自秘"非同一義也。

【譯文】

患逆氣時，吞服；患喉痹時，吞服，按摩；患心腹痛時，吞服；患嗌痛時，吞服；子宮疼痛時，吞服，按摩；咽喉乾時，按摩；牙齒疼痛時，塗抹；眼睛看不清、鼻子出血時，塗抹；鼻內生有惡瘡，塗抹，也可吞服。藥丸都像酸棗一樣大小，逐漸咽下，以感覺喫飽作爲限度。按摩，都是以藥乾三次爲止。本方是禁方。又治療婦女乳餘病，吞。患耳聾，把藥裹在紗布內，塞進耳朵裏面，每天更換藥一次。患金瘡病，塗抹；受風所引起的頭痛時，塗抹，用三指按摩……疝，吞服；身體生惡臭之氣，塗抹。這種膏藥療效非常好，不要向外傳。

三十三、殘方

【解題】

　　○整理者：右列諸簡，其形制、墨色以及書勢字體都相類似，每簡的容字量較其他簡爲多，文義也較連貫，所以排在一起。惜首尾皆有脫簡，無從考其全貌。從内容看，簡68係醫治大風方的殘簡。　◎今按：今從此説。

六日脛中當惠（痛），惠（痛）至足下，傷[1]膿出[2]，逐〈遂〉[3]服之，卅日知愈（愈）[4]六十日，須（鬚）麋（眉）[5][6]生，音聲[7]雖嘶（嘶）[8]敗[9]能復精[10][11]。鼻柱[12]。　68

【集注】

　　〔1〕傷　○田河：讀爲“瘍”，指癰瘡。

〔2〕傷膿出　○田河：指癰瘡潰爛而膿出。

〔3〕逐　○整理者：爲“遂”之訛。　○張延昌：當爲“遂”的誤寫。

〔4〕知愈　○整理者：謂生效痊愈。

〔5〕麋　○整理者：“眉”的通假字。　◎今按：張家山漢簡亦有通假用法。《張家山漢墓竹簡・脈書》簡15描述爲：“四節疕如牛目，麋（眉）突（脱），爲厲（癘）。”此方似是麻風病的證狀。麻風又稱癘風，《中醫大辭典》：“病名。慢性傳染性皮膚病之一。《素問・風論》：‘癘者，有榮氣熱胕，其氣不清，故使其鼻柱壞而色敗，皮膚瘍潰。’又名冥病、大風、癩病、大風惡疾、癘瘍、大麻風、麻風、風癩、血風。由體虛感受暴癘風毒，邪滯肌膚而發；或因傳染，內侵血脈而成。初起患部有麻木不仁，次發紅斑，繼則腫潰無膿，久之可蔓延全身肌膚，出現眉落、目損、鼻崩、唇裂以及足底穿潰等重證。”

〔6〕須麋　○整理者：即“鬚眉”。《漢書・王莽傳》有“赤麋聞之”，顔師古注曰：“麋，眉也，古字通。”　○張延昌：即鬚眉。鬍鬚眉毛。　○楊耀文：《睡虎地秦墓竹簡・法律答問》：“或與人鬥，縛而盡拔其須麋。”

〔7〕聲　◎今按：劉玉環分析了《武威漢代醫簡》中的“耳”字形體，比較了古文字中“瓦”和“耳”字形，指出該字下部也不符合“瓦”字標準寫法，不當釋爲“甈”，應直接認同爲“聲”，不是訛錯字。參見本章醫方三注〔2〕。

〔8〕樀　○張延昌：“嘶”字的誤寫。　○田河：簡文“樀”通“嘶”，并非誤書。　○楊耀文：樀、嘶均爲心母支

部字，二者爲通假關係。

〔9〕榹敗　○整理者：即"嘶敗"，指音啞。　○張延昌：嘶敗，指嘶啞。　◎今按：榹，《説文·木部》："榹，榹櫪也。""櫪榹，桙指也。"指古代刑具，即拶指。該字從木斯聲，斯和嘶均是心母支韻，故能通假，所以榹和嘶應視爲通假字。嘶敗，亦是麻風病證狀之一。清祁坤《外科大成》卷四"癩瘋"："眼見物如垂絲，瞳生白沫、鼻生息肉、目暗聲嘶。"

〔10〕精　○張延昌："清"的誤寫。　○田河："精"通"清"，并非誤書。　○胡娟："精"《説文》説本義爲選擇，但不見用例，應該爲精選而純净的米。《説文·米部》："精，擇也。從米青聲。"小徐本作"精，精擇也"。段注本作"擇米也"，段玉裁注："擇米，謂蕫擇之米也。"《論語·鄉黨》："食不厭精，膾不厭細。"清劉寶楠正義："精者，善米也。"引申爲純净、純正。《廣韻·清韻》："精，正也。"《國語·周語上》："祓除其心，精也。"三國吳韋昭注："精，潔也。"本方之"精"指純正；"能復精"，指服藥後嘶啞的嗓子能恢復純正嗓音。注解本説"精，'清'的誤寫"，未安；校釋本説爲"清亮"，亦失之準確。　◎今按：當是"清"通假字。清，清母耕部韻，精，精母耕部韻，韻部相同，聲母同屬舌音，故可通假。二者通假例子如《禮記·緇衣》："精知略而行之。"鄭注："精或爲清。"《莊子·説劍》："以清廉士爲鍔。"《藝文類聚》六〇引清作精。訓爲"純正"可從。

〔11〕音聲雖榹敗能復精　○張延昌：意爲聲音雖然嘶啞，但能恢復清亮。

〔12〕鼻柱　○田河：簡文"柱"當爲阻塞之意。《莊子·徐無鬼》："藜藋柱乎鼪鼬之徑。"陸德明釋文："柱，司馬云：塞也。"《玉篇·木部》："柱，塞也。"鼻柱即鼻塞不通。

【譯文】

六日後小腿部會疼痛，痛感延至脚底，傷口膿汁流出，於是服藥。三十天會見效、痊愈，六十天後，鬚眉長出，聲音即使嘶啞亦能恢復純正。鼻塞不通……

三十四、治大風方

【解題】

○整理者：69、70、71三簡應是屬醫治五官科病證方。
◎今按：今從此説。

鼻中當骨（腐）[1]血[2]出，若膿出，去死肉，藥用代
盧（藺）如（茹）[3]、巴豆各一分，并合和，以絮裹藥
塞鼻，諸息肉[4]皆 69 出。不出，更飲調中藥[5]，藥用
亭（葶）磨{靡（蘼）}[6]二分，甘逐〈遂〉[7]二分，
大黃一分，冶，合和，以米汁飲一刀圭，日三四飲，徵
（癥）出乃止。即鼻不利，70 藥用利（藜）[8]盧（蘆）[9]
一本[10]，亭（葶）磨{靡（蘼）}二分，付（附）子一
分，皂[11]莢[12]一分，皆并父（㕮）且（咀），合和，
以醇醯漬，卒（晬）時，去宰（滓），以汁灌其鼻中。71

【集注】

〔1〕骨　○整理者：即“腐”。　○張延昌：“腐”字的異
體。　○楊耀文：骨，隸定爲“腑”較妥。《墨子·非攻》：“往
而靡弊腑冷不及者，不可勝數。”孫詒讓閒詁引畢沅云：“腑即
腐字異文。”

〔2〕骨血　○周祖亮、方懿林：（腐血）指血迹晦暗之血。

〔3〕代廬如　○**整理者**：即代地所產之"藺茹"（《廣雅·釋草》作廬如），《名醫別録》謂藺茹："去熱痹，破癥瘕，除息肉……生代郡川谷。"　○**林彦妙**："廬"與"藺"均爲來母、魚部，故兩者音同而相通；"茹"爲一形聲字，从艸如聲，故"茹"和"如"相通，"廬如"即"藺茹"，而"代"則爲地名，"代廬如"意指代地所產的藺茹，這是《武威醫簡》中唯一將地名標出來的藥材。　○**楊耀文**：《神農本草經》："藺茹，味辛，寒，有小毒。主蝕惡肉，敗瘡，死肌，殺疥蟲，排膿、惡血，除大風，熱氣，善忘。生川谷。"　○**周祖亮、方懿林**：即代地所產的廬茹，又稱藺茹。　◎**今按**：代，約今山西代縣轄地。

〔4〕息肉　○**整理者**：即鼻息肉或鼻痔。　○**楊耀文**：息，應爲"瘜"，即贅肉。息，心母職部字。《説文解字·魚部》："腥，星見食豕，令肉中生小息肉也。"段玉裁《説文解字注》："息，當作瘜。《疒部》曰：'瘜，寄肉也。'"《本草綱目·百病主治藥下·面瘡》："鼻室，是陽明濕熱，生瘜肉。"　◎**今按**："瘜"是"息"的後起字。

〔5〕調中藥　○**整理者**：即調和中氣的藥。

〔6〕亭磨　○**整理者**：即亭歷。"磨"爲"歷"字之訛。《流沙墜簡》醫方簡中"亭歷"亦作"亭磨"。　○**張延昌**：即葶藶。磨，爲歷的誤寫。《神農本草經》謂其味辛，寒，"主癥瘕積聚、結氣、飲食、寒熱，破堅逐邪，通利水道"。　○**楊耀文**："磨"爲"歷"字的誤寫。《漢語大字典·歷》義項3言："《吕氏春秋·順民》：'於是剪其髮，酈其手，以身爲犧牲。'清俞樾平議：《吕氏》原文作'歷'，後人音歷爲酈，遂并正

文‘曆’字亦誤加‘阝’旁，而‘曆’亦誤作‘磨’。”可見，
“曆”誤作“磨”字，文獻亦有記載。“曆”與“歷”均爲來
母錫部，故二者爲通假關係。《漢語大字典·歷》義項18：“拶
指。古代的一種酷刑。用繩聯小木棍五根，套入手指而緊收。
後作‘櫪’。《莊子·天地》：‘則是罪人交臂歷指，而虎豹在於
囊檻，亦可以爲得矣。’馬敍倫義證：‘歷’爲‘櫪’省。押指
也。”《漢語大字典·曆》義項3：“通‘櫪’，拶指。”此亦可
證明“歷”和“曆”爲通假關係。“亭”與“葶”均爲定母耕
部字，“歷”與“藶”均爲來母錫部字，“亭歷”與“葶藶”爲
通假關係。“曆”與“歷”通假，“歷”與“藶”通假，所以
“亭曆”與“葶藶”爲通假關係。《神農本草經》：“葶藶，一名
大室，一名大適。味辛，寒，無毒。治癥瘕，積聚，結氣，飲
食寒熱，破堅，逐邪，通利水道。生平澤及田野。”　◎今按：
亭、葶，均定母耕部韻，故亭假爲葶。《爾雅·釋草》：“蕇，
亭歷。”釋文：“亭字或作葶。”磨、曆，是異體關係。

〔7〕甘逐　○整理者：即“甘遂”。　○張延昌：當爲“甘
遂”。逐爲“遂”字的誤寫。《神農本草經》謂其味苦，寒，
“主大腹疝瘕，腹滿，面目浮腫，留飲宿食，破癥堅積聚，利
水穀道”。

〔8〕利　○張延昌：“藜”的通假字。　◎今按：利，來
母質部韻；藜，來母脂部韻，故能通假。

〔9〕利廬　○整理者：即“藜廬”。《神農本草經》謂藜
廬“去死肌”。　○張延昌：即藜廬。《神農本草經》謂其味
辛，寒，“主蠱毒咳逆，泄痢腸澼，頭瘍疥瘙惡瘡，殺諸蟲毒，
去死肌”。　○林彥妙：“黎”爲來母脂部，“利”爲來母質部，

"黎"與"利"爲聲同韻對轉而相通;"蘆"爲一形聲字,从艸盧聲,故"蘆"與"廬"音同相通,"利廬"即"藜蘆"。

〔10〕本　◎今按:根。參見第一章醫方二注〔1〕。

〔11〕皀　○張延昌:(早)"皀"字的誤寫。　○楊耀文:早,精母幽部;皀,從母幽部,二者關係疊韻通假。《周禮·地官·大司徒》:"其植物宜早物。"鄭玄注引鄭司農云:"皀物,柞栗之屬,今世間謂柞實爲皀斗。"陸德明釋文:"早,音皀,本或作皀。"《漢語大字典·皀》義項①:"皀斗的略稱,指檪實等,其殼斗煮汁,可以染黑。後作'皂'。"義項②:"黑色。後作'皂'。"《玉篇·白部》:"皀,同皂。"故"皀"與"皂"爲古今字關係。　◎今按:原釋爲"早",從圖版看,該字當隸定爲"皀",而非"早"字。

〔12〕皀莢　○整理者:"早莢"即"皀莢"。　○張延昌:即皀莢。味辛,溫,微毒,《神農本草經》謂其"主風痹死肌,邪氣,風頭淚出,利九竅"。

【譯文】

鼻腔内會有腐血流出。如果膿血已流出,想除去死肉,藥用代地産廬茹、巴豆各一份,一起混合調和,用棉花裹藥塞在鼻内,那些息肉都會外露。如息肉不外露,再服飲調理中氣的藥,藥用葶藶二份,甘遂二份,大黃一份,搗碎,混合調和,用米湯服飲一刀圭,每天服三四次,直到息肉流出纔停止飲藥。如果鼻道閉塞不通暢,藥用藜蘆一根,葶藶二份,附子一份,皀莢一份,都同時細切,混合調和,用濃醋浸泡,經過一晝夜,濾去藥滓,把藥汁灌入鼻道内。

三十五、殘方

□□〔病〕[1]□□□□〔病〕[2]□老瘦者，以人事[3]感之[4]。
此藥亦中[5]治毒，養（癢）[6]如。₇₃

【集注】

〔1〕病　◎今按：原缺釋，據圖版補。

〔2〕病　○陳國清："老"前所缺的第二字可識，爲"病"字。

〔3〕人事　○周祖亮、方懿林：指人之真情。

〔4〕以人事感之　○張延昌：即用心理療法醫治。　◎今
按：張氏所説心理療法例子《後漢書》即有記載，如"方技列
傳"載華佗不畏殺身之禍，以激怒療法治愈太守篤病的事迹。

〔5〕中　○楊耀文：在此爲"適宜"意。《廣韻‧東韻》：
"中，宜也。"　○周祖亮、方懿林：恰好，正對。　◎今按：
楊説可從。

〔6〕養　○整理者：用作"癢"。　○張延昌："癢"字的誤
寫。　○田河：養通癢，非誤寫。　○楊耀文：養、癢均爲余
母陽部，二者爲通假關係。《荀子‧正名》："疾、養、滄、熱、
滑、鈹、輕、重，以形體異。"楊倞注："養，與癢同。"　◎今

按：不當視爲誤寫，而是通假用法。參見本章醫方九注〔3〕。張延昌在"養"後斷句，恐不妥，應當在"養"前斷句。後文當指"瘷"的證狀。

【譯文】

……病……病……老弱羸瘦的患者應當采用心理療法醫治。這些藥物也可以治療因遇毒而引起病證，瘙癢的像……

三十六、殘方

□⿰⿱⿰□⿰□食□⿰禁方⿰ ₇₄

☑□□□［當］〔1〕飲食數□禁，不傳也。 ₇₄

【集注】

〔1〕當　◎**今按**：該字圖版作　，原釋文缺，當補釋爲"當"字。

【譯文】

……應當飲食數……禁方，不要外傳。

三十七、殘方

□⿱⿰二斗□⿱⿰濕⿰水一升與

中乌東郷造𤏳㠯䕵薪若桑 75

☒□二升□□，復置水一升其中，爲東郷（嚮）[1]造
（竈）[2]，炊以葦薪[3]若[4]桑[5]。75

【集注】

〔1〕郷　○**楊耀文**：郷，有面向、朝着之意，《左傳・僖
公三十三年》：“秦伯素服郊次，郷師而哭。”其義較古。嚮，
亦有向着之意，《史記・滑稽列傳》：“西門豹簪筆磬折，嚮河
立待良久。”其義較晚。向，《説文解字》：“向，北出牖也。從
宀，從口。”其本義爲北的窗户。

〔2〕東郷造　○**整理者**：即“東嚮竈”。　　○**周祖亮、方
懿林**：亦見於馬王堆帛書《五十二病方》“□蠱者”篇、羅布
淖爾漢簡L49A號簡。《千金要方》卷二：“煎藥作東嚮竈，用
葦薪煮之。”　◎**今按**：造，屬從母幽部韻；竈，屬精木覺部
韻，精從同屬齒頭音，幽覺對轉，故能通假。同樣用法還見於
《居延漢簡》簡4454：“・不侵候建平四年十一月亭燧烽干轉
射沙追數簿”，裘錫圭先生指出“追”字實爲“造”字，“造、
竈”二字古通。《周禮・春官・大祝》“二曰造”，鄭注：“故書
‘造’作‘竈’。杜子春讀竈爲造次之造，書亦或爲‘造’。”
黄文弼《羅布淖爾考古記》亦載有：“爲東郷造，水三斗，醇
酒一斗☒。”“東郷造”就是“東郷竈”。傳世文獻亦有，見於
《雲笈七籤》卷七五“蒸雲母法”：“法須東南作竈，釜上燒桑
柴，蒸之九日九夜。”

〔3〕葦薪　○整理者：即蘆葦。　◎今按：此處是以蘆葦當做燒火用的柴薪。《內經知要·病能》："炊以葦薪者，取其火烈也。"

〔4〕若　○整理者：或也。　○楊耀文：若，整理者所言欠妥。此處應爲禾稈皮。段玉裁《説文解字注》"秢"字注"凡可去之皮曰若"。　◎今按：楊氏之説可商。整理者的説法在其他簡帛醫學文獻中常見，不然"桑"字如何理解。

〔5〕炊以葦薪若桑　○整理者：《備急千金要方》中有"煎藥作東鄉竈，用葦薪煮之"，與此相近。

【譯文】

……二升……再往裏添一升水，罋起口朝東方的火竈，用蘆葦或桑枝煎煮。

三十八、殘方

☐相得，丸之大如吾（梧）[1]實[2]。先餔食吞二丸，日再，服藥一。 76

【集注】

〔1〕吾　○張延昌："梧"的誤寫。　◎今按：二字通假。

參見本章醫方十三注〔6〕。

〔2〕吾實　○張延昌：梧桐子。　◎今按：此處形容藥丸的大小。參見本章醫方十三注〔7〕。

【譯文】

……相合配合，做成大小像梧桐子大一樣的藥丸，晚飯前吞服二丸，白天服二次，服藥一……

三十九、殘方

【解題】

○整理者：右列諸簡，都是斷簡殘文，無從考證。

☑雄黃〔1〕四兩，消（硝）石二兩，人參〔2〕、方（防）風、細辛各一兩，肥棗〔3〕五。 77

【集注】

〔1〕雄黃　○張延昌：梵，是否礬的通假字，待考。　◎今按：梵，整理者釋爲“梵”字殊不可解，我們認爲殘留的兩字當釋爲“雄黃”，“黃”字圖版簡70有 等字可比較，而“雄”字左下部保留了“厶”部，所以可釋爲“雄黃”。同時，“礬

石"在本批簡牘牘 83 甲中作"樊石",而不是"梵"字。《神農本草經》載:"雄黃,一名黃食石。味苦,平,有毒。治寒熱,鼠瘻,惡創,疽,痔,死肌,殺精物、惡鬼,邪氣,百蟲毒腫,勝五兵。鍊食之,輕身,神仙。生山谷。山之陽。"

〔2〕人參 ○**楊耀文**:《敦煌漢簡》"……□肛十分,白礜石十分,良母脂取善者一兩,李石十分,人參十分取善者□"(563B)、"□治久欬逆匃痹痿痹、止泄、心腹久積、傷寒方:人參、芷宛、菖蒲、細辛、薑、桂、蜀椒各一分,烏喙十分,皆合和,以"(2012)中亦有人參。《神農本草經》:"一名人銜,一名鬼蓋。味甘,微寒,無毒。主補五臟,安精神,定魂魄,止驚悸,除邪氣,明目,開心益智。久服輕身,延年。生山谷。"

〔3〕肥棗 ○**楊耀文**:《五十二病方》有"美棗","□美棗一斗,以寸□"(殘 14)張顯成言即上等棗。肥棗和美棗其即棗之肥美者。《神農本草經》:"大棗,味甘,平,無毒。治心腹邪氣,安中養脾,助十二經,平胃氣,通九竅,補少氣,少津液,身中不足,大驚,四肢重,和百藥。久服輕身,年長。葉,覆麻黃能令出汗。生平澤。"

【譯文】

……雄黃四兩,硝石二兩,人參、防風、細辛各一兩,肥棗五顆……

四十、書名

·右[1]治百病方。₇₈

【集注】

〔1〕右　〇整理者：右簡上有標點，下書"右治百病方"數字，應是簡册的尾題，標明這批簡册記載的是治百病之醫方，它與《居延漢簡甲編》"永元器物簿"之"右破胡隧兵物、右澗上隧兵物"之尾題均相類似。　〇張延昌：原醫簡竪排，"右"指前面，現改橫排即指"上"之意。

【譯文】

右邊是治療各種疾病的醫方。

四十一、治久咳上氣喉中如百虫鳴狀卅歲以上方

【解題】

〇整理者：右牘係單面書寫，內容與簡 3—5 基本相同。惟牘文稱"稍咽之甚良"，簡文作"消咽其汁甚良"。

治久刻（咳）[1]上氣，喉中如百虫鳴狀，世歲以上方：
茈（柴）胡、枯〈桔〉[2]梗[3]、蜀椒各二分，桂、烏
喙、薑各一分。凡六物，皆冶，合和，丸白密（蜜），大
如嬰（櫻）[4]桃[5]。晝夜哈[6]三丸，稍咽之，甚良。79

【集注】

〔1〕刻　○田河：簡文中或寫作"欬"，皆通"咳"。　○楊
耀文："刻"爲"欬"的誤寫。"欬"與"咳"爲異體關係。
◎今按：劉立勛隸定作"欬"，讀爲"咳"。從圖版看，該字
右旁乃"刀"部，當隸定爲"刻"，刻，溪母職部韻；咳，溪
母之部韻。聲母相同，韻母陰入對轉，故咳可假爲刻。

〔2〕枯　○張延昌：枯爲"桔"的誤寫。

〔3〕枯梗　○整理者：應即"桔梗"。　○張延昌：應爲
"桔梗"。《神農本草經》謂其味辛，微溫，"主胸脅痛如刀刺，
腹滿，腸鳴幽幽，驚恐悸氣"。　◎今按：參見本章醫方一
注〔8〕。

〔4〕嬰　○張延昌："櫻"的通假字。　◎今按："櫻"爲"嬰"

的後起字。

〔5〕嬰桃　○張延昌：即櫻桃。　◎今按：此處形容藥丸的大小。參見本章醫方一注〔21〕。

〔6〕唅　○楊耀文：含，圖版爲"唅"。含，唅爲古今關係。《漢書·貨殖傳序》："而貧者短褐不完，唅菽飲水。"顏師古注："唅，亦含字也。"　◎今按：指嘴裏銜着食物。"含"異體字。《集韻·勘韻》："唅，哺也。"

【譯文】

治療長時間咳嗽導致氣逆上喘，咽喉中就像有很多種蟲子鳴叫，犯病時間在三十年以上的處方：柴胡、桔梗、蜀椒各二份，桂、烏喙、薑各一份，總共六種藥物，都搗碎，混合調和，以白蜜做成丸狀，大小像櫻桃一樣，白天黑夜含服三丸，逐漸咽下藥丸，療效很好。

四十二、治久咳逆上氣湯方

【解題】

○整理者：右牘正背兩面書寫，首端有標號，雖同是治久咳藥方，但用藥與簡3—5及牘79不同，體現古代醫家辨證施治原則。藥物劑量用升不用分。

一升石膏半升白□一□桂一
尺□半升秉曲枚半夏十枚
凡十物皆父且 _{80甲}半夏毋父
且洎水斗六升炊令六沸浚
去宰溫飲一小梧日三飲即
菜宿當更沸之不過三四日
逾 _{80乙}

·治久欬（咳）逆[1]上氣[2]湯（湯）[3]方：茈（紫）[4]
［菀］[5]七束，門冬[6]一升，款東（冬）[7][8]一升，橐
吾[9]一升，石膏半升，［白］□[10]［一尺[11]］，桂一尺，
密（蜜）半升，棗卅枚，半夏十枚。凡十物，皆父（吹）
且（咀），_{80甲}半夏毋父（吹）且（咀），洎[12]水斗六升，
炊令六沸，浚去宰（滓）[13]。温飲一小梧（杯）[14]，日三
飲。即藥宿[15]，當更沸之，不過三四日逾（愈）[16]。_{80乙}

【集注】

　　〔1〕欬逆　〇劉立勳：《漢語大詞典》卷三：“［咳逆］咳
嗽病的一種。因氣逆而作咳。《醫宗金鑑·痰飲咳嗽病脈
證·澤瀉湯》：‘咳逆倚息不得臥，小青龍湯主之。’注：‘咳

逆，古欬嗽名也。’”

〔２〕久欬逆上氣　　○周祖亮、方懿林：疾病名。《諸病源候論·久欬逆上氣候》：“肺感於寒，微者則成咳嗽。久咳逆氣，虛則邪乘於氣，逆奔上也。肺氣虛極，邪則停心，時動時作，故發則氣奔逆乘心，煩悶欲絶，少時乃定，定後復發，連滯經久也。”該方所治與３—５、７９號簡所治病證相似，但用藥不同，體現了同病異治原則。

〔３〕湯　　◎今按：“湯”字異體。《集韻·陽韻》：“湯，或作潒。”

〔４〕茈　　○張延昌：“紫”字的誤寫。　　○田河：茈通紫，二字皆从“此”得聲，例可通假。　　○楊耀文：茈、紫均爲精母支部，《爾雅·釋草》：“茈茢，茈草也。”王念孫疏證：“茈，與紫同。”簡３中有“茈胡”。柴爲崇母支部，與茈疊韻通假。　　◎今按：當是通假字，參見本章醫方一注〔７〕。

〔５〕茈菀　　○整理者：即“紫菀”。　　○田河：紫菀爲多年生草本植物。鬚根多數簇生。葉子橢圓狀披針形，頭狀花序。根和根莖入藥。　　○劉金華（２００５）：茈宛，《養生方·除中益氣方》作“冤”，武威簡“治久咳逆上氣湯方”又作“茈苑”，實則即是“紫菀”。《神農本草經·中品》記其“味苦，温，無毒。主咳逆上氣，胸中寒熱結氣”。《證類本草·草部·紫菀》也説：“療咳唾膿血，止喘悸，五勞體虛，補不足。”

〔６〕門冬　　○整理者：據《本草》所載，有“麥門冬”及“天門冬”，此處不知何指。　　○施謝捷：方中“門冬”與“款冬”配伍使用，檢陶弘景《本草經集注》，麥門冬“惡款冬、苦瓟”，是知方中所言“門冬”當指“天門冬”。天門冬、

麥門冬均可用以治咳，但其功效有小別，陳嘉謨《本草蒙筌》謂："天、麥門冬，并入乎太陰經，而能祛煩解渴、止咳消痰，功用似同，實亦有偏勝也。"　〇張延昌:《爾雅翼‧釋草》:"蘠蘼虋冬。"郭璞曰:"今門冬也，一曰滿冬。"按虋冬有二:其一則天門冬，一名顛棘。《釋草》所謂"髦顛棘也"，故郭璞注顛棘云:"細葉有刺，蔓生。"其一則麥門冬，生山谷肥地，葉如韭，四季不凋，根有鬚，作連珠形，似穬麥顆，故名麥門冬。謝靈運《山居賦》:"二冬并稱而殊性。"　〇**楊耀文**:《養生方》:"治中者，以汾（芬）囷（菌）始汾（墳）以出者，取，□令見日，陰乾之。須其乾，□以稗薜五、門冬二。"

（74）　〇**周祖亮、方懿林**: 藥物名，《神農本草經》有天門冬、麥門冬兩物，根據本方主治，當爲麥門冬。《神農本草經》謂其"主心腹，結氣傷中傷飽，胃絡脈絕，羸瘦短氣"……施謝捷指出，檢陶弘景《本草經集注》可知，麥門冬"惡款冬、苦瓠"，因此本方所言"門冬"當指"天門冬"。　◎**今按**: 麥門冬的省稱。晉張華《博物志》卷四:"敵休亂門冬；百部似門冬。"宋范成大《霜後紀園中草木十二絶》之十二:"門冬如佳隸，長年護堦除。"《本草綱目‧草部‧麥門冬》:"俗作門冬，便於字也。"《神農本草經》載:"麥門冬，味甘，平。主心腹結氣，傷中、傷飽，胃絡脈絶，羸瘦短氣。久服，輕身不老、不飢。生川谷及堤阪。"

〔7〕東　〇**張延昌**: 東爲"冬"字的誤寫。　〇**楊耀文**: 冬，端母冬部；東，端母東部，二者雙聲通假。　◎**今按**: 不當視爲誤寫，而是通假用法。參見第二章醫方六注〔8〕。

〔8〕款東　〇**張延昌**: 即款冬。《神農本草經》謂其味辛，

温，"主咳逆上氣善喘，喉痹，諸驚癇，寒熱邪氣"。

〔9〕橐吾　○羅福頤：《神農本草經》上說，款冬花一名橐吾（《證類大觀本草》同）。而此醫簡中有治久咳方記款冬一升、橐吾一升。據此可知款冬和橐吾決非一物。孫星衍校《神農本草經》在橐吾下注"《太平御覽》作橐石"，說明款冬別名可能是橐石，後人傳抄誤作橐吾。今由此醫簡，得正《本草經》的誤寫，又爲孫氏所校得一佐證。　○整理者：《神農本草經》稱款冬花"一名橐吾"，則款冬花與橐吾是一藥二名。但後世中草藥書稱"八角烏"別名"橐吾"，而將款冬花另立一藥。今簡文中款冬（東）與橐吾各一升，與文中所記"凡十物"之數相符，應係二物。　○張顯成（1997）：《植物名實圖考》……又名"八角烏"。　○張延昌：蓮蓬草的別稱。《神農本草經》稱款冬花一名"橐吾"，但後世中草藥書稱"八角烏"，別名"橐吾"。據《質問本草》，爲蓮蓬草的別稱。　○周祖亮、方懿林：藥物名。據《質問本草》，蓮蓬草別稱橐吾，并稱其"治風熱感冒，咽喉腫痛，癰腫，疔瘡"等。《神農本草經》稱款冬爲橐吾，此處并非指款冬。　◎今按：《質問本草》，琉球吳繼志撰成於1789年，收錄160種藥材圖鑒。

〔10〕白□　○周祖亮、方懿林：藥物名。當爲"白莒"，即白芷。　◎今按：所補可備一說。還有中藥"白芨"等藥。

〔11〕尺　◎今按：原所補"束"字可疑，其圖版作▓，與下文"尺"比較，當釋爲"尺"字，該字前一字當是"一"字。

〔12〕洎　○整理者：添水於釜的意思。　○周祖亮、方懿林：往鍋裏加水。　◎今按：《說文·水部》："洎，灌釜也。

从水自聲。"

〔13〕宰　○田河：通"滓"。　○楊耀文：宰，精母之部；滓，莊母之部，二者爲通假關係。

〔14〕桮　○整理者：即"杯"字。　○楊耀文：桮，《說文解字》："桮，䭯也。从木，否聲。匫，籀文桮。"《集韻·灰韻》："桮，蓋今飲器。或作杯。"《史記·項羽本紀》："沛公不勝桮杓，不能辭。"桮與杯爲異體關係，《第一批異體字整理表》中明確規定停止使用"桮"字。

〔15〕宿　◎今按：隔夜。

〔16〕逾　○張延昌："愈"的誤寫。　◎今按：當視爲通假字。

【譯文】

治療長時間咳嗽導致氣逆上喘的湯藥處方：紫菀七束，門冬一升，款冬一升，橐吾一升，石膏半升，白……一尺，桂一尺，蜂蜜半升，大棗三十枚，半夏十枚，總共十味藥，都細切，半夏不要細切，往鍋裏加六升水，煮沸六次，濾去藥滓。溫服一小杯，每天飲服三次。如果藥隔夜存放，要再煮沸。不超過三四天，就會痊愈。

四十三、治痹手足臃腫方

【解題】

○整理者：右牘係單面書寫。此係治療四肢痹病的方劑。

治痹〔1〕手足雍（臃）種（腫）〔2〕方：秦瘳（艽）〔3〕〔4〕
五分，付（附）子一分，凡二物冶，合和，半方寸匕一，
先餔飯酒飲〔5〕，日三，以愈（愈）爲度。81

【集注】

〔1〕痹　○整理者:《素問·痹論》:"風寒濕三氣雜至，
合而爲痹也。"　○楊耀文：赤堀昭將"庚"釋爲"痹"，儘管
《正字通·广部》:"痹，或曰痺即俗痹字。"但將其釋爲"痺"
是不妥的，應爲"痹"。

〔2〕雍種　○整理者：即臃腫。

〔3〕瘳　○林彦妙:"瘳"爲一形聲字，"艽"亦爲一形
聲字，兩字音相近，故"瘳"與"艽"通，"秦瘳"即"秦
艽"。　◎今按：通艽。瘳，透母幽部韻；艽，群母幽部韻，
疊韻通假。

〔4〕秦瘳　○整理者：即"秦艽"，《神農本草經》稱秦
艽:"味苦平，主寒熱邪氣，寒濕風痹，肢節痛，下水，利小
便。"　○張壽仁：秦瘳，秦膠也。《説文·胗》:"籀文胗从

扩。”“馬王堆一號漢墓”釋簡 56、57、58、59、60 號的“膚”
爲“膾”。據此，扩月通也。又方家多把秦艽作秦膠字……
《本經》云：“味苦，平，主寒熱邪氣，寒濕風痹，肢節痛，下
水，利小便。”風挾濕邪者，用秦艽，蓋頗妥當……於發汗，
則不如將秦瘳釋爲“秦椒”。膠或通膠，膠，椒也……秦艽、
秦椒皆治風寒濕痹藥；審證用藥，其惟聖人之智與神會矣！

〔5〕先餔飯酒飲　○整理者：即飯前用酒服藥。《神農本
草經·序錄》謂“病在四肢血脈者，宜空腹而在旦”，所以應
是先飲藥而後進食。

【譯文】

治療痹證引起的上肢和下肢臃腫的處方：秦艽五份，附子
一份，總共兩味藥搗碎，混合調和，取一半方寸匕的劑量藥末
一份，飯前用酒調服，每天服三次，以疾病痊愈爲限度。

四十四、治久泄腸澼歐血□□裏□□□
衆醫不能治皆謝去方

【解題】

○整理者：右牘正背兩面書寫。

引凡七易皆并省合丸以蜜大
如彈丸先铺　82甲　食以食大湯飲
一丸不起□□□　卩腸中二加日
草二州多血加桂二分多農州
石脂二州□一□□日□□□多□□黄
□一別禁鮮魚豬肉方禁民　82乙

·治久泄[1][2]腸（腸）辟（澼）[3][4]歐[5]血[6]□□
裹□□□,［眾］醫不能治，皆射（謝）[7]去[8]方：黃連[9]
四分，黃芩、石脂[10]、龍骨、人參、薑、桂各一分，凡
七物，皆并冶，合，丸以密（蜜）[11][12]，大如彈丸。先
鋪 82甲 食以食，大湯[13][14]飲一丸。不起[15]□□［所
部］[16]，腸（腸）中［恿（痛）］，加甘草二分；多血，
加桂二分；多農（膿）[17]，加石脂二分；□一□□日[18]
□□□；多□，［加］黃［芩］一分。禁鮮魚、豬肉。方
禁，良。82乙

【集注】

　　〔1〕泄　○整理者：即下瀉。

　　〔2〕久泄　○張延昌：久瀉。

〔3〕辟　○張延昌："壁"的通假字。　○袁仁智："辟"當通"澼"，《集韻·昔韻》："澼，腸間水。"　○劉立勳：張延昌前後矛盾，前一"壁"應爲"澼"的誤寫。　◎今按：二字通假，參見第二章醫方一注〔13〕。

〔4〕腸辟　○整理者：《素問·通評虛實論》記有"腸辟便血、腸辟下白沫"和"腸辟下膿血"三種病候。此牘在藥物加減中提到"多膿、多血"，因知"腸辟臥血"應屬第三種病候。　○袁仁智：腸澼猶言腸病，即痢疾也。如《素問·通評虛實論》："帝曰：'腸澼血何如？'"　○周祖亮、方懿林：即腸澼，此處指便血。

〔5〕臤　○張延昌：（臥）《說文》："休也。从人、臣，取其伏也。"《釋名·釋姿容》："化也，精氣變化不與覺同也。"○袁仁智：邵英《說文解字群經正字》："臤，吐也。今經典作'嘔'。"　◎今按：袁説可從。

〔6〕腸辟臤血　○張延昌：（腸辟臥血）指下痢膿血。　◎今按：指下痢和吐血。

〔7〕射　○整理者：用作"謝"。　○張延昌："謝"的誤寫。

〔8〕射去　○整理者：即辭去不醫的意思。　○鄭剛：（射）讀"謝"是正確的，但此處謝去指的似乎是《千金翼方》的"脫肛"。　○張延昌：謝而不醫的意思。　○田河：鄭説不可信，當從整理者釋讀。　○周祖亮、方懿林：推辭離開，謝而不醫。　◎今按：鄭説可從。如果真是不能醫治，爲何要開此處方？

〔9〕黄連　◎今按：《神農本草經》載："黄連，一名王連。味苦，寒，無毒。治熱氣，目痛、眥傷泣出，明目，腸

澼，腹痛，下利，婦人陰中腫痛。久服，令人不忘。生川谷。"

〔10〕石脂　○**張延昌**：即赤石脂。《神農本草經》謂其味甘，平，"主黃疸，泄痢，腸澼膿血，陰蝕下血赤白"。　○**周祖亮、方懿林**：礦物藥名。《神農本草經》將石脂按照顏色分爲青、赤、黃、白、黑五類，但是功效相同。此處不知指何種石脂。

〔11〕密　○**張延昌**：即蜜。

〔12〕丸以密　○**整理者**：意即和丸以蜜。

〔13〕大湯　○**周祖亮、方懿林**：指大劑量的湯藥。王燾《外臺秘要》卷二九載許仁則療吐血及墮損方："或慮損傷，氣不散，外雖備用諸方，腹内亦須資藥，但不勞大湯。"

〔14〕食大湯　○**張延昌**：指米湯。

〔15〕起　○**楊耀文**：赤堀昭釋爲"起"。查簡30、68、83背，均與此處寫法不一。此字宜隸定爲"起"。起亦有治愈義，《呂氏春秋·察賢》："今有良醫於此，治十人而起九人，所以求之萬也。"《後漢書·韋彪傳》："彪孝行純至，父母卒，哀毀三年，不出盧寢。服竟，羸瘠骨立異形，醫療數年乃起。"　◎**今按**：原釋爲"知"。今檢簡30、68"知"字圖版確實與此處不類，因爲這兩處還是隸體字形，但牘83乙的"知"圖版作 **[手写字]** 與此處"知"圖版 **[手写字]** 同屬章草，區別明顯，釋爲"起"可從。

〔16〕所部　◎**今按**：張延昌補。

〔17〕農　○**整理者**：用作"膿"。　◎**今按**：參見本章醫方三十一注〔16〕。

〔18〕日　◎**今按**：據摹本所加。

【譯文】

治療久泄、下痢、嘔血……裹……一般醫生不能治療且都脱肛的處方：黃連四份，黃芩、石脂、龍骨、人參、薑、桂各一份，總共七味藥，都同時搗碎，混合，用蜂蜜做成丸狀，大小如彈丸。在晚飯前服用，用大劑量的湯藥調服一丸。不見效……部，腸中疼痛，加甘草二份；多血，加桂二份；多膿，加石脂二份……多……加黃芩一份。服藥期間不能食用鮮魚與豬肉。本方是禁方，療效很好。

四十五、公孫君方

【解題】

○整理者：牘書"公孫君方"，但沒有指明治療何證。

◎今按：原釋文順序張延昌、周祖亮等讀爲"礬石二分半，牡麴三分，禹餘量四分，黃芩七分，虆米三分，厚朴三分，凡六物，皆冶合，和，丸以白密，丸大如吾實。且吞七丸，餔吞九丸。[83甲]莫吞十一丸。服藥十日，知；小便數多，廿日愈。公孫君方[83乙]"。今據圖版改讀。

樊（礬）石[1]二分半，禹餘量（糧）[2][3]四分，厚朴

三分，藥米[4]三分，牡麴（菊）[5]三分，黃芩七分，藥米

三分，厚朴三分，凡六物，皆冶，合和，丸以白密（蜜），

丸大如吾（梧）實。且[6]吞七丸，餔[7]吞九丸。83甲

莫（暮）[8]吞十一丸。服藥十日，知[9]；小便數多，廿

日愈（愈）。公孫君方。83乙

【集注】

〔1〕樊石　○整理者：《神農本草經》作礬石，即今明

礬。　○張延昌：《神農本草經》作礬石，今用明礬。《神農本

草經》謂其味酸，寒，“主寒熱泄利，白沃，陰蝕惡瘡，目痛，

堅骨齒”。·

〔2〕量　○張顯成（1997）：糧，量聲，故“量”與

“糧”通（也可說“量”是“糧”的省形字）。　○張延昌：

“糧”字的誤寫。　○林彥妙：“量”與“糧”同音。　◎今按：

“量”與“糧”均屬來母陽部韻，故可通假。

〔3〕禹餘量　○張顯成（1997）：“禹餘量”即“禹餘糧”，

亦即“太一餘糧、石腦”（《神農本草經》），“禹哀、太一禹餘

糧”（《吳普本草》），“白餘糧”（《名醫別錄》）等；其基原爲氧

化物類礦物褐鐵礦（Limonite）的一種礦石。　○張延昌：即

禹餘糧。《神農本草經》謂其味甘，寒，"主咳逆，寒熱，煩滿，下利赤白，血閉癥瘕大熱。煉餌服之，不飢，輕身、延年"。　○林彦妙："禹餘量"當即"禹餘糧"。　○劉立勳：《漢語大詞典》卷一："〔禹餘糧〕①中藥名。又名禹糧石。爲一種褐鐵礦礦石。性微寒，味甘澀，有澀腸、止血功能。相傳夏禹治水時棄其餘糧於江中，化爲此石，故名。見《太平御覽》卷九八八引《博物志》……②麥門冬的別名。《爾雅·釋草》'藋冬'邢昺疏：'麥門冬，秦名羊韭，齊名愛韭，楚名馬韭，越名羊蓍，一名禹葭，一名禹餘糧。'③薜草的別名。晋張華《博物志》卷六：'海上有草焉，名薜，其實食之如大麥，七月稔熟，名曰自然穀，或曰禹餘糧。'"

〔4〕蘖米　○整理者：《名醫別録》："蘖米味苦無毒，主寒中下氣除熱。"陶弘景注："此是以米爲蘖爾，非別米名也。"○張延昌：即穀芽。《名醫別録》："蘖米味苦無毒，主寒中下氣除熱。"　○楊耀文：《五十二病方》："闌（爛）者，爵（嚼）蘖米，足（捉）取汁而煎，令類膠，即冶厚柎（朴），和，傅。"（307）　◎今按：劉立勳引張延昌《武威漢代醫簡注解》作"穀芽"，殊誤，穀指楮樹，馬王堆帛書《五十二病方》行361載"穀汁"治療"痂"病；穀乃穀物之穀。

〔5〕牡麴　○張顯成（1997）：當爲"麴"的一種。　○田河："牡麴"當讀爲"牡鞠"，亦作"牡菊"。菊之無子者。《周禮·秋官·蟈氏》："蟈氏掌去蛙、黽，焚牡鞠，以灰灑之則死。"鄭玄注："牡鞠，鞠不華者。"《本草綱目·草四·菊》："菊之無子者，謂之牡菊。"　○周祖亮、方懿林：藥物名，即大麴，指發酵力强的酒母。《本草綱目》卷二五："麴以米麥包

罨而成，故字从米从麥从包省文，會意也。酒非麴不生，故曰
酒母。"《本草綱目》有"小麥麴、大麥麴、米麴、麵麴、神
麴、紅麴"等藥物。　◎今按：麴，溪母屋部韻；菊，見母覺
部韻，聲母同屬牙音，韻母旁轉，故麴假爲菊。牡麴，即牡
菊，《本草綱目·草部·菊》集解李時珍曰："菊之無子者，謂
之牡菊。"菊花主治引《神農本草經》"諸風頭頭眩腫痛，目欲
脱，淚出，皮膚死肌，惡風濕痹"，引《名醫別録》"療腰痛
去來陶陶，除胸中煩熱，安腸胃，利五脈，調四肢"。

〔6〕旦　〇整理者：（與下文）"餔、莫"都是指服藥時
間。"旦"指早晨。

〔7〕餔　〇整理者：指"餔時"，即下午喫飯時間，約當
申時。　〇張延昌：餔時，或稱下餔，後世稱申時，相當於今
15—17時。　◎今按：參見本章醫方三注〔7〕。

〔8〕莫　〇整理者：即暮，指晚間。　〇張延昌："暮"
的通假字，指黃昏，或稱昏時，後世稱戌時，相當於今19—
21時。　〇楊耀文：莫，《説文解字》："莫，日且冥也。从日
在茻中。"其本義爲日落的時候。暮，其義爲傍晚。二者爲古
今字。　◎今按："莫"乃"暮"字初文，非通假關係。

〔9〕知　〇袁仁智：《方言》卷三："知，愈也。南楚病愈
者謂之差，或謂之間，或謂之知。知，通語也。"析言之，程
度有別，知即感覺，愈即痊愈。《注解》誤斷爲"服藥十日，
知小便數多，廿日愈"。　◎今按：袁説甚是。參見本章醫方
十四注〔10〕。

【譯文】

礬石二份半，菊花三份，禹餘糧四份，黃芩七份，虆米三份，厚朴三份，總共六味藥，都研成細末，混合調和，用蜂蜜糊丸，如梧桐子大。早上吞服七丸，晚飯時吞服九丸，黃昏吞服十一丸，服藥十天就見效，小便頻繁變多，二十天痊愈。這是公孫君的處方。

四十六、白水侯所奏治男子有七疾方

【解題】

○整理者：右牘正背兩面書寫，中部文字損蝕過甚。方名七疾，文中僅存其六，第七疾已難辨識。在列述病證後，歸結爲"有病如此，終古毋（無）子"，應指男子不育之證。

白水侯所奏治男子有七疾方
所胃七疾一曰陰寒二曰陰
痿三曰苦衰四曰精失五曰
精少六曰□□□養濕□□□　□□□□□□□□天李名曰
七疾令人陰□小□□養濕
□之黃汁出□之行小便時難

瀚□赤黄泪白麴便赤膿餘沆
：□苦旦胅脆寒手足颭□煩
取牙安袜溺目泣生□不□自
不帶圍盈、不溺旁急　84甲　寺蕭人
乙□弓亏陰一台月弗□刀食□
□有病如此急為少饑何已□
沈士尚侍之□于□先伏下之川
兒寫□注男巳洋切孫于内傷
辤匚□□从□乏生刖志中□□余
其人不見尸ノ　心驚駭身沉
大柬之坐不右菌便不智□□
十□有病如此發古毋子治之
方活樟桃十分芎藭五分牛
膝四分續斷四分土□一五分
昌蒲二分凡六物皆并冶令和
以方寸匕一為後飯愈之病者

84乙

白水侯[1]所奏治男子有七疾[2]方，何謂七疾？一曰陰寒[3]，二曰陰痿（痿）[4][5]，三曰苦衰[6]，四曰精失[7]，五曰精少，六曰橐[8]下養（癢）濕[9]，[精汁〈清〉；七曰小便苦數，臨事]不卒[10]，名曰七疾。令人陰[物][11]小，橐下養（癢）濕，[搔][12]之，黃汁[13]出。☒□行[14]小便時難[15]。溺[下][16]赤黃汁白[17]，□[18]便赤膿，餘[酒]□☒苦[悳（痛）]。膝脛寒[19]，手足熱[20]，[且][21]煩，臥不安床[22]，涓目[23]泣出，□□☒□下[24]常悳（痛），溫溫下溜[25]旁（膀）急[26][27]。84甲時[蘇]□□[者]□□陰□□所□□□□□[28]有病如此，名爲少餳（傷）[29]。何巳（已）□[六壬][30]尚[房]，□□□□☒伏下□□□□□□巳（已）汁[31]□孫□[32]内傷[33]，除□□□□□其坐則[應中]□□□□，人不見[34]□□□驚[35]駭[36]□酒大樂，久坐不起，□便不□□□□□[37]。有病如此，終古毋（無）[38]子[39]。治之方：活（栝）[40]樓[41]根[42]十分，天雄[43]五分，牛膝[44]四分，續斷[45]四分，□□[46]五分，昌

（菖）蒲[47]二分。凡六物皆并冶，合和，以方寸匕一，爲後飯，愈（愈）。久病者，卅日平復[48]，百日毋病[49]居〈苦〉[50][51]。建威耿將軍[52]方。良，禁，千金不傳也[53]。84乙

【集注】

〔1〕白水侯　○杜勇（1998A）：初步可以推斷此白水侯就是劉敞。　◎今按：杜説可備一説。

〔2〕七疾　◎今按：男子腎氣虧損的七種證狀。《諸病源候論・虛勞病諸候・虛勞候》作“七傷”，其内容爲：“七傷者，一曰陰寒，二曰陰萎，三曰裏急，四曰精連連，五曰精少，陰下濕，六曰精清，七曰小便苦數，臨事不卒。”可見傳世文獻保留了前代内容。《備急千金要方・腎臟・補腎第八》作：“黄帝問五勞七傷於高陽負，高陽負曰：一曰陰衰，二曰精清，三曰精少，四曰陰消，五曰囊下濕，六曰腰（一作胸）脅苦痛，七曰膝厥痛冷，不欲行，骨熱，遠視淚出，口乾，腹中鳴，時有熱，小便淋瀝，莖中痛，或精自出。有病如此，所謂七傷。”與前書有小異。《千金翼方・補益・敍虛損論第一》作：“七傷者，一曰陰寒，二曰陰痿，三曰裏急，四曰精連連而不絶，五曰精少，囊下濕，六曰精清，七曰小便苦數，臨事不卒，名曰七傷。”較接近《諸病源候論》。下文有“七疾及七傷”，但祇有列舉“七傷”的内容，似乎也指出“七傷”與“七疾”是同義詞。

〔3〕陰寒　○周祖亮、方懿林：指男子前陰寒冷、陽痿而

不舉的病證。張璐《張氏醫通》稱之"陰冷"。　◎今按：指前陰有寒冷的感覺。見《金匱要略·婦人雜病脈證并治》。又名陰冷。因下元虛冷，寒氣凝結而致者，男子陰冷而痿，女子陰冷而腹內亦覺冷，常影響生育。《諸病源候論·虛勞候》亦作"陰寒"。

〔4〕瘘　○張延昌：瘘，爲"痿"之誤寫。　◎今按：古文字中"疒、广"旁常通用，無別，是異體關係。

〔5〕陰瘘　○張延昌：陰痿，後世多作陽痿。　○周祖亮、方懿林：即陽痿，指男子性功能喪失、陰莖不舉的病證。　◎今按：指未到腎衰年齡而出現陰莖不舉或舉而不堅者。多因房事過度，命門火衰而致。見《靈樞·經脈》。又名陽痿。《諸病源候論·虛勞候》作"陰萎"。

〔6〕苦衰　○田河：疑爲早瀉。"苦"古有急、快之意。《方言》卷二："苦，快也。"郭璞注："苦而爲快者，猶以臭爲香，亂爲治，徂爲存，故訓義之反覆用之是也。"《廣雅·釋詁一》："苦，急也。"《莊子·天道篇》："斲輪，徐則甘而不固，疾則苦而不入。"高誘注："苦，急意也。""苦衰"就是急衰，疑爲早瀉。　○周祖亮、方懿林：指男子因勞苦而導致性功能衰退的病證。　◎今按：田說有理。下文作"陰衰"。《諸病源候論·虛勞候》作"裏急"。裏急，指腹內拘急，疼痛不舒。《素問·骨空論》："沖脈爲病，逆氣裏急。"

〔7〕精失　◎今按：指經常遺精，滑精。《諸病源候論·虛勞候》作"精連連"。《普濟方·虛勞門》作"精漏遺"。

〔8〕櫜　○整理者：指陰囊。　○張延昌：囊，陰囊。

〔9〕櫜下養濕　○張延昌：即陰囊瘙濕。　◎今按：指陰

囊潮濕瘙癢。《諸病源候論·虛勞候》作"精少，陰下濕"。

〔10〕不卒　○**周祖亮、方懿林**：依據圖版，前面兩字可補爲"臨事"，"臨事不卒"亦見於《諸病源候論·虛勞候》，指因性功能障礙，交合活動不能順利進行。　◎**今按**：所補可從。今據前引《諸病源候論·虛勞候》和《千金翼方·補益·敘虛損論第一》關於"七傷"的記載，再加上簡牘圖版，補"精汁；七曰小便苦數，臨事"。

〔11〕陰物　○**張壽仁**："物"，《甲本》《乙本》皆未釋。　○**田河**：從殘存筆畫看，"陰"下似爲"物"。陰物指陽具。　◎**今按**：所補可從。

〔12〕搔　○**整理者**：釋作"盈"。　○**何雙全**：盈，誤，當釋侵。　○**張延昌**：作"灘"，《說文通訓定聲》："灘，水濡而乾也，俗从或體，難聲。"　○**周祖亮、方懿林**：該字據陳國清考釋補正。整理小組原釋文爲"盈"，何雙全釋爲"侵"，張延昌釋爲"灘"。　◎**今按**：赤堀昭、陳國清均釋爲"搔"，釋"搔"可從。

〔13〕黃汁　◎**今按**：圖版作▨，應隸定作"汁"。但傳世文獻作"汗"，《千金翼方·補益·敘虛損論第一》即作"陰下常濕，黃汗自出"。相較二者，傳世文獻有誤。

〔14〕☑□行　○**張延昌**：作"□遠行"。　○**田河**："遠"爲《注解》所補，可從。　◎**今按**：從圖版看，從"黃汁出"到"行小便"之間有十餘個字的位置，而張延昌僅補爲"□遠行"，甚爲不妥。"遠"字所在位置的字從圖版看殘留了"辶"旁，不過是否是"遠"字，從圖版看由於該字模糊，待考。

〔15〕小便時難　◎**今按**：《千金翼方·補益·敘虛損論第

一》作"小便赤熱，乍數時難"。

〔16〕溺下　○張延昌：補"所"字。　◎今按：從圖版看，由於該字模糊，待考。或可補爲"下"字。

〔17〕溺下赤黃泔白　○周祖亮、方懿林：指小便赤黃，或像淘米水一樣濁白。

〔18〕□　○何雙全：白字下文當釋劇。　○張延昌：補"劇"字。　○張壽仁："努"。《甲本》《乙本》皆未釋。　○田河：《注解》在"不卒"前補一"劇"字，由於圖版模糊，恐不可信從。　◎今按：該字何雙全先生也認爲當釋"劇"。該字圖版作![字形]，該字右旁从"刀"，左旁不似"虛"，待考。《千金翼方·補益·敘虛損論第一》作"大便堅澀，時泄下血"。

〔19〕膝脛寒　◎今按：《千金翼方·補益·敘虛損論第一》作"膝脛苦寒，不能遠行，上重下輕"。

〔20〕手足熱　◎今按：《千金翼方·補益·敘虛損論第一》作"四肢浮腫，虛熱煩疼，乍熱乍寒"。

〔21〕且　○何雙全：且，誤，當釋上。　○張延昌：《説文》："上，高也，此古文上指事也。"　◎今按：張延昌釋文作"且"，其"句讀補正"部分作"上"，劉立勳從之，却沒有交代出處，當參考何雙全説法補充其内容。

〔22〕臥不安床　◎今按：《千金翼方·補益·敘虛損論第一》作"臥不安席"。

〔23〕涓目　○張延昌：淚水不自主流出。

〔24〕□下　○張延昌：補"丹"字，丹，是否指丹田，待考。　○周祖亮、方懿林：陳國清釋爲"自下"。

〔25〕下溜　○整理者：《靈樞·口問篇》稱："胃中空則

宗脈虛，虛則下溜。"

〔26〕旁急　○**整理者**：即"膀急"。　○**張延昌**：即膀胱急。　○**周祖亮、方懿林**：指膀胱脹急。　◎**今按**：旁、膀均並母陽韻，故能通假。

〔27〕下溜旁急　○**整理者**：應是指小便頻急之意。　○**張延昌**：小便頻急。　○**周祖亮、方懿林**：小便頻急。《靈樞·口問》："胃中空則宗脈虛，虛則下溜。"

〔28〕時……所□□□□□　○**張延昌、朱建平**：據陳國清考證，釋爲"時〔蘇〕□□者□□陰□□所□□□□□□"。　◎**今按**：從圖版看，可從。

〔29〕少傷　○**張壽仁**：《甲本》《乙本》皆作"少傷"，待考。　○**周祖亮、方懿林**：（少傷）疾病名。此處指男科疾病。　◎**今按**：整理者作"傷"，張延昌作"傷"，從圖版看，釋爲"傷"較妥，可讀爲"傷"。

〔30〕何巳□六壬　○**張延昌、朱建平**：據陳國清考證，釋爲"何巳□□出"。　○**胡娟**：但細看醫簡本圖版，"尚"字前有"（六壬）"二字，其後有"（房）"字，醫簡本、注解本均漏釋，當補。"六壬"是古代運用陰陽五行占卜吉凶的方法之一，與"遁甲、太乙"合稱三式。五行（水、火、金、木、土）以水爲首，天干（甲、乙、丙、丁、戊、己、庚、辛、壬、癸）中的"壬、癸"屬水，而"壬"爲陽水，"癸"爲陰水，捨陰取陽，故名"壬"。在六十甲子中，"壬"與地支組合共出現過六次（壬申、壬午、壬辰、壬寅、壬子、壬戌），故名"六壬"……六壬學是一門能預斷吉凶的學問……六壬占術由來甚古，《隋書·經籍志·五行》著録有《六壬釋兆》《六壬

式經雜占》，此後歷代志書收録頗多。在本方中指身患"七疾"男子在"六壬"之日行房。"尚"連詞，表示假設，相當於"倘、假如"。清王引之《經傳釋詞》卷六："黨、當、尚，并與倘同。"《墨子·尚賢》："尚欲祖述堯舜禹湯之道，將不可以不尚賢。"《韓非子·制分》："禁尚有連於己者，裏不得相闚，惟恐不得免。"陳奇猷集釋："尚，與倘同。""六壬尚房"即患有"七疾"的男子在"六壬"之日依然行房。《漢語大詞典》"六壬"條引例晚於六朝，應據《武威漢代醫簡》補。

〔31〕汻 ○張壽仁：狂貌或失意貌（引《康熙字典》已集上，水部，"汻"）。

〔32〕伏下……孫□ ◎今按：張延昌補作"伏下□□起□□□焉，已知孫□"。從圖版看，"起"字模糊，待考。整理者所補"汻"是，張延昌補作"知"非。

〔33〕内傷 ◎今按：據《外臺秘要方·五勞六極七傷方》，後世作"内極"，其内容作"又五落散。主五勞、六極、七傷、八不足，裏急，胸脅脹滿，背痛頭眩，四肢重，腰脊强，環臍腹痛，小便或難或數，劇者大便出血，歆歆少氣，手足煩熱，臥不能卒起，起行不能久立，有病若此，名曰内極"。

〔34〕除……見 ◎今按：整理者作"☑其坐〔則〕應中☑"，張延昌作"除□□□□□其坐望□□□□，人不見"。從圖版看，所補可從。但"則應中"，當以整理者所釋爲是。

〔35〕驚 ○周祖亮、方懿林：可能是指陰莖勃起。馬王堆帛書《養生方》"☑巾"篇有"馬因驚"之説，周一謀認爲是指陰莖受刺激後興奮、勃起。從本句的"大樂"看，似指男子性功能得到恢復。

〔36〕駭　○張壽仁：駭,《甲本》《乙本》皆未釋。　◎今按："駭"原缺釋，張氏所釋可從。

〔37〕□便不□□□□　◎今按：張延昌補作"當便不便，□□故□"，可備一説。

〔38〕毋　○張壽仁:《甲本》注即"无"。按：無也。　○中國簡牘集成編輯委員會："無"的誤寫。　○田河：毋、無通用，非誤寫。　◎今按：張氏所引恐有誤，"无"當作"无"。

〔39〕終古毋子　○周祖亮、方懿林：終生沒有生育能力。楊森指出，下面所列醫方包含補腎滋陰、強腰壯筋的功效，是治療男子不育證的最早方劑。

〔40〕活　○整理者："活"用作"栝"。　○張延昌：活，"栝"的誤寫。　○林彦妙："活"與"栝"音同，均爲見母、月部，故"活"與"栝"相同（按，當爲"相通"）。　◎今按：活，匣母月部韻；栝，見母月部韻，疊韻通假。不當視爲誤寫。

〔41〕樓　○林彦妙："蔞"與"樓"音同相通。

〔42〕活樓根　○整理者："栝樓根"即"天花粉"。　○張延昌：應爲栝樓根。《神農本草經》謂其味苦，寒，"主消渴身熱，煩滿大熱。補虛安中，續絕傷"。　○劉立勳：唐《證類本草·草部·栝樓》引《名醫別録》栝樓"實，名黃瓜，主胸痹，悦澤人面"，又引《子母秘録》"治乳腫痛：栝樓黃色老大者一枚熟搗，以白酒一斗煮取四升，去滓，温一升，日三服"。李時珍《本草綱目·草七·栝樓》："栝樓即果贏，二字音轉也。"王國維《觀堂集林·〈爾雅〉草木蟲魚鳥獸名釋例下》："栝樓亦果贏之轉語。"

〔43〕天雄　○田河：中藥名。烏頭塊根上不生側根者，性味主治與附子略同，而性更烈。《淮南子・繆稱訓》：“天雄烏喙，藥之凶毒也，良醫以活人。”李時珍《本草綱目・草六・天雄》：“（釋名）白幕。味辛，溫，有大毒。治大風，寒濕痹，歷節痛，拘攣緩急，破積聚邪氣，金創，強筋骨，輕身健行。”

〔44〕牛膝　○田河：亦稱“牛莖”。多年生草本植物，因其莖有節，突出如牛膝，故名。根可入藥，有利尿、通經等作用。北齊劉晝《新論・審名》：“虛信傳說，即似定真……禹糧謂之散食；龍肝、牛膝謂之爲肉。”袁孝政注：“皆是藥草之名也。”李時珍《本草綱目・草五・牛膝》：“（釋名）牛莖、百倍、山莧菜、對節菜。味苦，酸、平，無毒。主治寒濕痿痹，四肢拘攣，膝痛不可屈伸，逐血氣，傷熱火爛，墮胎。久服輕身耐老。療傷中少氣，男子陰消，老人失溺。”○楊耀文：《五十二病方》：“冶牛膝……”（342）。《養生方》：“用石膏一斤半，藁本、牛膝……”（141）。

〔45〕續斷　○田河：植物名。二年生或多年生草本。中醫學上以根入藥，性微溫味苦。功用補肝腎、強筋骨、補血脈、利關節。《急就篇》卷四：“遠志續斷參土瓜。”顏師古注：“續斷，一名接骨，即今所呼續骨木也。又有草續斷，其葉細而紫色，根亦入藥用。”李時珍《本草綱目・草四・續斷》：“（續斷）根苦，微溫，無毒，主治傷寒，補不足，金瘡癰瘍折跌，續筋骨，婦人乳難。久服益氣力。”

〔46〕□□　○張壽仁：（釋爲“杜仲”）《甲本》《乙本》皆未釋。　◎今按：所補可備一說。

〔47〕昌蒲　○田河：植物名。多年生水生草本，有香氣。葉狹長，似劍形。肉穗花序圓柱形，著生在莖端，初夏開花，淡黃色。全草爲提取芳香油、澱粉和纖維的原料。根莖亦可入藥。民間在端午節常用來和艾葉紮束，掛在門前。酈道元《水經注・伊水》："石上菖蒲，一寸九節，爲藥最妙，服久化仙。"《孝經援神契》："椒薑禦濕，菖蒲益聰。"　○楊耀文：《神農本草經》："菖蒲，一名昌陽。味辛，溫，無毒。治風寒濕痹，欬逆上氣，開心孔，補五臟，通九竅，明耳目，出聲音。久服輕身，不忘，不迷惑，延年。生池澤。"

〔48〕平復　◎今按：指痊愈，復原。《漢書・嚴朱吾丘主父徐嚴終王賈傳》下："疾平復，乃歸。"《後漢書・方術列傳》下："四五日創愈，一月之間皆平復。"

〔49〕病　◎今按：該字原釋爲"疾"，但其從疒從方，當釋爲"病"。病，除有從疒從丙字形外，還有從疒從方字形：𤕫（包山・152）、𤕫（包山・243）、𤕫（郭店・老甲）、𤕫（璽彙・0795）。

〔50〕居　○李洪財："居"的草形與 𦵔 相合，但從簡文看，釋作"居"明顯不合文義。所以這應該是草字形近造成的誤寫，將"苦"誤寫作"居"，抄寫者本人肯定是無意的。　◎今按：據摹本，該字形和簡42、牘84甲"苦"字形殊別，整理者補爲"苦"，可商。李説可從。

〔51〕毋病居　○整理者："毋"即"無"，毋疾苦意謂無有疾苦。

〔52〕建威耿將軍　○李具雙：考建威耿將軍，爲東漢初年耿弇，漢光武帝時期封爲建威將軍，死於建武十三年（公元

37 年)(《後漢書‧耿弇傳》)。

〔53〕良禁千金不傳也　〇**整理者**：意謂該方是良方、禁方，秘不外傳。係舊社會習見的自私保守思想。　〇**張壽仁**：古人尊祕古籍，祕而不輕傳，非私而自秘不傳也。

【譯文】

白水侯所奏獻治療男性七種疾病的處方：什麼是七種疾病？一是陰寒，二是陰痿，三是早瀉，四是精失，五是精少，六是陰囊癢濕，精液稀少；七是小便苦數，房事時不能順利進行，以上七種證狀稱作七疾。使人陰莖變小，陰囊癢濕，抓搔其間，有黃汁流出……解小便困難，小便……紅黃泔白……大便紅赤膿多……苦痛。膝腿寒冷，手腳發熱，并且煩躁，睡臥不安床，眼淚不由自主地流出……下經常疼痛，小便頻急……患這類病，叫做少傷。何已……久坐不起……便不……患上這類病，終生沒有生育能力。治療它的處方：栝樓根十份，天雄五份，牛膝四份，續斷四份……五份，菖蒲二份，總共六味藥，都同時搗碎，混合調和，飯後服一方寸匕，病即痊愈。久病之人三十天痊愈，百天內不會生病和痛苦。這是建威耿將軍的處方。療效很好。此方是禁方，（即使他人用）千金求購都不要外傳。

四十七、呂功君方

【解題】

◎**今按**：本方書寫在牘 85 甲上。

☑分，人髮[1]一分，煩（燔）[2]之，令[3]焦，一□，□二分，□一分。凡八［物］冶[4]，［合和，以］溫酒飲[5][6]方寸匕一，日三飲之。吕功君方：有農（膿）者，自爲焦[7]□□□□□□□□出；有血不得爲農（膿）。

【集注】

〔1〕人髮　○胡娟：今細看醫簡本圖版和拓片，木牘原文本寫作𠕋，醫簡本直接釋爲"髮"，失當。應按原文釋爲"镸"。"镸"本身是"長"的異體字。《篇海類編·通用類·長部》："镸，偏旁凡从镸者并與長同。"《正字通·長部》："镸，長字在旁之文，如彭、髮諸字从此。"本方之"镸"，應爲"髮"之殘損字，故醫簡本、注解本、校釋本均直接釋爲"髮"。"人髮"別名"髮髲、髮髢、亂髮、髮灰子、頭髮、血餘炭、人髮灰"，動物類方藥名。爲人的頭髮。人髮收集後，

用城水洗去油垢，清水漂净後曬乾，加工成炭，稱血餘炭。血餘炭，呈不規則的塊狀，大小不一。色烏黑而光亮，表面有多數小孔，如海綿狀；質輕而脆，易碎，斷面呈蜂窩狀，互碰有清脆之聲。用火燒之有焦髮氣。其味苦，性溫，可入藥，以色黑、發亮、質輕者爲佳。有消瘀、止血等功效。主治吐血、鼻衄、齒齦出血、血痢、血淋、崩漏等病證。《神農本草經·髮髲》："髮髲，味苦，溫，小寒，無毒。主五癃、關格不通，利小便、水道，療小兒癇、大人痓。仍自還神化。合雞子黃煎之，消爲水，療小兒驚熱。雷斆云：'是男子二十已來無疾患，顔色紅白，於頂心剪下者，入丸藥膏中用。先以苦參水浸一宿，漉出，入瓶子，以火煅赤，放冷研用。'亂髮，微溫。主欬逆、五淋、大小便不通、小兒驚癇；止血鼻衄。燒之吹內，立已。"明繆希雍疏："髮者，血之餘也。經曰：'男子八歲，腎氣盛，齒更髮長。是髮因人之血氣以爲生長榮枯也。故血盛之人，則髮潤而黑；血枯之人，則髮燥而黃。'《本經》用髮髲之意爲是故爾。其味苦，氣溫。《別錄》小寒，無毒，入手足少陰經。大人痓，小兒驚癇，皆心肝二經血虛而有熱也。髮爲血之餘，故能入心入肝，益血。微寒而苦，又能泄熱，所以療小兒驚癇及大人痓也。心與小腸爲表裏，腎與膀胱爲表裏。心腎有熱，則二腑亦受病。此藥能入心除熱，入腎益陰，則水道利，五癃、關格俱通矣。是以古人治驚，多用茯苓、琥珀、竹葉之類，取其分利。心經之熱，自小腸出也。日華子主止血悶、血暈、金瘡、傷風及煎膏長肉，消瘀血者，悉取其入心走肝益血，除熱之功耳。自還神化之事，未見別方，大抵以火煅之，復化而凝成血質，此即自還神化之謂。是因血而生，復還爲血，非神化而何。亂髮，即常人頭上墮下者。其氣味所主與髮鬘相似，第其力稍不及耳。以髮鬘一時難得，故《別錄》重出此條，以便臨時取用，療體，實不甚相遠也。"明李時珍《本草綱目・人部一・髮鬘》："髮鬘，《本經》，音被。釋名：鬒（音總，甄權），髮髦（音剃，亦作鬍）。氣味苦，溫，無毒（《別錄》小寒）。主治五癃、關格不通，利小便、水道；療小兒驚、大人痓，仍自還神化（《本經》）。合雞子黃煎之，消爲水，療小兒驚熱、百病（《別錄》），止血悶、血運、金瘡、傷風、血痢。入藥，燒存性，用煎膏，長肉、消瘀血（大明）。"另：《中國醫學大辭典》未收"人髮"條，可據《武威漢代醫簡》補。　　◎今按：細察髟字圖版右旁部件殘，胡氏釋寫可備一説。

〔2〕煩　○田河：通"燔"。二者同爲並紐元部字。同音通假。燔有燒、烤、炙之意。馬王堆漢墓帛書《五十二病方・諸傷方》有"燔白雞毛及人髮，冶各等。百草末八灰……"◎今按：馬王堆帛書《五十二病方》有字隸定作"頪"，整理小組曰："從煩從犬，讀爲燔。《武威漢代醫簡》85'人髮一分，煩之令焦'，煩字也讀爲燔。"其實應隸定爲"頬"，古文字中"頁"和"見"旁易混。此處讀爲燔。另見《漢晉西陲木簡彙編》有"炋"字，該書有"蓬火約品"："望見虜一人以上入塞，炋一積（積）新（薪），舉二蓬，夜二苣火。見十人以上在塞外，炋舉如□□。"于豪亮《釋漢簡中的草書》認爲炋爲"煩"字草書。《疏勒河流域出土漢簡》簡947有"虜守亭障不得燔薪舉☒"，可以和《漢晉西陲木簡彙編》對讀。"煩"還可讀爲"番"，如"蹯"，《呂氏春秋・過理》引作"蹞"。《説

文・采部》："番，獸足謂之番。从采，田象其掌，頣，或从足，从煩。"此處"燔"當釋爲焚燒義。《説文・火部》："燔，爇也。"《玉篇・火部》："燔，燒也。"《漢書・東方朔傳》："推甲乙帳燔之於四通之衢。"顔師古注："燔，焚燒也。"檢《本草綱目・草部・狼毒》"附方"狼毒入藥有先"炙香"，如"九種心痛"；也有"燒"後入藥，如"陰疝欲死"和"兩脅氣結"；也有"炒研"的，如"乾濕蟲疥"；也有"一半生研，一半炒研"的，如"積年疥癩"；也有用"末"的，如"積年乾癬"和"惡疾風瘡"。但該書并無狼毒治療狗咬人的醫方。而"燔"字，字書并無"搗碎"義，再結合其他材料，如馬王堆帛書《五十二病方》，其"諸傷第四方"，即帛書8—9行："燔白雞毛及人髮，冶〔各〕等。百草末八灰，冶而□□□□□□一垸溫酒一音（杯）中□，飲之。"其中"燔"字，帛書整理小組注釋曰"燒"。我們認爲還是釋爲"焚燒"較好。

〔3〕令　◎今按：據上文補。

〔4〕冶　○劉立勳：治，應爲"冶"字誤寫。　◎今按：今檢《武威漢代醫簡》《武威漢代醫簡注解》《武威漢代醫簡研究》等書，該字均作"冶"字，圖版此處亦殘泐不清，劉氏所釋可從。

〔5〕以溫酒飲　◎今按：張延昌補作"以溫酒飲"，從圖版看，可從。

〔6〕凡八物冶合和以溫酒飲　○陳國清：第二行"合"下所缺當爲"和以"二字，并非一字。　◎今按：所補可從。

〔7〕自爲焦　○陳國清：第三行"爲"下一字與第二行"煩之"的"之"下第二字寫法相同，彼即釋作"焦"，"爲"

下一字亦應釋爲“焦”。　◎今按：從圖版看，陳氏所補可從。

【譯文】

……份，人髮一份，焚燒使它變焦，一……二份……一份，總共八味藥搗碎，混合調和，用温酒調服，取一方寸匕劑量的藥末，每天飲服三次。吕功的處方：患者出膿的，自爲焦……出，患者出血不會轉爲膿。

四十八、治東海白水侯所奏方

【解題】

〇整理者：右牘標號·以上爲另方的殘文，因牘殘損，無從考。標號以下爲白水侯方，尾部亦因牘殘有缺文。此牘與前牘同爲白水侯方。

·治東海白水侯所奏方　治
男子有七疾及七傷何謂七
傷一曰陰寒二曰陰萎三
曰陰衰四曰橐下　濕而養
黄汁出辛痛五曰小便有餘
六曰莖中恿如林狀七曰精
自出空居獨怒臨事不起：

死□□中意常欲得婦人昷
者更而营輕重時腹中感六
馴弱先此病名曰□　二吉更
十小牛脈賣¨勹風遠志杜
仲赤石脂山朱申柏實各四
小八月任窖天雒署與地□毵
□□乙勹亏壬曰灬□ 85乙

・治東海白水侯[1]所奏方，治男子有七疾及七傷[2]。何謂七傷？一曰陰寒；二曰陰痿（瘻）；三曰陰衰[3]；四曰臯下 85甲濕而養（癢）、黃汁出、卒恩（痛）[4]；五曰小便有餘；六曰莖中恩（痛）如林（淋）[5]狀；七曰精自出。空居獨怒[6]，臨事不起[7]，起，死[8]玉門[9]中[10]，意常欲得婦人。甚[11]者，更而苔（答）[12]輕，重[13]時腹中恩（痛），下弱（溺）[14]旁（膀）光（胱）[15]，此病名曰［內傷］[16]。□[17]桔梗十分，牛膝、續斷、方（防）風、遠志[18]、杜仲[19]、赤石脂、山朱（茱）臾（萸）[20]、柏實[21]各四分，肉從（蓯）容（蓉）[22]、天雄、署（薯）與（蕷）[23]、地[24]□[25]□□［凡十］

五物，皆并冶，[合]▢。 _{85乙}

【集注】

〔1〕白水侯　○整理者：考《千金翼方》（卷一二，養性服餌第二）記有"周白水侯散"，似是以白水侯爲周人。其方主治心虛、勞損等病。全方共藥物二十四味。此牘中所存藥物，除薯豫、山茱萸外，其餘均見於該方，惟柏實作柏子仁；蛇口作蛇床子。又：《備急千金要方》卷一九有"黃帝問五勞七傷於高陽負"一文，文中所論"七傷"的名稱和病候，均與牘文相似。文後所附醫方爲"石韋丸"方，據北宋林億等注，亦爲白水侯方。方中共藥物十九味，其中有十三味與牘中殘存的藥名完全吻合（惟"蛇口"作"蛇床子"）。唐代的《崔氏方》中也載有該方。藥名互有出入。由此可見白水侯方在古代應用頗廣，而且流傳久遠，成爲後世廣爲傳抄的古方。前牘論"七疾"，此牘重點論"七傷"，但内容大同小異。或謂七疾即七傷。此牘在列述病證後，歸結爲"此病名曰内傷"，係指勞損衰弱之證。由於牘殘，致文義未盡。

〔2〕七傷　○周祖亮、方懿林：此處指男子腎氣虧損的七種證候。《諸病源候論·虛勞病諸候》："七傷者，一曰陰寒，二曰陰萎，三曰裏急，四曰精連連，五曰精少，陰下濕，六曰精清，七曰小便苦數，臨事不卒。"《千金要方》卷一九："一曰陰衰，二曰精清，三曰精少，四曰陰滑，五曰囊下濕，六曰腰（一作胸）脅苦痛，七曰膝厥痛冷不欲行，骨熱，遠視淚出，口乾，腹中鳴，時有熱，小便淋瀝，莖中痛，或

精自出。有病如此，所謂七傷。"　◎今按：參見本章醫方四十六注〔2〕。

〔3〕陰衰　○田河：84號牘作"苦衰"，兩者意義應相近。

〔4〕卒悳　○袁仁智：卒痛，《注解》作"辛痛"，非。卒痛即猝痛。　◎今按：袁說可從。

〔5〕林　○整理者：即"淋"。《玉篇》："小便難也。"　○張延昌、朱建平：即淋。　○張延昌："淋"字的誤寫。　○王盼、程磐基：淋，是指出現類似淋證的證狀，而不是淋證。

〔6〕空居獨怒　○張延昌：指未性交時陰莖無端勃起。　○田河：空居即閒居、平居。怒指陽具勃起。馬王堆漢墓帛書《養生方》198"怒而不大者，據（膚）不至也"。

〔7〕臨事不起　○周祖亮、方懿林：指性交時陰莖不能勃起。原簡"起"字下有重文符號。馬王堆帛書《養生方》有"老不起、不起"篇，《尹灣漢墓簡牘》有"恐不起"之疾，都是指男子性功能喪失。

〔8〕死　○田河：在簡文指陽具疲軟。馬王堆漢墓帛書《養生方》197："有氣則產，無氣則死。"

〔9〕玉門　○整理者：即"產門"。　○周祖亮、方懿林：指產門、陰道。　○田河：爲陰道之別稱。亦稱"玉竇、玄門、玉戶"等。　◎今按：又稱兒門、產門、陰戶、陰門，指婦女陰道外口。

〔10〕玉門中　○張延昌：指陰道內。

〔11〕甚　◎今按：整理者錯把"甚"字上部當做"日"字，當刪。

〔12〕苔　○赤堀昭：釋爲"莒"。　○田河：《集成》改

釋爲“苢”。并云：苢，音舉，似爲“舉”的通假字，舉正也。
《注解》亦釋爲“苢”。引《説文》：“齊謂芋爲苢。”《詩·斯
干》注：“芋，大也。”釋“苢”可備一説，但解爲舉、大都不
妥。“更而苢”具體含義待考。

〔13〕輕重　○田河：諸家無説，疑爲性交的委婉説
法。　◎今按：可備一説。

〔14〕弱　○整理者：即“溺”。　○張延昌：“溺”字的
誤寫。　◎今按：不當爲誤寫，而是通假用法。

〔15〕旁光　○整理者：即“膀胱”。　◎今按：旁、膀
通假，參見本章醫方四十六注〔26〕。光、胱均見母陽韻，亦
相通假。膀胱，動物體内儲存尿液的囊狀器官。《素問·五藏
别論》：“夫胃大腸小腸三焦膀胱，此五者……名曰傳化之府。”
《難經·四十二難》：“膀胱重九兩二銖，縱廣九寸，盛溺九升
九合。”虞庶注：“膀胱爲州都之官，津液藏焉。”

〔16〕内傷　○周祖亮、方懿林：此處指男科疾病名。
◎今按：據《外臺秘要方·五勞六極七傷方》，後世作“内
極”。參見本章醫方四十六注〔33〕。

〔17〕□　○田河：諸家缺釋。從圖版看“方”字還是比
較清楚的，“方”上擬補一“其”字。因爲牘文此前都是敘述
病證，下文方爲治療之方劑。這也是醫簡常見格式。如84號
牘的“治之方”，簡文中也習見“××方”之稱。　◎今按：
所補可備一説。

〔18〕遠志　○田河：多年生草本植物。莖細，葉子互生，
綫形，總狀花序，花緑白色，蒴果卵圓形。根入藥，有安神、
化痰的功效。又名小草。劉義慶《世説新語·排調》：“於時人

有餉桓公藥草，中有遠志，公取以問謝，此藥又名小草，何一物而有二稱。”李時珍《本草綱目·草一·遠志》：“此草服之能益智强志，故有遠志之稱。” ○楊耀文：《神農本草經》：“遠志，一名棘莞，一名葽繞，一名細草。味苦，温，無毒。治欬逆，傷中，補不足，除邪氣，利九竅，益智慧，耳目聰明，不忘，强志，倍力。久服輕身，不老。葉名小草。生川谷。”

〔19〕杜仲 ○田河：落葉喬木。葉互生，長橢圓狀卵形。春季開花，果實長橢圓狀。樹皮可入藥。又名思仲、思仙、木棉等。李時珍《本草綱目·木二·杜仲》：“味辛，平，無毒。治腰膝痛，補中益精氣，堅筋骨，强志，除陰下癢濕，小便餘瀝，久服，輕身耐老。”

〔20〕山朱臾 ○林彦妙：“茱”爲一形聲字，从艸朱聲，故“茱”與“朱”相通；“萸”亦爲一形聲字，从艸臾聲，故“萸”與“臾”相通，“山朱臾”即“山茱萸”。 ○田河：朱臾通茱萸，山茱萸，山茱萸科。落葉小喬木。葉狹卵形，對生。花小，黄色，早春先葉開花。核果橢圓形，紅色，中醫以果肉入藥，稱“山茱萸”。温補肝腎、固精斂汗。園林中多有栽培，供觀賞。《本草綱目·木三·山茱萸》：“（釋名）蜀酸棗，肉棗，雞足，鼠矢。味酸，平，無毒。治心下邪氣寒熱，温中，逐寒濕痹，去三蟲。久服輕身。” ○楊耀文：北大醫簡有“百五十六：治心痛，茈蔘、黄芩各七，桂、薑、蜀椒、朱臾各一，黄連、山朱臾、少辛各三，凡九物”（原簡2600），其中既有朱臾，又有山朱臾，二者可能非一物。

〔21〕柏實 ○張延昌：即柏子仁。《神農本草經》謂其味甘，平，“主驚悸，安五臟，益氣，除濕痹”。

〔22〕肉從容　○**整理者**：即"肉蓯蓉"。《神農本草經》稱"……治五勞七傷，補中，除莖中寒熱痛，養五藏，强陰益精氣……"　○**林彦妙**："蓯"爲一形聲字，从艸從聲，"蓉"亦爲形聲字，从艸容聲，故"從"與"蓯"音同相通，"容"與"蓉"亦爲音同相通。"肉從容"即"肉蓯蓉"。

〔23〕署與　○**整理者**：即"薯豫"，亦作"薯蕷"。《神農本草經》稱薯蕷："味甘温……治傷中，補虛羸，除寒熱邪氣，補中益氣力……"　○**中國簡牘集成編輯委員會**：即"署豫"，亦作"薯蕷"。"與、豫、蕷"，音同互通。　○**林彦妙**："薯"爲一形聲字，从艸署聲，故"署、薯"音同相通；"與"和"蕷"均爲余母、魚部，故兩字亦音同相通，"署與"即"薯蕷"。　○**劉立勳**：《漢語大詞典》卷九："〔薯蕷〕多年生纏繞藤本。地下具圓柱形肉質塊莖，含澱粉，可供食用，并可入藥。也稱山藥。"林洪《山家清供·玉延索餅》："山藥名薯蕷，秦楚之間名玉延。"　○**楊耀文**：《神農本草經》："薯蕷，一名山芋，秦、楚名玉延，鄭、越名土藷，齊、越名山羊。味甘，温，無毒。治傷中，補虛羸，除寒熱邪氣，補中，益氣力，長肌肉。久服耳目聰明，輕身，不飢，延年。生山谷。"署與，即"薯蕷"，就是今之"山藥"。李時珍《本草綱目·薯蕷》引"宗奭曰"進一步指出："薯蕷因唐代宗名預，避諱改爲薯藥，又因宋英宗諱署，改爲山藥。"　◎**今按**：《廣雅·釋草》："王延，藷藇，署預也。"王念孫疏證："今之山藥也，根大，故謂之藷藇。"

〔24〕虵　○**整理者**：即"蛇"字。

〔25〕虵☐　○**張延昌、朱建平**：蛇床子。《神農本草經》

謂其味苦，平，"主婦人陰中陰痛，男子陰痿，濕癢，除痹氣，利關節，癲癇，惡創"。　　○張延昌：似爲蛇床子。《神農本草經》謂其味苦，平，"主婦人陰中陰痛，男子陰痿，濕癢，除痹氣，利關節，癲癇，惡創"。

【譯文】

掌管東海的白水侯所奏獻的處方：治療男人七疾與七傷。什麼是七傷：一是陰寒；二是陰痿；三是陰衰；四是陰囊濕而癢，流黃汁，猛然疼痛；五是小便頻數；六是陰莖疼痛如患有淋病；七是精液不由自主流出，獨處時陰莖無端勃起，行房時又不能勃起，即使勃起，也在陰道內萎縮，經常臆想房事。證狀明顯的人陰莖像鞭子一樣打擊腹部，這算是輕微病情，病情嚴重時腹部疼痛，小便時膀胱疼痛。這種病叫做內極。藥用……桔梗十份，牛膝、續斷、防風、遠志、杜仲、赤石脂、山茱萸、柏實各四份，肉蓯蓉、天雄、薯蕷、蛇床子……總共十五味藥，都同時搗碎，混合……

四十九、治惡病大風方

【解題】

○整理者：右牘正反面書寫，剝蝕亦較多。　　◎今按：此牘正反兩面均是描述麻風病治療和證狀的，應連接起來閱讀。

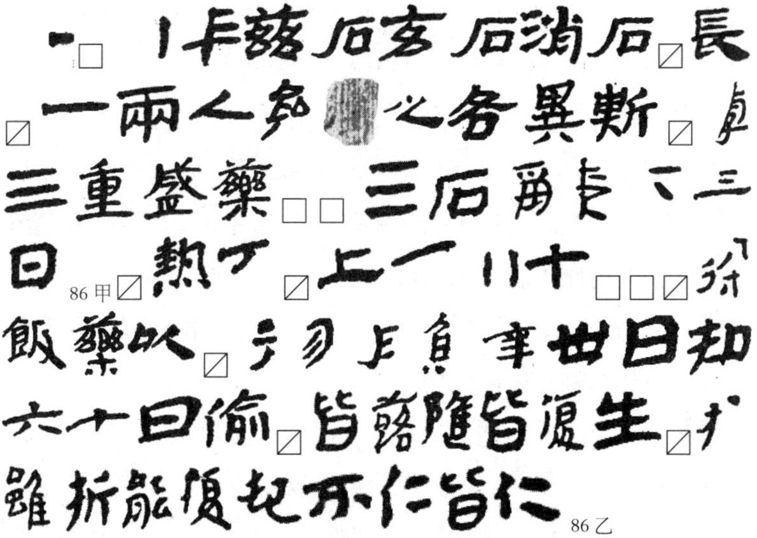

（此處為漢簡摹寫圖版）

86甲

86乙

☑惡病大風[1]方：雄黃[2]、丹沙[3]、礜石[4]、☑☑

☑☑、兹（磁）石[5]、玄石[6]、消（硝）石、☑長☑

一兩，人參，☑[搗]之各異[7]，斯[8]☑☑三重盛藥

☑☑三石☑☑[下]三日[9]　86甲☑熱☑☑上☑☑十☑

☑☑[徐]飯藥以☑☑[豬肉、魚]辛[10][11]。卅日

知，六七〈十〉[12]日愈（愈）[13]☑皆蔜（落）[14]，隨

（墮）[15]皆復生[16]，☑☑雖折能復起[17]，不仁[18]皆

仁[19][20]。　86乙

【集注】

〔1〕大風　○整理者：《素問·長刺節論》：“病大風，骨
節重，鬚眉墮。名曰大風。”即今麻風病。　○張延昌：該方

名中"大風、惡病大風"，據史料所查均可認爲是麻風病。《素問》："病大風，骨節重，鬚眉墮，名曰大風。"王建忠等在"從王粲病案談到《黄帝内經》"一文中所加按語："'大風'是古人對麻風病的另一種稱呼。"孫思邈在《千金要方》中單闢"惡疾大風"專篇。其中於麻風病的發病始末、類型以及治療調攝宜忌等均作了詳細的分析，并指出其預後"遠者不過十年皆死，近者五六歲而亡"（《備急千金要方》卷二三，惡疾第五）。 〇林彦妙：所謂"蒀"，爲"惡"的古體字。而"大風"則可解作"癘風"，即"麻風"，這種病是因感觸暴癘風毒，邪滯肌膚，久而發作。初起先覺患部麻木不仁，次發紅斑，繼則腫潰無膿，久可蔓延全身肌膚而出現眉落、目損、鼻崩、唇反、足底穿等嚴重證候。 〇周祖亮、方懿林：李牧指出，這是我國迄今爲止最早治療麻風病的複方。 ◎今按：麻風病，參見本章醫方三十三注〔5〕。

〔2〕雄黄 〇楊耀文：《神農本草經》："雄黄，一名黄食石。味苦，平，有毒。治寒熱，鼠瘻，惡瘡，疽，痔，死肌，殺精物、惡鬼，邪氣，百蟲毒腫，勝五兵，鍊食之，輕身，神仙。生山谷，山之陽。"《五十二病方》："冶雄黄，以燉膏脩（潃）……"（338）、其乾瘙方："以雄黄二兩，水銀兩少半，頭脂一升，〔雄〕黄靡（磨）水銀手□□□□□□（408）雄黄，孰撓之。先孰灑騷（瘙）以湯，潰其灌，撫以布，令□□而傅之，一夜一☒（409）"一方中，雄黄數見。

〔3〕丹沙 〇整理者：即"丹砂"。《神農本草經》稱丹砂："味甘微寒，主身體五臟百病，養精神，安魂魄，益氣明目。" 〇張延昌：即丹砂，朱砂。

〔4〕礜石　○整理者：《神農本草經》稱礜石："味辛大熱，主寒熱鼠瘻蝕瘡，死肌風痹，腹中堅，癖邪氣。"　◎今按：參見第二章醫方八注〔5〕。

〔5〕兹石　○張延昌：即磁石。《神農本草經》作"玄石"，謂其味辛，寒，"除大熱煩滿及耳聾"。　◎今按：兹，精母之部韻；磁，從母之部韻，聲母同屬齒音，韻母相同，故兹可假爲磁。《新修本草》載其"味辛、鹹，寒，無毒。主周痹風濕，肢節中痛，不可持物，洗洗酸痟，除大熱，煩滿及耳聾。養腎臟，強骨氣，益精，除煩，通關節，消癰腫鼠瘻，頸核喉痛，小兒驚癇，煉水飲之。亦令人有子。一名玄石，一名處石。生大山川谷及慈山山陰，有鐵者則生其陽，采無時。柴胡爲之使，殺鐵毒，惡牡丹、莽草，畏黃石脂。今南方亦有，其好者，能懸吸針，虛連三、四、五爲佳，殺鐵物毒，消金。《仙經》《丹方》《黃白術》中多用也"。《本草綱目》"磁石"條引陳藏器"磁石取鐵，如慈母之招子，故名"。

〔6〕玄石　○張延昌：即磁石。與前"兹石"異名同物，在一方中出現二次，當有一者爲誤寫。　○劉立勳：玄石與磁石形似，但并非同物。李時珍《本草綱目・金石四・玄石》："慈石生山之陰有鐵處，玄石生山之陽有銅處，雖形相似，性則不同，故玄石不能吸鐵。"玄石，又稱玄水石。　○周祖亮、方懿林：又稱玄水石。　◎今按：《新修本草》載其"味鹹，溫，無毒。主大人小兒驚癇，女子絕孕，少腹寒痛，少精、身重。服之令人有子。一名玄水石，一名處石。生太山之陽，山陰有銅。銅者雌，玄者雄。惡松脂、柏子、菌桂。《本經》磁石，一名玄石。《別錄》各一種。今案其一名處石，名既同，療體

又相似，而寒溫銅鐵及畏惡有異。俗中既不復用，無識其形者，不知與磁石相類否？（謹案）此物，鐵液也，但不能拾針，療體如《經方》，劣於磁石。磁石中有細孔，孔中黃赤色，初破好者，能連十針，一斤鐵刀亦被回轉。其無孔，光澤純黑者，玄石也，不能懸針也”。《本草綱目》“磁石”條，李時珍認爲“石之不磁者，不能引鐵，謂之玄石，而《別錄》復出玄石於後”。可見玄石與磁石的區別在於：磁石能吸鐵，而玄石不能；二者性味也不同，張延昌認爲是誤寫是錯誤的。

〔7〕搗之各異 ○整理者：應是分別搗之的意思。

〔8〕斯 ○整理者：斯，《説文》無此字，或即“斯”字。 ○張延昌：斯，語氣助詞。 ○田河：最後一字釋“斯”可從。 ◎今按：整理者隸定過於嚴苛。

〔9〕下三日 ◎今按：（以三日）張延昌補作“下三日”，從圖版看，可從。

〔10〕魚辛 ○張延昌：即魚腥。 ○中國簡牘集成編輯委員會：辛，“腥”的通假字。 ○田河：辛、腥音義有別。腥爲病豬肉中像星或米粒的息肉。《玉篇·辛部》：“辛，辣也。”辛也指蔥蒜等帶刺激味的蔬菜。《文選·嵇康〈養生論〉》：“薰辛害目，豚魚不養，常世所識也。”李善注：“《養生要》曰：‘大蒜勿食，葷菜害目。’”《本草綱目·菜部·韭》：“昔人正月節食五辛以辟癘氣，謂韭、薤、蔥、蒜、薑也。” ○劉立勳：《漢代大詞典》（按，當作《漢語大詞典》）第一一卷：“辛①五味之一。辣味。《書·洪範》：‘曲直作酸，從革作辛。’……②借指蔥蒜等含有辛辣味的菜蔬。《文選·嵇康〈養生論〉》：‘薰辛害目，豚魚不養，常世所識也。’李善注：‘……薰與葷

同。'"由上可知在討論養生禁忌時，辛多與魚并列，都屬於應當避忌的食物，所以筆者認爲此處"魚辛"并非一詞，不能讀爲魚腥，張延昌此説不確。　◎今按：張延昌説法不妥，"辛"有"辣"意，也是一些疾病治療過程中需禁忌的。如《孫真人千金方》卷一一載"治十二癥，及婦人帶下，絕産無子，并服寒食餳，藥可太一丸下之，不下水穀但下病耳，不令人困方"："禁生魚豬肉辛菜若冷食等。"

〔11〕豬肉魚辛　〇整理者：應屬禁忌食物。　〇張延昌、朱建平：指豬肉魚腥辛辣發物等禁忌之物。　◎今按：兩説可從。

〔12〕七　◎今按：原釋爲"十"，從圖版看，當隸定爲"七"，此處當是"十"字之訛。

〔13〕愈　◎今按：張延昌作"偸"，認爲是"愈"的異體；整理者作"愈"，從圖版看，可隸定爲"偸"，但也可看作"愈"字殘"心"部。從同批簡牘的其他使用情況來看，當是後者。

〔14〕蔣　〇整理者：即"落"字。　〇張延昌、朱建平：即"落"。　〇張延昌："落"的誤寫。　◎今按：張延昌認爲誤寫恐不妥，當爲異體。如張家山漢簡《引書》簡2中的"露"字就寫成"霑"。

〔15〕隨　◎今按：隋，邪母歌部韻；墮，定母歌部韻，疊韻通假。《諸病源候論·諸癩候》："毒蟲若食人肝者，眉睫墮落……面癩者……眉鬚墮落亦可治。"

〔16〕隨皆復生　〇張延昌：指病情向愈。　〇周祖亮、方懿林：指病情逐漸好轉。此處可能是指瘡痂脱落後又生長出新的肌膚。　◎今按：當取周、方氏所釋第二種。

〔17〕雖折能復起　○**整理者**：指病轉愈。　○**張延昌**：指病好轉。　○**周祖亮、方懿林**：即使病到深處也能够好轉。

〔18〕不仁　○**整理者**：謂手足麻木，感覺失靈。《靈樞·刺節真邪篇》："衛氣不行，則爲不仁。"　○**張延昌**：指肢體麻木。　○**周祖亮、方懿林**：指肢體麻木，感覺失靈。《靈樞·刺節真邪論》："衛氣不行，則爲不仁。"　◎**今按**：此是麻風病的證狀之一。《素問·風論》："癘者，有榮氣熱胕，其氣不清，故使其鼻柱壞而色敗，皮膚瘍潰，風寒客於脈而不去，名曰癘風。"癘風又名冥病、大風、癩病、大風惡疾、癘瘍、大麻風、麻風、風癩、血風。由體虛感受暴癘風毒，邪滯肌膚而發；或因傳染，内侵血脈而成。初起患部有麻木不仁，次發紅斑，繼則腫潰無膿，久之可蔓延全身肌膚，出現眉落、目損、鼻崩、唇裂以及足底穿潰等重證。

〔19〕皆仁　○**中國簡牘集成編輯委員會**：指病轉愈。　○**周祖亮、方懿林**：指病情轉愈。

〔20〕不仁皆仁　○**周祖亮、方懿林**：指肢體麻木等情況都能好轉。

【譯文】

……嚴重的疾病，麻風病處方：雄黄、硃砂、礜石……磁石、玄石、硝石……長……一兩，人參……分別將它們搗碎……三重盛藥……三石……三日……熱……上……十……徐飯藥以……禁喫豬肉、魚等葷腥之物。三十天見效，六十天痊愈……都脱落，脱落的眉毛都能長出……（鼻骨）即使斷折也能長起來，肢體麻木都能恢復知覺。

五十、治痂及灸瘡及馬胺方

【解題】

〇整理者：右牘正反兩面書寫，共記四醫方，即治加及久創及馬宵方、治人卒雍方、治狗齧人創惡方、治湯火凍方。四方皆屬外科病醫方。　　◎今按：本方和下一方的"治人卒雍方冶赤石脂，以寒水和"同屬牘87甲。

治加（痂）[1]及久（灸）[2]創（瘡）[3]及馬［胺］[4][5]方：取［陳］[6]駱（酪）蘇（酥）[7]一［升］，付（附）子廿枚，蜀椒一升，乾當歸[8]二兩，皆父（㕮）且（咀）之，以駱（酪）蘇（酥）煎之，三沸，藥取以傅（敷）[9]之，良甚。

【集注】

〔1〕加　○**整理者**：用作“痂”，即瘡痂。　　○**杜勇**（1998A）：“加”用作“痂”，是正確的，但痂不是瘡痂而是疥瘡。《説文》：“痂，疥也。”張家山漢簡《脈書》：“（病）在身，疕如疏，癢，爲加。”均可證。故醫簡中之“加”應釋作疥瘡。　　○**張延昌**：即痂，瘡痂。　　　○**陳魏俊**（2010A）：杜先生的看法也不够準確。《説文》卷七所記不能作爲痂是疥瘡的證據，《説文》解釋疥是“疥，搔也”，明顯不是疥瘡。疥瘡是指“因疥蟲寄生而引起的一種皮膚病，有奇癢或惡臭”……傳世醫藥文獻裏“痂”的意思是指瘡面凝結成的硬殼，上引醫簡的“加（痂）”不太可能是這個意思，但却極有可能是指結硬殼的瘡類皮膚病。《五十二病方》行337—362全部是記載治療“痂”類病的方劑，共24方，有“痂、產痂、乾痂、濡痂”等類型。馬王堆漢墓帛書整理小組把“加（痂）”解釋成“疥癬類皮膚病”，不是瘡結的硬殼，這樣解釋是正確的。該簡的“加”也當作此解……《醫心方》所保存的古醫書《僧深方》記：“治男女面疽、瘻疥、癧疽諸瘡方：付子十五枚、蜀椒一升、冶葛一尺五去心，上三物父咀，以苦酒漬一宿，豬膏一升煎付子，黃膏成，摩瘡。”三味藥就有兩味藥符合該簡藥物，藥物製藥方法也要父咀，這裏不同的是用豬膏而不用駱蘇，其實功能相同……當歸也可療瘡，《本草綱目》一四卷當歸條“主治……諸惡瘡瘍金創”。由此我們把該簡的“加（痂）”解釋成會在瘡面結痂的皮膚病，在文獻和醫學上都是説得過去的。

〔2〕久　○**整理者**：用作“灸”。　　○**田河**：久讀爲“灸”可從，“灸”在文獻中有灸灼或按鈐做標記之意，漢簡中給馬

烙上徽記亦稱之爲"久"，如張家山漢簡《津關令》507號簡
記載："郡守各以馬所補名爲久久馬。"第一個"久"用爲名
詞，指用於烙馬的烙印；第二個"久"即讀爲"灸"，指用烙
馬印往馬身烙印這一行爲。　　◎今按："久、灸"乃古今字，
"久"假借爲長久義；另加火作"灸"，來表示"久"的原義。
《説文·久部》："久，以後灸之，象人兩脛後有距也。《周禮》
曰：久諸牆以觀其橈。"段注："久、灸疊韻……灸有迫箸之
義，故以灸訓久。"《積微居小學述林全編·釋久》認爲許慎所
釋"牽强而不合也"，該書作者楊樹達先生説："古人治病，燃
艾灼體謂之灸，久即灸之初字也。字形從臥人，人病則臥床
也。末畫象以物灼體之形。許不知字形從人，而以爲象兩脛，
誤矣。"又引王冰注："火艾燒灼謂之灸焫。"古籍中不乏假
"久"爲"灸"之例。如《周禮·考工記·廬人》："灸諸牆。"
《説文·久部》引"灸"作"久"。《儀禮·士喪禮》："久之。"
鄭注："久，讀爲灸。"

〔3〕久創　○**整理者**：即"灸瘡"，是用灸法治療時所引
起的。按:《諸病源候論》卷三五有"灸瘡急腫痛候、灸瘡久
不瘥候"等病名。其他古醫書中也有類似的記載。　○**張延昌**、
朱建平：即灸瘡。　　○**田河**：此牘中的"久創"應指給馬烙印
時形成的"灸瘡"。

〔4〕胲　○**杜勇**（1998A）："胥"可能爲"宥"字之誤識，
"宥"音又，與"蛕、疛"同義相轉，張家山漢簡《脈書》：
"其塞人鼻、耳、目爲馬蛕。"　○**張壽仁**：胥，胲也。《廣
韻》："肉敗臭。"……胲，未可强釋爲鞍。　○**袁仁智**：同胲。
《廣韻·曷韻》："胲，肉敗臭。"此處當通鞍。　○**田河**：胥，

疑爲"胺"之異體。《廣雅·釋詁》："胺，敗也。"王念孫疏證："胺之言雍遏也。今俗語謂食物雍滯臭敗爲遏也。"《玉篇·肉部》："胺，肉敗也。"　◎今按：袁説甚是。該字整理者釋爲"脀"，我們認爲該字可視爲"胺"字異體。肉部作爲偏旁下置還有其他例子，如《睡虎地秦簡·日書甲種》簡156的"腏"字，《睡虎地秦簡·秦律十八種》簡128的"膠"字，《睡虎地秦簡·封診式》簡53的"腔"字。我們認爲胺是鞍字通假字。胺與鞍均是影紐元部韻，故能通假。鞍又寫作"鞌"。《説文·革部》："鞌，馬鞁具也。"段玉裁注："此爲跨馬設也。"又同部："鞁，馬駕具也。"《玉篇·革部》："鞌，馬鞌，亦作鞍。"

〔5〕馬胺　○整理者：有三種説法：一説是馬身上所生的病。如《流沙墜簡》即將"治馬宵方石南草五分"殘簡釋爲獸醫方；一説是食馬鞍下腐肉中毒成疾，因《金匱要略·禽獸魚蟲禁忌并治第二十四》有"馬鞍下肉，食之殺人"；一説是騎馬時，臀胯部磨損的創傷。今文中用藥方式爲"傅"，"傅"與"敷"通，是塗藥於患部，因而似以釋外傷病爲妥。　○張延昌：指騎馬造成臀胯部磨損而致創傷。○杜勇（1998A）："馬蚼"可能即《醫簡》之"馬宵"。"蚼"通"痏"。《玉篇》："痏，瘡也。"《抱朴子·擢才卷》："生瘡痏於玉肌。"張衡《西京賦》："所惡成瘡痏。""馬"應釋大，因此，"馬宵"即"馬蚼"應釋爲大瘡，從《醫簡》上下文來看，灸瘡、疥瘡也均是瘡瘍類疾病，所用方藥也是外用藥，釋大瘡也與簡文義合。　○張壽仁：屬外傷病。　○袁仁智、肖衛瓊：認爲當作①解（馬身上所生的病）。其一，遍檢古代

醫藥文獻，馬鞍牛領多連用，蓋馬鞍、牛領爲馬牛負重之處，常因磨損而致傷。如《肘後備急方》卷八"華佗虎骨膏療百病……諸瘡毒風腫及馬鞍瘡等，洗即差，牛領亦然"，《備急千金方》卷二四"衛侯青膏治百病……馬鞍牛領瘡腫方"，《備急千金方》卷三〇"治惡瘡，小兒頭瘡牛領馬鞍皆治之"，《外臺秘要》卷二四"崔氏蛇銜膏療癰腫瘀血産後血積耳目暗等牛領馬鞍瘡方"等。且以上方藥亦用於人，如衛侯青膏除治馬鞍牛領外，亦治"百病，久風頭，鼻塞，清涕淚出，霍亂吐逆，傷寒咽痛，脊背頭項强偏枯拘攣，或緩或急，或心腹久寒積聚疼痛，咳逆上氣，往來寒熱，鼠漏瘰癧，厲節疼腫，關節盡痛，男子七傷，臚脹腹滿，羸瘦不能飲食，婦人生産餘疾諸病，瘑疥惡瘡，癰腫陰蝕，黃疸發背"。同時，在古代醫藥文獻中，未見關於騎馬造成臀胯部磨損而致創傷的方藥記載。其他因騎馬而致病的相關文獻僅見於《諸病源候論》卷六："或淋不得小便，久坐溫及騎馬鞍，熱人膀胱也。"顯然與牘文義不符……因此簡牘中出現治療馬鞍病的藥方也是恰合情理的。

〇田河："馬胺"可能是指一種皮膚敗爛之病，此處可就是指馬背部因施鞍而形成的瘡痂。　　〇劉立勳：杜勇所證以"宵"爲"宥"，以"馬宵"爲"大瘡"略牽强。整理者所推測騎馬造成臀胯部磨損外傷更加直接了當。《敦煌漢簡》（頁297）中簡1996、2000曰"治馬宵方"。　　〇楊耀文：周祖亮在注解《敦煌漢簡》"治馬宵方"時言："我們認爲，'馬宵'應與'馬蛕'類似，不是指馬的疾病，而是指人所患的疾病。"　◎今按：袁、田説甚是。此處不應視爲是乘騎者受傷，即是"人"受傷，而應理解爲"馬"受傷。此處指馬的脊背放置馬鞍部，由於乘騎的需要，馬鞍部常受到磨損傷，因此需要治療。文獻中將治療人類疾病和其他動物疾病并用的例子還見於傳世文獻《肘後方》，該書載有"華佗虎骨膏"能治療"諸瘡毒風腫及馬鞍瘡等，洗即差，牛領亦然"；同書又載"蛇銜膏"："治臃腫、金瘡、瘀血，産後血積，耳、目諸病，牛領、馬鞍瘡。"《肘後方》將"諸瘡毒風腫、馬鞍瘡、牛領"病并列，又將"臃腫、金瘡、瘀血，産後血積，耳、目諸病"和"牛領、馬鞍瘡"并列。如果"馬鞍"瘡有異議，那《肘後方》中除"馬鞍"瘡外，還有"牛領"瘡，此瘡不會是指"人"患病，所以上引《肘後方》後一條將"牛領、馬鞍瘡"放在一起，顯然是和前面的"臃腫、金瘡、瘀血，産後血積，耳、目諸病"相區別，即"蛇銜膏"不僅能治療人類的"臃腫、金瘡、瘀血，産後血積，耳、目諸病"，還對牛馬的"牛領、馬鞍瘡"有效。又，《外臺秘要方》卷四〇載有"驢馬諸疾方"，亦是將治人與治療動物疾病同載一書，該書稱"馬鞍瘡"爲"馬脊瘡"。"馬脊瘡"還見於《本草經集注》卷三"戎鹽"條："柔鹽，治馬脊瘡……柔鹽疑是戎鹽，而此戎鹽又名胡鹽，兼治眼痛。"

〔6〕陳　○何雙全：取字下文當釋陳。

〔7〕駱蘇　○**整理者**：即駱酥，用駱駝乳製成之酥。　　○**張標**：竊以爲駱蘇殆落蘇。駱、落古通。落蘇，茄之別稱。《本草綱目·菜之三》引陳藏器本草云："茄一名落蘇，名義未詳。按《五代貽子録》作酪酥，蓋以其味如酪酥也，於義似通。"據《本草綱目》載，茄性"甘，寒，無毒"，主治"傅腫毒"，"散血止痛，消腫寬腸"。花主"金創牙痛"，根葉主"凍瘡皴裂"，與簡方病證相吻合。　　○**張延昌**：據何雙全考證，"取

□駱蘇”當釋爲“取陳駱蘇”。　　○袁仁智、肖衛瓊：駱通酪，駱蘇當爲酪酥。駱駝，亦呼橐駝、馲駝、馲馳等，單用作“駝”，《後漢書·耿弇傳附耿恭》：“獲生口三千餘人，駝、驢、馬、牛、羊三萬七千頭。”駱《説文·馬部》：“馬白色黑鬣尾也。”《詩·小雅》：“我馬維駱，六轡沃若。”可見，駱單用指黑毛鬣尾的白馬，非駱駝也。駱駝原産阿拉伯、中亞細亞和我國北方沙漠地區，張騫出使西域纔將駱駝帶入中原，漢武帝時稱其爲“奇畜”，駝脂和駝毛可入藥，然駝乳入藥的文獻記載稀見。再看酪酥，《説文新附》：“酪，乳漿也。從酉，各聲。”《玉篇·酉部》：“酥，酪也。”酪酥即用牛、羊、馬等乳煉成的食品。《本草綱目》卷五〇下：“酪（集解），恭曰：牛、羊、水牛、馬乳，并可作酪，水牛乳作者，濃厚味勝。”“時珍曰：酪潼，北人多造之，水牛、□牛、牦牛、羊、馬、駝之乳，皆可作之。入藥以牛酪爲勝，蓋牛乳亦多爾。氣味甘酸寒無毒，主治熱毒。止渴，解散發利，除胸中虛熱，身面上熱瘡，肌瘡。”“酥（集解），弘景曰：酥出外國，亦從益州來，本牛羊乳所作也。恭曰：酥乃酪作，其性與酪異……汪機曰：牛乳冷，羊乳温，牛酥不離寒，病之兼熱者宜之，羊酥不離温，病之兼寒者宜之；各有所長也。牦酥雖勝，然而難得。□牛、白羊酥氣味甘，微寒，無毒。主治：補五臟，利大小腸，治口瘡。牦牛酥氣味甘、平、無毒。主治：去諸風濕痹，除熱，利大便，去宿食，合諸膏，摩風腫踠跌血瘀。”因此，酪酥既是北方遊牧民族的日常食品，也可入藥療傷。牦酥入藥既已難得，有“奇畜”之譽的駱駝酥入藥恐更不可得了。故駱蘇當爲酪酥無疑。　　◎今按：袁説甚是。

〔8〕乾當歸　◎今按：參見本章醫方五注〔2〕。《醫心方·治灸瘡不瘥方第二》引《集驗方》載："治灸瘡，薤白膏，生肉止痛方：薤白、當歸各二兩，白芷一兩、羊脂一升。凡四物，㕮咀，與脂和煎，去滓敷之，日二。"《醫心方·治灸瘡腫痛方第二》引《醫門方》載："療灸瘡腫急痛方：柏白皮、當歸各三兩。薤白切，一升。豬膏一升，切，以苦酒浸之三味一宿，以微火煎，三上三下，薤白黃爲度，去滓，敷上，甚效。"亦使用了當歸，且製劑方式和用藥與本方相似。

〔9〕傅　○整理者："傅"與"敷"通。　○張延昌、朱建平：即敷。　○張延昌："敷"的通假字。　○劉立勳：張延昌所述不可信，"敷"字應爲"傅"字後分化出來的字，兩者爲古今字關係。　◎今按：劉立勳所説甚是，參見第一章醫方六注〔8〕。

【譯文】

治療瘡痂、灸瘡與馬脊瘡的處方：取陳酪蘇一升，附子二十枚，蜀椒一升，乾當歸二兩，都細切，用酪蘇煎煮，煮沸三次。藥取來敷在患處，效果很好。

五十一、治人卒癃方

【解題】

◎今按：本方的"塗雍上以愈爲故良"和下兩方皆寫在牘87乙上。

治人卒^[1]雍（癰）^{[2][3][4]}方：冶赤石脂，以寒水^[5]
和，_{87甲}塗雍（癰）上，以愈（愈）爲故^[6]，良。

【集注】

〔1〕卒　◎**今按**：突然。《玉篇・衣部》："卒，急也。"
《韓非子・存韓》："今若有卒報之事，韓不可信也。"《世説新
語・排調》："謝公清晨卒來，（謝遏）不暇着衣。"出土文獻又
作"暴"，參見第一章醫方四注〔1〕。

〔2〕雍　○**張延昌**：即癰。　◎**今按**：雍假爲癰，參見本
章醫方三十一注〔15〕。

〔3〕卒雍　○**張延昌**：猝然爆發的癰瘡。　○**周祖亮、方
懿林**：指突然癰腫。

〔4〕人卒雍　○**整理者**：係指猝然爆發的癰證。

〔5〕寒水　○**整理者**：存疑。　○**施謝捷**：溶有寒水石之
水。　○**周祖亮、方懿林**：冷水。亦見於馬王堆帛書《五十二
病方》和《養生方》、阜陽漢簡《萬物》。施謝捷認爲，當爲
溶有寒水石之水。寒水石，一名凝水石，有清熱降火消腫之
功用。《新修本草》謂凝水石"主身熱，腹中積聚邪氣，皮中
如火燒爛，煩滿，水飲之"。　◎**今按**：寒，冷。《説文・宀

部》："寒，凍也。"段注："凍當作冷。"《書·洪範》："曰燠，曰寒。"孔疏："寒是冷之極。"冷水有去熱消腫的作用。《本草綱目·水部》載"夏冰"："甘，冷，無毒。"其主治引《本草拾遺》："去煩熱，熨人乳石發熱腫。"《本草綱目·獸部·羊》"（羊）脂"附方"發背初起"又引《外臺秘要方》："羊脂、豬脂切片，冷水浸貼，熱則易之。數日瘥。"其他出土文獻中也有"寒水"的記載，張家山漢簡《引書》有"漬産（顔）以塞〈寒〉水如粲（餐）頃""苦瘨（？）及顔（顔）痛，漬以寒水"。

〔6〕以愈爲故　○**袁仁智**、**肖衞瓊**：當爲"以愈爲度"，漢簡中亦有"以知爲度"者，義同，皆爲古醫籍熟語。《廣韻》："度，徒故切，去暮定，魚部。""故，古暮切，去暮見，魚部。"二字可通假。　○**周祖亮**、**方懿林**：即"以愈爲度"，故、度兩字相通。

【譯文】

治療人患急性癰腫的處方：搗碎赤石脂，用冷水調和，塗抹在癰瘡上，以痊愈爲標準，療效良好。

五十二、治狗嚙人瘡痛方

·治狗齧人[1]創（瘡）恿（痛）方：煩（燔）[2]狼毒[3][4]，冶，以傅（敷）之。創（瘡）乾者，和以膏傅（敷）之。

【集注】

〔1〕狗齧人　○**整理者**：即狗咬傷人。　◎**今按**：《五十二病方》有"狂犬齧人"和"犬噬人"方。

〔2〕煩　○**整理者**：煩，即碎，意謂將藥搗碎。　○**張延昌、朱建平**：將藥搗碎。　○**張延昌**：即搗碎。　○**田河**：煩當通"燔"。　○**袁仁智**：煩，通"燔"，烤的意思。《廣韻·元韻》："燔，炙也。"《注解》釋爲"搗碎"，非。　○**周祖亮、方懿林**：煨燒。　◎**今按**：後文"冶"亦有搗碎義，此處"煩"不應釋爲搗碎，當讀爲"燔"，焚燒義。參見本章醫方四十七注〔2〕。

〔3〕狼毒　○**張延昌**：《神農本草經》作"續毒"，謂其味辛，平，"主咳逆上氣，破積聚，飲食，寒熱，水氣惡瘡，鼠瘻疽蝕，蠱毒"。　○**劉立勳**：狼毒，瑞香科植物瑞香狼毒或大戟科植物狼毒大戟、月腺大戟的根。有毒。中醫學上用其根祛痰、止痛、消積、殺蟲。《抱朴子·雜應》："或以狼毒冶葛，或以附子蒽涕，合内耳中。"明李時珍《本草綱目·草六·狼毒》集解引馬志曰："狼毒葉似商陸及大黄，莖葉上有毛，根皮黄，肉白。"

〔4〕煩狼毒　○**張延昌**：將狼毒搗碎。　◎**今按**：參前注，焚燒狼毒。

【譯文】

治療狗咬傷人瘡口疼痛的處方：焚燒狼毒，搗碎，敷在患處。待瘡口乾燥，就用油脂調和，再敷上。

五十三、治湯火煉方

治湯（湯）[1]火[2]涷（煉）[3][4]方：煩（燔）[5]松羅（蘿）[6]冶以傅（敷）之，良甚。87乙

【集注】

〔1〕湯　○整理者：湯即“湯”。　○周祖亮、方懿林：即湯，指熱水。　◎今按：“湯”有燙義。《集韻·宕韻》：“湯，熱水灼也。”《札樸·鄉里舊聞·鄉言正字》：“熱水沃曰湯。”在此條義項方面，“燙”爲“湯”的後起字。

〔2〕火　◎今按：有燒義。李白《大獵賦》：“火網罟。”王琦注引蕭士贇曰：“火，焚也。”《左傳·成公十三年》：“遂從而盡焚之。”杜預注：“焚，燒也。”

〔3〕涷　○張延昌、朱建平：《武威漢代醫簡》誤作“涷”，當爲“涷”，原意爲煮絲絹使之軟熟，在此引申爲皮膚被燙傷。　○張延昌：《説文》：“瀟也。”《廣雅·釋詁》：“瀟，灑也。”　○田河：最後一字整理者釋“涷”是正確的，《集成》

等改釋爲"涷"，反誤。"涷"見於《説文》，意爲水名。牘文中"涷"用爲"凍"，亦有可能是"凍"的異體。朱駿聲《説文通訓定聲·豐部》："涷，假借爲凍。"《漢張納功德碑敍》："俾寧業宇，卹澹涷餒。"顧藹吉《隸辨·送韻》："碑蓋借涷爲凍。"　○袁仁智、肖衛瓊：通凍。《説文·仌部》："凍，仌也。"段玉裁注："初凝曰仌，仌壯曰凍。"《廣雅·釋詁四》："凍，寒也。"　○周祖亮、方懿林：涷，洗滌。　◎今按：李家浩師告余：同樣字形在漢代銅器銘文中屢見，釋爲"涷"，用爲冶煉之"煉"。李師之説甚是，古代"煉"字或用爲"爛"，《集韻·換韻》："爛，《説文》：'孰也。'或……从柬。"此處指腐爛。《淮南子·説山》："爛灰生蠅。"高誘注："爛，腐。"

〔4〕湯火涷　○整理者：即指燙傷。　○張壽仁：燙傷、火傷，可以水或藥涷之。　○田河：應分別指三種情況，即燙傷、燒傷、凍傷。　○袁仁智、肖衛瓊：該方可治燙傷、燒傷和凍傷。　○周祖亮、方懿林：指燙傷和燒傷。　◎今按：當指兩種外傷情況，即燙傷和燒傷造成表皮層組織潰爛。葛洪《肘後方》有"治湯火爛者方、治爲沸湯煎膏所燒火爛瘡方、治火瘡敗壞方"等。《五十二病方》也有治療燒傷的方劑，即"□爛者"方。

〔5〕煩　○整理者：即碎，意謂將藥搗碎。　◎今按：此處恐還是讀作"燔"。參見本章醫方四十七注〔2〕。

〔6〕松羅　○張壽仁：松，《武威漢代醫簡》《武威漢代醫簡研究》，皆未釋。《神農本草經·松蘿》："味苦平，主瞋怒、邪氣、止虛汗、頭風、女子陰寒，腫病，一名女蘿。"　○袁仁智、肖衛瓊：瓜蘿，據殘牘補，待考。　○周祖亮、方懿

林：疑爲“松蘿”，又名女蘿，見於《神農本草經》，“女蘿”見於馬王堆帛書《雜療方》58 行。趙學敏《本草綱目拾遺》卷七謂松蘿“治蛇虎傷、湯火烙傷及頑瘡等證”，與本方所治類似。　◎今按：“羅”前一字據圖版看，右旁當爲“公”字，可隸定爲“松”。羅、蘿均來母歌部韻，故羅假爲蘿。傳世文獻中，“羅”也可用作“蘿”。《山海經·海内南經》：“其葉如羅。”俞樾平議：“下云‘其實如欒，其木如蘲’，則此羅當讀爲蘿。”松蘿，《名醫別録》：“松蘿，味甘，無毒。主治淡熱，温瘧，可爲吐湯，下水道。生熊耳山川谷松樹上。五月采，陰乾。”《本草綱目拾遺·藤部》：“治蛇虎傷、湯火烙傷及頑瘡等證。”從張氏所釋看，其“松”後少一“羅”字。

【譯文】

治療燙傷和燒傷潰爛的處方：燔燒松蘿搗碎後用它敷在患處，效果很好。

五十四、治婦人膏藥方

【解題】

○整理者：右牘正背面基本相同。

治郎人膏藥方禹三升付子
世枚弓齏十八當坦十分日

88甲

治奻（婦）[1]人[2]膏藥方：[樓][3]三升，付（附）子
卅枚，弓（芎）窮（藭）[4]十分，當歸十分，甘草七
分，菒（藁）草[5]二束，白茝（芷）[6][7]四分，凡七
物，以肦[8]膊[9][10]高（膏）[11]舍〈合〉[12]之。88甲

【集注】

〔1〕奻　○整理者：即“婦”之別體。　○赤堀昭：“奶”。
○張壽仁：釋爲“奶”其義較狹窄，釋爲“婦”可概括一切
女科疾病……“奻”字，古文或作“阤”，左“阝”爲“阜”。
“阜、婦”同爲附有切，有韻，則“奻、婦”可通。　○田河：
“婦”字別體。　◎今按：參見本章醫方三十二注〔9〕。

〔2〕奻人　○張延昌：即婦人。　◎今按：婦女。《廣
雅・釋親》：“女子謂之婦人。”《左傳・僖公二十四年》：“女德
無極，婦怨無終。”

〔3〕樓　○整理者：“三升”上一字疑是“樓”字，指栝
樓。　○張延昌：樓，似爲“樓”字，指栝樓。　○周祖亮、
方懿林：藥物名，疑爲栝樓。　○胡娟：木牘88甲文字漫漶
不清，88乙雖已漫漶，但還能看出是 ，即“檽”字的草
書，故改釋爲“檽”。醫簡本補釋爲“樓”誤。“檽”即“蔦”
字的異體。《爾雅・釋木》：“寓木，宛童。”晉郭璞注：“寄生樹，

一名蔦。"《山海經·中山經》:"又東北七十里,曰龍山,上多寓木。"郭璞注:"寄生也,一名宛童。"《廣雅·釋草》:"寄屑,寄生也。"清王念孫疏證:"即《釋木》所云:'宛童、寄生,檽也。''屑'各本訛作'屏'。案:《神農本草》云:'桑上寄生,一名寄屑。'《廣韻》十二曷注云:'寄生,又名寄屑。''屑'與'屏'字形相似而訛,今訂正。"《説文·艸部》:"蔦,寄生也。从艸鳥聲。《詩》曰:'蔦與女蘿。'檽,蔦或从木。"宋洪适《隸釋·費鳳別碑》:"中表之恩情,兄弟與甥舅,檽與女蘿性,樂松之茂好。""檽"別名"寓木、宛童、寄屑、寄生樹、松寄生、桑寄生、廣寄生、桑上寄生、桃樹寄生、苦楝寄生、梧州寄生茶"等,植物類方藥名。爲寄生科鈍果寄生屬常綠小灌木植物。常寄生於山茶科、山毛櫸科等植物上,葉近對生或互生,革質,卵形、長卵形或橢圓形,夏秋開花,色紫紅,漿果橢球形。枝、葉、花均被褐色毛。其味苦、甘,氣平和,不寒不熱,無毒。莖、葉、實均可入藥。有補肝腎,強筋骨,除風濕,通經絡,益血,安胎,明目等功效。可治胎漏血崩,産後餘疾,乳汁不下,腰膝酸痛,筋骨痿弱,偏枯,脚氣,風寒濕痹等病證。《神農本草經·桑上寄生》:"桑上寄生,味苦、甘,平,無毒。主腰痛、小兒背强、癰腫、安胎、充肌膚、堅髮齒、長鬚眉;主金瘡、去痹、女子崩中、内傷不足、産後餘疾、下乳汁。其實主明目、輕身、通神。"明繆希雍疏:"桑寄生感桑之精氣而生,其味苦、甘,其氣平和,不寒不熱,固應無毒。詳其主治,一本於桑抽其精英,故功用比桑尤勝。腰痛及小兒背强,皆血不足之候;癰腫,多由於榮氣熱;肌膚不充,由於血虛。齒者,骨之餘也;髮者,血之餘也。益血，則髮華；腎氣足，則齒堅而鬚眉長；血盛，則胎自安。女子崩中及内傷不足，皆血虚内熱之故；産後餘疾，皆由血分；乳汁不下，亦由血虚；金瘡，則全傷於血上來。種種疾病，莫不悉由血虚有熱所發。此藥性能益血，故并主之也，兼能祛濕，故亦療痺。實味甘，平，亦益血之藥，故主治如經所云也。”宋唐慎微《政和證類本草》卷一二：“桑上寄生，味苦、甘，平，無毒。主腰痛，小兒背强（巨兩切），癰腫，安胎，充肌膚，堅髮齒，長鬚眉，主金瘡，去痺，女子崩中，内傷不足，産後餘疾，下乳汁。其實明目，輕身通神。一名寄屑。一名寓木，一名宛童，一名蔦（音鳥又音吊）。生弘農川谷桑樹上。三月三日采莖、葉，陰乾。”明李時珍《本草綱目·木之四·桑上寄生》：“桑上寄生，《本經》上品。釋名：寄屑（《本經》）、寓木（《本經》）、宛童（《本經》）、蔦（鳥、吊二音）。時珍曰：此物寄寓他木而生，如鳥立於上，故曰寄生、寓木、蔦木，俗呼爲寄生草。《東方朔傳》云：‘在樹爲寄生，在地爲蔂藪。’集解：《別録》曰：‘桑上寄生生弘農川谷桑樹上，三月三日采莖葉，陰乾。’弘景曰：‘寄生松上、楊上、楓上皆有，形類一般，但根津所因處爲異，則各隨其樹名之。生樹枝間，根在枝節之内，葉圓青赤，厚澤易折，旁自生枝節。冬夏生，四月花白，五月實，赤大如小豆。處處皆有，以出彭城者爲勝。俗呼爲續斷用之，而《本經》續斷别在上品，主療不同。市人混雜無識者。’恭曰：‘此多生楓、槲、櫸、柳、水楊等樹上，葉無陰陽，如細柳葉而厚脆，莖粗，短子黄色，大如小棗。惟虢州有桑上者，子汁甚黏，核大似小豆。九月始熟，黄色。陶言五月實，赤大如小豆，蓋未見也。江南人相承用其莖爲續斷，殊不相關。'保昇曰：'諸樹多有寄生，莖葉并相似。云是烏鳥食一物，子糞落樹上，感氣而生，葉如橘而厚軟，莖如槐而肥脆，處處雖有，須桑上者佳。然非自采，即難以別，可斷莖視之，色深黄者爲驗。'又《圖經》云：'葉似龍膽而厚潤，莖短似雞脚，作樹形，三月、四月花，黄白色，六月、七月結子，黄緑色，如小豆，以汁稠黏者良也。'大明曰：'人多收欅樹上者爲桑寄生，桑上極少，縱有形與欅上者亦不同；次即楓樹上者，力與欅樹上者相同，黄色，七月、六月采。'宗奭曰：'桑寄生，皆言處處有之，縱觀南北，處處難得，豈歲歲斫踐之，苦不能生耶，抑方宜不同耶？若以爲鳥食物，子落枝節間，感氣而生，則麥當生麥，穀當生穀，不當生此一物也。自是感造化之氣，別是一物。古人惟取桑上者，是假其氣爾，第以難得真者。真者下咽，必驗如神。嚮有求此於吳中諸邑者，予遍搜不可得，遂以實告之鄰邑以他木寄生送上，服之，逾月而死，可不慎哉！'震亨曰：'桑寄生，藥之要品，而人不諳其的，惜哉！近海州邑及海外之境，其地煖而不蠶桑，無采拶之苦，氣厚意濃，自然生出也，何嘗節間可容他子耶？'時珍曰：寄生，高者二三尺，其葉圓而微尖，厚而柔，面青而光澤，背淡紫而有茸。人言川蜀桑多，時有生者，他處鮮得，須自采或連桑采者，乃可用。世俗多以雜樹上者，克之氣性不同（按，'克'當作'充'，本句當斷爲'世俗多以雜樹上者充之，氣性不同'），恐反有害也。按鄭樵《通志》云：'寄生有兩種，一種大者，葉如石榴葉，一種小者，葉如麻黄葉，其子皆相似。大者曰蔦，小者曰女蘿。'今觀蜀本韓氏所説，亦是兩種，與鄭説同。修治：斅曰：采得銅刀和根枝莖葉細剉，陰乾用，勿見火。氣味苦，平，無毒（《別録》曰：甘，無毒）。主治腰痛、小兒背强、癰腫、充肌膚、堅髮齒、長鬚眉、安胎（《本經》）；去女子崩中、内傷不足、産後餘疾，下乳汁，主金瘡、去痹（《別録》）；助筋骨，益血脈（大明）；主懷妊，漏血不止，令胎牢固（甄權）。”清錢謙益《梅杓司詩序》：“余固知窮冬沍寒，當不與寓木蔓草俱盡也。”“蔦”與“女蘿”都是寄生在樹木上的植物。《詩經·小雅·頍弁》：“蔦與女蘿，施於松柏。”毛傳：“蔦，寄生也。女蘿，菟絲，松蘿也。”因此後世將其誤認爲是同一種藥物。有的醫學家已知其有别，故詳加匯釋，以示區别。如明代的李時珍和繆希雍，分别在“集解”與“注疏”中詳加辨析，提示後人切勿一誤再誤。《漢語大字典·草部》“蔦”亦有按語提示：“蔦爲常緑寄生小灌木；女蘿即松蘿，爲孢子植物地衣門松蘿科呈樹枝狀的植物體，懸垂在高山針葉林枝梢。古詩文因《詩》二者連用，常混以爲一物。”　◎今按：結合牘84乙“樓”字，似可隸定爲“樓”字，該牘兩面均是一個字，認爲是“栝樓”，不妥，《武威漢代醫簡》牘84乙有“活樓根”，没有簡寫爲“樓根”，説明不能簡寫，我們認爲當釋爲“離樓草”。《名醫别録》言其：“味鹹，平，無毒。主益氣力，多子，輕身長年。生常山。七月、八月采實。”後世文獻對此藥記載如《證類本草》《千金翼方》多沿用《名醫别録》，没有其他記載。栝樓，其主治《名醫别録》載：“主胸痹，悦澤人面。”《本草綱目·草部》載其：“潤肺燥，降火，治咳嗽，滌痰結，利咽喉，止消渴，利大腸，消癰腫瘡毒。”從本方名稱來看，釋爲離樓草比栝樓更可靠。暫備一説。

〔4〕弓窮　○**整理者**：弓大鄭不見《神農本草經》，待考。
○**杜勇**（1998A）："鄭"疑通"蓷"，"鄭"下之"又"與"推"左之"扌"在隸書中均作手形，似手持物，故兩字可通。"蓷"，《爾雅・釋草》"萑蓷"注云："今茺蔚也，又名益母。"《詩・王風》"中谷有蓷"，《釋文》引《韓詩》云："蓷，茺蔚也。"故"蓷"即今之益母草。又"鄭"從"邑""隻"音，《神農本草經》"茺蔚子，一名益母，一名益明，一名大札"，"大札"與"大鄭"音近，亦可證"弓大鄭"可能即是益母草。益母草是婦科要藥，作爲"治婦人膏藥方"正與醫簡內容相合，因此"弓大鄭"應即是益母草。　○**張延昌**：藥名，待考。　○**張壽仁**："弓窮"，甲、乙本皆釋爲"弓大鄭"，"大鄭"蓋"窮"字之誤釋。簡文穴字似大，身字似隻；阝，邑也。竆，即窮。《神農本草經・芎藭》："味辛溫，主中風入腦頭疼，寒痹，筋攣緩急，金創，婦人血閉無子。"　○**陳魏俊**（2007）：左邊不是"隻"，它的下面是"攵"，"止"的倒形，并不是"又"。我們重新隸定成"鄭"，這是個什麼字及"弓大鄭"的具體意義，還有待進一步探討。　○**袁仁智**：弓藭，即川芎，《注解》作"弓大鄭"。據原簡，疑將"藭"上下分拆而誤。○**彭達池**：（**彐**）當是"乃"字古文……《玉篇・乃部》："乃，大也。"……"大鄭"即"大薊"，是菊科有涼血、止血功能的藥物。　○**劉玉環**："大鄭"應是"窮"的訛字。88甲和88乙原釋爲"大"的部分由"窮"字上部構件"穴"訛誤而成；88甲和88乙右下的構件與武醫11和武醫89甲右下的構件差別不大，都由"弓"訛誤而成；88甲和88乙左下的構件訛誤殊甚，但與武醫11相比較，總體面貌有些相似，應係抄手所據

底本不清晰，又不明原意，依葫蘆畫瓢所致。88 甲和 88 乙原簡牘字迹清晰，整理者采用摹形的方式作隸定，將一字誤釋爲兩字，致使簡牘文意難曉。總之，88 甲和 88 乙都當讀爲“弓窮”。弓窮，《神農本草經》作芎藭，中藥名。　○**周祖亮、方懿林**：弓大鄋，當爲藥物名，不見於其他醫書，其義待考。　◎**今按**：袁、劉二説可備一説。這種寫法兩次出現，不當視爲訛誤，此處當是一種俗體，張氏分析甚是。芎藭，參見本章醫方五注〔4〕。

〔5〕菒草　○**整理者**：應即“藁本”。《神農本草經》稱藁本：“味辛温，主婦人疝瘕，陰中寒腫痛，腹中急，除風頭痛，長肌膚，悦顔色。”　○**張延昌、朱建平**：即藁本。　◎**今按**：前兩家未給出是“藁本”的依據，今據《集韻·晧韻》“槀，或作藁、菒、蒿”，“藁”可寫作“菒”，可知此處“菒草”當是藁本。參見第二章醫方六注〔3〕。

〔6〕茝　○**張延昌**：茝，“芷”的誤寫。　○**劉立勳**：“茝”爲“芷”之異體。《漢書·禮樂志》：“侠嘉夜，茝蘭芳，澹容與，獻嘉觴。”顔師古注：“茝，即今白芷。”　◎**今按**：參見本章醫方三十一注〔1〕。

〔7〕白茝　○**整理者**：據《名醫别録》即白芷。　○**張延昌**：即白芷。《神農本草經》謂其“主女人漏下赤白，血痹陰腫，寒熱，頭風侵目淚出”。　◎**今按**：參見本章醫方三十一注〔2〕。

〔8〕肦　○**赤堀昭**：不明白其意思，可能與肉混合成膏的意思。　○**張麗君（1995）**：“肦”，當爲“肪”的通假字。《康熙字典》“肦”，引“《廣韻》布還切。《韻會》《正韻》逋

還切，并音班”；“肪”，《説文》“肪，肥也，从肉方聲”。“肦”
从方聲。班，方，上古聲母同屬幫母，所以“肦”是“肪”的
雙聲通假字。就意義而言，《康熙字典》引《玉篇》釋爲“脂
肪”。　　○張壽仁：肦，《廣韻》曰：“大首肦。”或可釋作爲首
肉，如牛羊首之類。　　○鄭剛：是“紛”字異體。《儀禮·聘
禮記》“肦肉及廋車”，“肦”字用法與出土醫書相同，鄭玄注：
“古文肦作紛。”“紛”字意思是攪拌，使合并。《漢書·霍去
病傳》“漢匈奴相紛挐”，注“亂相持搏也”，《文選》的“紛
挐”一詞，注也以爲“相著牽引也”。《説文通訓定聲》以爲
是“扮”的假借，《太玄·元數》注“猶并也”，《廣雅·釋詁
一》“動也”。這個詞還是由紛亂的“紛”引申而來，發展爲
動詞使多物亂，使之混合。最後“紛、肦”的意思發展出了動
詞攪拌，使合并，而在出土醫書中，它又被引申專指製造膏藥
的第一道工序，先將原料攪拌。　　○劉立勳：張麗君所證“肦”
引《廣韻》屬中古音，而“肪”引《説文》屬上古音，如此判
斷雙聲通假，似有不妥。　　楊耀文：“肦”爲表示肉類的名詞，
而非動詞。　　○胡娟：“肦”《説文》未收。前代字書、韻書有
bān、fén 兩種注音、三種解釋。①頭大或頭大貌。《玉篇·肉
部》：“肦，大首兒。”《廣韻·删韻》：“肦，大首。”《集韻·文
韻》：“肦，大首兒。或从肉。”②衆貌。《集韻·文韻》：“肦，
衆兒。或从肉。”③同“頒”，即頒賜、賦予。《集韻·删韻》：
“肦，通作頒。”《説文·頁部》“頒”清朱駿聲通訓定聲：“頒，
字亦作肦。”《禮記·聘禮》：“肦肉及廋車。”漢鄭玄注：“肦，
猶賦也。”《禮記·王制》：“凡九十三國，名山大澤不以肦，其
餘以禄士以爲間田。”鄭玄注：“肦，讀爲班。”唐陸德明釋文：

"肦，音班。賦也。""肦"的第①②義無文獻例證，第③義雖有例證，但與"脂肪"義挨不上。　　◎今按：胡氏所引《禮記·聘禮》有誤，當爲《儀禮·聘禮》，《禮記》有"聘義"篇。當取鄭剛釋義。

〔9〕膊　○赤堀昭：爲薄，曬乾的肉或肉絲。　○張麗君（1995）：膊，切肉。《康熙字典》"厚切肉爲厚膊"。《淮南子·繆稱訓》"故同味而嗜厚膊者，必其甘之者也"。　○張壽仁：膊，《説文》曰薄脯。簡牘文字"專"常與"專"通假，可假釋爲"膊"，《説文》曰切肉，赤堀氏已論及。　○鄭剛：《説文·肉部》"膊，薄脯。膊之屋上"，意思是説製成肉脯後在屋頂曬乾。《廣雅·釋器》"膊，脯也"，聯繫《説文》可知是動詞，意思是製造脯。漢代常見"清酒膊脯"一詞（最早《呂氏春秋》，又常見於《後漢書》），"膊"做形容詞與"清"并列，也是由動詞轉化而來的。"脯"的本義是肉乾，可以是整塊的，也可以是剁碎後再乾化的，《大戴禮記·諸侯遷廟》"脯醢"，《周禮·腊人》鄭注"薄曰析脯"，《呂氏春秋·腊行論》"殺鬼侯而脯之"高注"肉熟爲脯"。《釋名·釋飲食》"脯炙，以餳蜜豉汁淹之脯脯然也"，其用法與出土文獻最爲接近……膏或脯的製法都是將原料加工（煮或冶等），然後用汁浸泡，隨後乾化。動詞"膊"指的就是這個過程。這裏有兩點值得注意。一是"膊"的這個用法是從一般的製脯而來的，原來的製脯祇是肉脯和果脯，而在醫藥文獻中它專指膏藥……從《説文》等書來看，"膊"似乎專指製膏或脯的最後一道工序，烘乾，但在本方中，"膊"工序在"膏"工序前，應該還是包括原料加工（煮或冶等），然後用汁液浸泡。　　○田河："膊"

右邊所从似爲"專"，而非"専"。該字可釋爲"膊"。……懷疑"膊"讀爲"縛"，意爲把東西捲緊。《廣雅·釋詁》："縛，束也。"《周禮·考工記·鮑人》："卷而摶之。"鄭玄注引鄭司農曰："摶，讀爲'縛一如瑱'之縛，謂卷縛韋革也。"孫詒讓正義："《左傳》杜注云：'縛，卷也。'段玉裁云：'易摶爲縛，縛謂卷之緊也。'" 〇劉立勳：袁仁智所證"原簡隸草，不煩改字"，從本簡所見肪與肦字形上來看，還是有明顯分別的，不能因以隸草書寫就認爲同屬一字。 〇胡娟："膊"的本義爲晾曬生肉。《説文·肉部》："膊，薄脯。膊之屋上。从肉專聲。"清段玉裁注："'膊之屋上'，當作'薄之屋上'。薄，迫也。《釋名》：'膊，迫也。薄椓肉、迫著物，使燥也。'説與許同。《方言》：'膊，暴也。燕之外郊，朝鮮、洌水之間，凡暴肉、發人之私、披牛羊之五臟謂之膊。'《左傳》'龍人囚盧蒲就魁，殺而膊諸城上'，《周禮》'斬殺賊諜而膊之'，皆謂去衣磔其人，如迫膊於屋上也。"引申爲切成塊的乾肉。《廣雅·釋器》："膊，脯也。"《淮南子·繆稱訓》："故同味而嗜厚膊者，必其甘之者也。"漢許慎注："厚膊，厚切肉也。"

〔10〕肦膊 〇整理者：難作確解，從簡文看似是指和膏用的油脂之類；也可能是以藥膏攤於布帛之上裹用之意。 〇張麗君（1995）："肦膊"即爲"肪膊"，義爲豬肉脂肪。 〇張壽仁：蓋爲一種可以和藥的肉，與上列七種藥合爲膏，可外敷，亦可内服。 〇張延昌、朱建平：據張麗君考證，"肦"爲"肪"的通假字。膊，切肉。肪膊，意爲豬肉脂肪。《五十二病方》中常用豬肉、豬油脂肪或其他動物脂肪調製膏藥（《中華醫史雜志》1996年第2期）。 〇袁仁智：肪脂，張麗君氏

作"肦膊"解，釋"肦"通"肪"。原簡隸草，不煩改字，又
"肪脂"（或脂肪）作賦形劑，古醫籍常見。　○劉立勳："肦
膊"釋爲"肪脂"，從意義上來説，比較容易講通，但暫無十
分有説服力的證據。　　○周祖亮、方懿林：豬油。　　○胡娟：
張麗君説"'肦'爲'肪'的通假字"，祇憑古代讀音的相近，
很難有説服力。再者，説《淮南子》的"厚膊"爲"膊，切
肉"，就得出"肦膊，意爲豬肉脂肪"的結論，近乎臆測。《淮
南子》所謂"厚膊"，并非"豬肉脂肪"，而是指切得厚厚的
風乾肉。這樣的乾肉，怎麽能製成膏藥呢？"肦膊"木牘原文
本寫作"肦**肵**（肦腴）"，醫簡本、注解本釋爲"肦膊"誤。袁
仁智釋爲"脂肪"，并云："原簡隸草，不煩改字，又'脂肪'
（或肪脂）作賦形劑，古醫籍常見。"亦不確。"腴"的本義爲
腹部的肥肉、脂肪。《説文·肉部》："腴，腹下肥也。从肉臾
聲。"段玉裁改"也"爲"者"，并注："'者'各本作'也'，
今依《文選》注。此謂人。《論衡·傳語》曰'堯若臘，舜若
腒，桀紂之君垂腴尺餘'，是也。若少儀（按，'少儀'當加書
名號），羞濡魚者進尾，冬右腴。枚乘《七發》'犓牛之腴'，
假人之偆偆之也。"《靈樞經·衛氣失常篇》："伯高曰：'膏者
多氣而皮縱緩，故能縱腹垂腴。'""肦腴"即豬、羊類動物的
板油。　　◎今按：將**肵**釋寫爲"腴"，從字形上殊不通。"腴"
所從"臾"旁，在《武威漢代醫簡》中就有，見牘85乙、91
甲，可參。馬王堆帛書《五十二病方》行53有"磔薄（膊）
若市"，薄，帛書整理小組注曰：膊，《左傳·成公二年》："殺
而膊諸城上。"注："磔也。"《周禮·掌戮》作搏。馬繼興先生
注曰：膊與薄上古音均鐸部韻。膊爲滂母，薄爲並母，故薄假

爲膊。此處“膊”字意義即和《五十二病方》相同，即將脂肪剁碎作爲賦形劑用。

〔11〕高　○張延昌、朱建平：即膏。　○張延昌：爲“膏”字的誤寫。　○鄭剛：“膏”是動詞，而且本方就是膏藥方，不應該再用它膏藥來施用它。“膏之”的用法多見於醫書，但都是在傷口上塗膏的意思，本方中的用法不同……在本方中“膏之”是將“凡七物”製成膏藥。　○袁仁智：高，通“膏”。　○田河：“高”即“膏”，背面牘文“妠人高藥”之“高”就用作“膏”。　○胡娟：通“膏”。　◎今按：不應認爲是誤寫，應爲通假字。《説文·肉部》：“膏，肥也。從肉，高聲。”“膏”字從“高”得聲。清朱駿聲《説文通訓定聲·小部》：“高，叚借爲膏。”《素問·生氣通天論》：“高梁之變，足生大丁，受如持虛。”王冰注：“高，膏也。梁，粱也。”又《通評虛實論》：“氣滿發逆，甘〔守〕肥貴人，則高梁之疾也。”此處當作動詞用，做成膏藥。

〔12〕舍　○鄭剛：本方是膏藥，所以“舍”是最後完成了膏藥製作之後的用法。　○袁仁智：舍之，於義未協，“舍”疑爲“余”之訛，“余”與“塗”通。　○周祖亮、方懿林：釋放。朱駿聲通訓定聲：“舍，假借爲釋。”　◎今按：根據下牘88乙文末“凡六物合”來看，此處當是“合”字之訛。

【譯文】

治療婦女疾病膏藥處方：離樓草三升，附子三十枚，芎藭十枚，當歸十份，甘草七份，藁本二束，白芷四份，總共七味藥，用攪拌的乾肉製成膏狀來混合這些藥物。

五十五、治婦人膏藥方

【解題】

　　○周祖亮、方懿林：此方與上一則處方內容相似。

治婦（婦）人高（膏）[1]藥方：[樓][2]三升，付（附）子卅枚，弓（芎）窮（藭）十枚[3]，當歸十分，甘草七分，菓（藁）草二束，白芷四分，凡七物，以胐膊高（膏）之。之之朒，凡六物合，後曰[4]。88乙

【集注】

　　〔1〕高　◎今按：本方和上一方屬同一方不同版本，此處"高"字是"膏"的通假字。參見上一方注〔11〕。

　　〔2〕樓　○張延昌、朱建平：疑爲栝樓。　◎今按：或爲離樓草，參見上一方注〔3〕。

〔3〕枚　◎今按：此處該字本當是"分"字，應是書寫時
受前"枚"字影響誤寫爲"枚"。

〔4〕之之肕凡六物合後曰　○張延昌：似是隨意書寫，與
牘文無關係。　○周祖亮、方懿林：爲肖字者隨意書寫，不屬
於處方内容。　◎今按：從圖版看，第二個"之"字後面還有
一個左邊是"月"旁的字，釋文缺，當補作"肕"。另，從兩
個"之"字似可以認爲這幾個字是習字之用，習字簡在西北漢
簡中習見。此處是利用該牘左下角的空白處習字。

【譯文】

治療婦女疾病膏藥處方：離樓草三升，附子三十枚，芎藭十
份，當歸十份，甘草七份，藁草二束，白芷四份，總共七味藥，
用攪拌的乾肉製成膏狀，之之肕，總共六種藥物混合，後曰。

五十六、治百病膏藥方

【解題】

○整理者：右牘方劑，與簡57—58千金膏藥方，基本
相同。

（手写简牍图）89甲
89乙

百病膏藥方：蜀椒四升，弓（芎）窮（藭）一升，白
茝一升，付（附）子世果（顆），凡四物，父（㕮）且
（咀），漬以淳（醇）醯三升，漬□□□方〔1〕三斤，先□
□□□〔2〕89甲枚煎藥□□□□□□浚去宰（滓）〔3〕。89乙

【集注】

〔1〕方　◎今按：據摹本補。

〔2〕漬……先□□□□　○田河：牘文似可補爲“漬卒時
豬肪三斤先前取之□”。　◎今按：所補可備一説。

〔3〕浚去宰　○周祖亮、方懿林：浚去滓，濾去藥滓。

【譯文】

（治療）各種疾病的膏藥方：蜀椒四升，芎藭一升，白芷
一升，附子三十枚，總共四味藥，搗碎，用濃醋三升浸泡，浸
泡……三斤，先……枚煎藥……濾去滓。

第四章　敦煌漢簡醫方

一、殘方

【解題】

◎**今按**：以下釋文所標頁碼爲甘肅省文物考古研究所編《敦煌漢簡》一書，"原編號"指"建國後發掘的漢簡"，其他是建國前的。

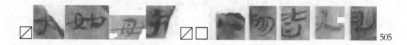

₅₀₅

☑大^{〔1〕}如母（拇）指^{〔2〕}☑〔凡〕^{〔3〕}八物，皆父（咬）且（咀）^{〔4〕}。 ₅₀₅

【集注】

〔1〕大　○**范董平**：大小的程度。

〔2〕大如母指　○**劉樂賢**：一種常見於古代藥方的表述。如周家臺秦簡第372號："已鼠方：取大白礜，大如母（拇）指，置晉斧（釜）中，涂而燔之，毋下九日，冶之，以。"《外臺秘

要方》卷二八"中蠱毒方二十一首"之《小品》療蠱方"下
有："又方：土瓜根，大如拇指，長三寸，切，以酒半升，漬
一宿，一服當吐下。《古今録驗》同。"

〔3〕凡　◎今按：據簡帛醫學文獻辭例補。

〔4〕父且　○劉樂賢：亦見於馬王堆漢墓帛書《雜療方》、
武威漢代醫簡及居延新簡中的藥方殘簡。研究者已經指出"父
且"就是常見於古代醫書的"㕮咀"，并對"父且"或"㕮咀"
的本義及演變作過討論。　◎今按：參見第三章醫方十一注〔3〕。

【譯文】

……大小像大拇指……總共八味藥，都搗碎。

二、殘方

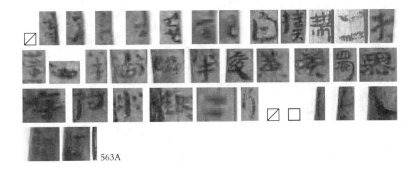

563A

☒䝊☒，□□，蚰[1]六□，白檀帶[2]二枚[3]，薑[4]一
半，當歸[5]、半夏[6]、黃芩[7]、蜀署[8]、厚付（朴）[9]、
水銀[10]二斤☒□□□入各半斤。563A

【集注】

〔1〕䗩　○**馬繼興**：此方中的"䗩"，是一種昆蟲類藥。在《神農本草經》中有木䗩和蜚䗩兩種，均列爲中品，此處不知指哪一種。　○**周祖亮、方懿林**：昆蟲類藥物，《神農本草經》有木䗩和飛䗩兩種，均列爲中品。《武威漢代醫簡》也有"䗩一分""䗩頭二分"等記載。　○**劉金華**：䗩，又名貝母，安徽阜陽漢簡《萬物》W005 號簡訛作"見母"。解見居延新簡 10.8 號。　○**劉樂賢**：武威漢代醫簡第 51 號載有藥名"宝頭"，或與此處的"宝"有關。但是"宝頭"的具體所指同樣也不易考定，故"宝"的確切含義尚待進一步研究。　◎**今按**："䗩"不是"木䗩、飛䗩"，也不是"䗩頭"，各家增字解釋均不妥，此即貝母。《玉篇·蚰部》："䗩，俗作宝。"《本草綱目·草部·貝母》載其又名茴、勤母、苦菜、苦花、空草、藥實。根氣味：辛，平，無毒。其主治引《神農本草經》"傷寒煩熱，淋瀝邪氣疝瘕，喉痹乳難，金瘡風痙"，引《名醫別錄》"療腹中結實，心下滿，洗洗惡風寒，目眩項直，咳嗽上氣，止煩熱渴，出汗，安五臟，利骨髓"，引《藥性論》"主胸脅逆氣，時疾黃疸。研末點目，去膚翳。以七枚作末酒服，治產難及胞衣不出。與連翹同服，主項下瘤瘻疾"。

〔2〕白櫝帶　○**劉金華**：不可考。　○**楊耀文**：白櫝帶不知爲何物，傳世醫書中無記載。　○**周祖亮、方懿林**：釋作"白櫝葉"。考之圖版，"葉"字似"帶"，但釋"帶"於文意明顯不合。　◎**今按**："櫝"或當釋爲"撲"，該字左旁爲"扌"。

〔3〕枚　○**楊耀文**：應爲"枚"字。　○**周祖亮、方懿林**："把"字僅存左殘筆"扌"和右邊小勾，原釋文空缺，張顯成

寫作"枚"。　○**劉樂賢**：根據殘存字迹并參照文例分析，似以釋"枚"爲優。　◎**今按**：釋作"枚"可從。

〔4〕薑　○**劉飛飛**：本字作"薑"。《説文·艸部》："薑，禦濕菜也。"《説文通訓定聲·壯部》"薑"下曰："字亦作'薑'。"薑，性味辛濕熱，《神農本草經》謂其"主胸悶，咳逆上氣，温中，止血，出汗，逐風濕淠，腸澼下痢"。　◎**今按**：參見第三章醫方一注〔13〕。

〔5〕當歸　○**劉飛飛**：多年生草本植物，羽狀複葉，夏秋之間開小白花，莖葉皆有香味。根入藥，有鎮靜、補血、調經等作用。《爾雅·釋草》："薜，山蘄。"郭璞注："《廣雅》曰：'山蘄，當歸。'"邢昺疏："即今藥草當歸。"　◎**今按**：參見第三章醫方五注〔2〕。

〔6〕半夏　○**劉金華**：阜陽簡《萬物》W064號記"□□肥螽者之以半夏鼠壤"，句意不明。　○**劉飛飛**：多年生草本植物，葉子有長柄，初夏開黃綠色花。地下有白色小塊莖，可入藥，生用有毒，内服須限用。《禮記·月令》："（仲夏之月）鹿角解，蟬始鳴，半夏生，木菫榮。"鄭玄注："半夏，藥草。"《急就篇》卷四："半夏皂莢艾橐吾。"顏師古注："半夏，五月苗始生，居夏之半，故爲名也。"　◎**今按**：參見第三章醫方三十注〔3〕。

〔7〕黃芩　○**劉金華**：黃今（从草），其他簡帛醫方中又作"黃黔、黃梣、黃岑"等，此藥具有抗炎、鎮靜、除濕熱、止血等作用。《證類本草·草部·黃梣》引《藥性論》曰："破雍氣，治五淋，令人宣暢……治熱。"　○**劉飛飛**：多年生草本植物。葉子對生，披針形，開淡紫色花。根黃色，中醫用作清

涼解熱劑，有明顯的解痙和鎮痛作用，《神農本草經》謂其味苦，平，無毒，"主諸熱，黃疸……惡創，疽蝕，火瘍"。 ◎今按：參見第三章醫方九注〔6〕。

〔8〕蜀署 ○馬繼興：（椒）原作"膠"，《敦煌漢簡》釋爲"署"，非。"蜀椒"的"椒"字爲"膠"，係通假，此藥係木部藥，在《神農本草經》中也列爲中品。 ○劉金華：張顯成先生列爲未詳藥名。但《五十二病方·痂》有"蜀叔"之名，與"蜀署"音頗相近，或者係一物。 ○劉飛飛：即"蜀預"，今稱山藥。"署"屬禪母魚部字，而"預"則爲余母魚部字，兩字聲紐部位相同而相通，因此"蜀署"即"蜀預"，又名"署與、山芋、土薯、薯藥"等。《神農本草經》謂其味甘，溫，無毒，"主傷中，補虛羸，除寒熱邪氣，補中，益氣力，長肌肉。久服耳目聰明，輕身，不飢，延年"。 ○周祖亮、方懿林：藥物名。具體所指待考。圖版"署"字筆畫模糊，馬繼興釋作"膠"，讀爲"椒"。 ○劉樂賢：《五十二病方》的"蜀叔"，學者以爲即"巴叔（菽）"，是"巴豆"的異名。"叔（菽）、署"古音并不太近，"蜀署"即"蜀叔（菽）"之說尚待進一步論證。劉飛飛先生認爲"蜀署"可讀爲"蜀預"，"蜀預"又名"署與、山芋、土薯、薯藥"，今稱"山藥"。今按：劉飛飛先生所謂今稱"山藥"的藥是"薯蕷"，而不是"蜀預"。劉飛飛先生所說的"蜀預"，其名似不見於古書，他說"蜀預"又名"署與"，却未舉出書證，其說恐不可信。儘管如此，他將簡文的"蜀署"與"薯蕷"相聯繫，却是一種值得重視的意見。"薯蕷"，古書或作"藷萸"，也作"藷薯"。《本草綱目》卷二七"薯蕷"條引吳普曰："薯蕷一名

藷薯，一名修脆。齊、魯名山芋，鄭、越名土藷，秦、楚名玉延。”古代“蜀”字與“藷、薯”等字的讀音相去不遠，“藷薯”或可寫作“蜀署（薯）”。另外一種可能是，簡文的“蜀署”是指産自蜀地之“署（薯）”。《本草綱目》卷二七“薯蕷”條引蘇頌曰：“江、閩人單呼爲藷，亦曰山藷。”知“蜀署”或可單稱爲“藷”。據此推測，簡文也可能是將“蜀署”單稱爲“署（薯）”，然後在其前面加上一個表示産地的“蜀”字，因而寫作“蜀署（薯）”。

〔9〕厚付　○劉金華：（存付）不可考。　○楊耀文：（存付）不知爲何物，傳世文獻均無記載，出土醫藥材料中僅此一例。　○周祖亮、方懿林：存付，藥物名。具體所指待考。　○劉樂賢：“存付”作爲藥名，古書未見記載，釋文或有不確之處。從照片看，“付”字辨識準確，但其前面一字的寫法與“存”并不完全一致。漢簡中的“存”字，其“子”左上角多寫作“ナ”形，這個“ナ”形祇有兩筆。而此字“子”左上角，却明明寫作三筆。這三筆實爲“厂”，祇是稍有變化而已。漢簡中的“厚”字有時就寫作“厚”形，即左上一“厂”加右下一“子”。如武威漢代醫簡第83號甲“厚朴”的“厚”，金關漢簡73EJT4:108A“前日厚賜宣”的“厚”，居延漢簡495・4B“甚厚”的“厚”，敦煌漢簡2278A“甚厚”的“厚”，都寫作這樣的“厚”形。所以，這個以前被釋爲“存”的字，應當改釋爲“厚”。“厚付”作爲藥名也見於居延新簡E.P.T56:228所載藥方中，劉金華先生認爲即《五十二病方》記載的“厚柎”，“實則是武威簡中所記‘厚朴’”。……傳世文獻和出土文獻中有從“付”得聲之字與從“羑”得聲之字通假

的例證，讀"厚付"或"厚柎"爲"厚朴"的意見應可成立。

◎**今按**：劉說之釋"厚"可從，但"付"當釋爲"柎"，細審該字構件左旁竪筆出頭，當是"木"旁。厚朴，參見第三章醫方二十三注〔5〕。

　　〔10〕水銀　○**劉飛飛**：呈銀白色或錫白色，有金屬光澤，常溫下在空氣中穩定爲液態，因其狀如水似銀而得名。《本草綱目》卷三："（治）失心風，同藕節炒丸服。"《本草綱目》卷四："（治）一切惡瘡，同黃連、胡粉。惡肉毒瘡，狀如豆半，在裏包擦之，或同大楓子。"《證類本草》謂其"寒"，將其列入治惡瘡藥列。可見，簡上此方中水銀功效與"黃芩"同。

【譯文】

　　……蠱六……白檳帶兩枚，薑一半，當歸、半夏、黃芩、蜀椒、厚朴、水銀二斤……入各半斤。

三、殘方

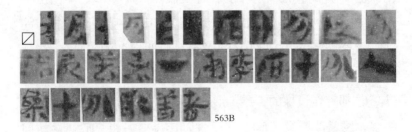

563B

☒□朋十分，白礜石[1]十分，良母，治〈冶〉[2][3]，取善者一兩，李（理）[4]石[5]十分[6]，人參[7]十分取善者。563B

【集注】

〔1〕白礜石　○馬繼興：在《神農本草經》中稱爲“礜石”，其後在《名醫別録》中始記爲“一名白礜石”。　　○劉金華：白礜石，即白礬，礬石也。此物具有明顯的止血、解毒之功，并可治療蛇蟲虎犬之傷。　　○孫其斌、袁仁智：“礜”爲“礬”之異體字，即白礬。　　○劉飛飛：此處“白礜石”當爲“白礬石”。《本草綱目·金石三·礜石》：“古方礜石、礬石常相混書，蓋二字相似，故誤耳。然礬石性寒無毒，礜石性熱有毒，不可不審。”《説文·石部》：“礜，毒石也，出漢中。”即硫砒鐵礦，也叫毒砂，是一種性熱含毒的礦石，可入藥，亦可殺鼠。《淮南子·説林》：“人食礜石而死，蠶食之而不飢。”《太平御覽》卷九九〇引漢代桓譚《新論》：“譬如巴豆毒魚，礜石殺鼠，桂害獺，杏核殺豬，天非其故爲作也。”礬石，是一種呈透明狀結晶體的礦物，多入藥，有白、青、黃、黑、絳五種，白色者俗稱明礬。《神農本草經》卷三：“礬石，味酸寒，無毒，主寒熱，洩痢……煉餌服之，輕身不老。”此處明確表示“白礬石”，且與人參等藥合爲藥劑，應當爲無毒礦物，當爲“白礬石”誤。　　○楊耀文：《神農本草經》中既有“礬石”又有“礜石”。　　○劉樂賢：或釋作“白樊石”。從《敦煌馬圈灣漢簡集釋》刊發的照片看，明顯是“白礜石”而非“白樊石”。　　◎今按：後劉之説可從，孫、袁之説殊誤。參見第二章醫方八注〔5〕。

〔2〕治　○周祖亮、方懿林：脂，圖版字形似“治”。○李洪財：脂，原簡誤寫作“治”。　　◎今按：從圖版看，當隸定爲“治”。尤其“治”左旁爲“水”旁，而不是“肉”旁。

而隸定爲"脂"也無法讀通，當然此處"治"字當爲"冶"字之訛，李學勤先生指出其義爲搗碎。良母當是一種藥物名，則原文當如此斷句："良母，治〈冶〉，取善者一兩。"

〔3〕良母治　○劉金華：（良母脂）不可考。　○劉飛飛：（良母脂）藥名，傳世文獻中未見。疑爲"黎母"。"黎母"亦名"黎朦"，或作"黎朦子"，即今之柚子。《嶺外代答·花木·百子》："黎朦子，如大梅，復似小橘，味極酸。"《南越筆記·黎檬子》："黎檬子，一名宜母子，似橙而小，二三月熟，黃色，味極酸，孕婦肝虛，嗜之，故曰宜母。"且看"黎檬子"與"良母脂"的關係，"良"爲來紐陽部字，"黎"爲來紐脂部字，兩字同聲紐，陰陽對轉可相通。"母"爲明紐之部字，"朦"爲明紐東部字，亦是同紐，陰陽對轉，故亦可相通。○周祖亮、方懿林：良母脂，藥物名。可能是一種動物油脂，具體所指待考。　○劉樂賢：謝桂華先生認爲其中的"良母脂"或應改釋爲"長□治"，《敦煌馬圈灣漢簡集釋》將此欄釋作"良□治□取善者一兩"。因字迹不甚清晰，此欄文字的釋讀目前尚不能完全確定。

〔4〕李　○劉飛飛："李"爲來紐之部字，"絡"爲來紐鐸部字，兩字同紐，韻部對轉相通。　◎今按：李、理均來母之韻，可以通假。《左傳·僖公三十年》："行李之往來。"《昭公十三年》行李作行理。《國語·晋語八》："生子輿爲理。"《潛夫論·志氏姓》理作李。

〔5〕李石　○馬繼興："李實"的"實"字原作"石"，也屬通假。《神農本草經》無此藥，但在《名醫別錄》果部中品"李核仁（人）"條的副品項下列出"（李）實"的藥名。

○劉金華：張顯成先生列爲未詳藥名。安徽阜陽簡《萬物》W035 號簡記“理石、朱臾可以損勞也”。此“理石”應即是“李石”。　　○劉飛飛：絡石，又稱白花藤、石龍藤、石鯪，爲常綠攀援木質藤本植物，可供觀賞，莖葉可入藥。《本草綱目》卷三：“絡石，養胃氣，土邪於水，小便白濁，同人參、茯苓、龍骨末服。”536B（按，當爲 563B）號簡中“李石”恰與人參合用。　　○楊耀文：疑爲《神農本草經》之“理石”，其言“理石，一名立制石。味辛，寒，無毒。治身熱，利胃，解煩，益精，明目，破積聚，去三蟲。生山谷”“絡石，一名鯪石。味苦，溫，無毒。治風熱、死肌、癰傷、口乾、舌焦，癰腫不消，喉舌腫，水漿不下。久服，輕身，明目、潤澤、好顏色，不老，延年。生川谷”。李、理均爲來母之部，二者同音通假。段玉裁《說文解字注·木部》：“古李、理同音通用。故‘行李’與‘行理’并見。‘大李’與‘大理’不分。”朱駿聲《說文通訓定聲·頤部》：“李，叚借爲理。”《阜陽漢簡·萬物》：“牛膽、皙目可以登高也。理石、朱臾可以損勞也。”（W035）　　○周祖亮、方懿林：李實，藥物名。即李子。亦見於馬王堆帛書《五十二病方》，不見於《神農本草經》，但《名醫別錄》果部中品有“李核人（仁）”。　　○孫其斌、袁仁智：“李”爲“理”之假借字，即理石。　　○劉樂賢：古代“李、理”二字常相通假，例不煩舉，劉金華先生讀“李石”爲“理石”的意見可信。　　◎今按：即理石。《名醫別錄》載其：“味甘，大寒，無毒。主除營衛中去來大熱、結熱，解煩毒，止消渴、及中風痿痹。一名肌石。如石膏順理而細。生漢中及盧山。采無時。”

〔6〕分　○范董平：量詞。　◎今按：應爲等分之義，參見第三章醫方一注〔10〕。

〔7〕人參　○范董平：多年生草本植物，主根肥大。根和葉均可入藥，爲中藥貴重藥品，有滋補作用。　◎今按：參見第三章醫方三十九注〔2〕。

【譯文】

……十份，白礬石十份，良母，搗碎，取好的一兩，理石十份，取十份好的人參……

四、殘方

白〔1〕元（芫）〔2〕二斤，地榆根〔3〕▢。564

【集注】

〔1〕白　○劉樂賢：從照片看，所謂“府”字的寫法與漢簡中常見的“府”并不一致，頗疑此字當改釋爲“白”。　◎今按：劉説甚是。原釋爲“府”，從圖版看，當釋爲“白”字。與其圖版類似的草字字形還有▢（武·4）、▢（武·83甲）、▢（居·317.24）。當然該字與“府”字下部字形也很相近，如▢（居·188.4）、▢（257.8B），但從照片看，該字圖版上部并無“广”部，故當釋爲“白”字。

〔2〕白元　○劉金華：府元，不知爲何物，有待進一步

考證。　○劉樂賢：“白元”之名不見於古書，但馬王堆漢墓帛書《養生方》中有“白杬”，其文曰：“〔一曰〕：取白杬本，陰乾而冶之，以馬醬和，□丸，大如指〔端，□□□□□〕空（孔）中，張且大。”馬王堆漢墓帛書整理小組注釋説：“《爾雅·釋木》：‘杬，魚毒。’《説文》作芫，《神農本草經》作芫花。《吳普本草》謂芫花之花‘有紫、赤、白者’。白杬本，當即白芫花的根。”據此，第564號簡的“白元”似應讀作“白杬”或“白芫”，指白芫花。　　◎今按：後劉説可從。即白芫，元、芫均疑母元韻，故可通假。《馬王堆醫書考注》袁瑋認爲，杬即芫，本草入草部，即芫花。見《神農本草經》下品。《吳普本草》云花色有紫、赤、白之分。白杬本或指白色芫花之根。馬繼興先生指出，杬字从木，元音。芫與元上古音均元部韻。故杬假爲芫。白芫本即芫花根。《別録》：“芫花……其根名蜀桑根。療疥瘡，可用毒魚。”“元”又見於阜陽漢簡《萬物》，簡W038有：“草以元根也·輕膲（體）以越山之雲也·□□。”其中“元根”，整理者注曰，疑即《神農本草經》“芫花”之根。《名醫別録》云，芫花之根“療疥瘡，可用毒魚”。馬王堆帛書《養生方》有“白杬本”，整理小組云，“白杬本當即白芫花的根”。

〔3〕地榆根　○劉飛飛：即地榆的根部。《農政全書·救荒本草》卷一：“地榆，生桐柏山及冤句山谷，今處處有之。密縣山野中亦有。此多宿根，其苗初生布地，後攛葶，直高三四尺，對分生葉，葉似榆葉而狹細，頗長，作鋸齒狀。青色開花如椹子，紫黑色，又類豉，故名玉豉。其根外黑裏紅，似柳根，亦入釀，酒藥燒作灰，能爛石。味苦，甘酸，性微寒。

一云沉寒無毒，得髮良，惡麥門冬。”　〇周祖亮、方懿林：藥物名。《神農本草經》謂地榆：“主婦人乳痓痛，七傷、帶下十二病，止痛，除惡肉，止汗氣，療金創。”　◎今按:《名醫別錄》載其：“味甘、酸，無毒。止膿血，諸瘻，惡瘡，熱瘡，消酒，除消渴，補絶傷，産後内塞。可作金瘡膏。生桐柏及腕朐。二月、八月采根，暴乾。”

【譯文】

……白元二斤，地榆根……

五、殘方

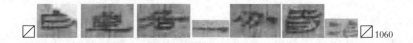

☒1060

☒、白草[1]各一分[2]，皆冶[3]☒。₁₀₆₀

【集注】

〔1〕白草　〇周祖亮、方懿林：藥物名。圖版“白”字上面殘缺。馬繼興指出，此方中的“白”字，因字迹不够清楚，疑爲“甘”字之訛。　〇劉樂賢：“白草”的“白”字，以前由於照片不够清晰，曾有學者懷疑爲“甘”之誤釋。今據《敦煌馬圈灣漢簡集釋》刊發的清晰照片可知，釋“白”準確無誤。“白草”是“白薇”或“白英”的别名。　◎今按:“白”字雖殘缺一角，但上面中間部分清楚，釋爲“白”字可從。白草，兩種植物異名。一説是白薇的又名，參見第三章醫

方三十注〔4〕。一説是白英的又名。《名醫別録》載白英："無毒。一名白草。生益州。春采葉，夏采莖，秋采花，冬采根。"

〔2〕分　○**楊艷輝**:《集成本》釋"份"，今據原簡圖版，依《中華本》《集成本》釋。　◎**今按**：等分之義，參見第三章醫方一注〔10〕。

〔3〕冶　○**劉樂賢**：指搗碎藥物。　◎**今按**：參見第一章醫方二注〔3〕。

【譯文】

……白草各一份，都搗碎……

六、殘方

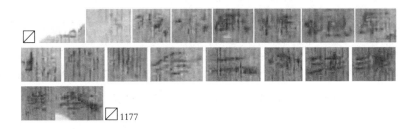

☑□分攝〔1〕水，取桔梗〔2〕、蜀椒〔3〕、芍藥〔4〕各二分，海澡〈澡（藻）〉〔5〕、黄岑（芩）〔6〕〔7〕、☑。₁₁₇₇

【集注】

〔1〕攝　◎**今按**：攝取，吸引。《鶡冠子·世兵》："使陰

陽相攻，死生相攝。”

〔2〕桔梗　○劉飛飛：《神農本草經》謂其味辛，微溫，“主胸脅痛如刀刺，腹滿，腸鳴幽幽，驚恐悸氣”。　◎今按：參見第三章醫方一注〔8〕。

〔3〕蜀椒　○劉金華：（龜板）即龜版，指烏龜的甲殼。○劉飛飛：（龜板）即龜甲、神屋，指烏龜的甲殼，主要是腹甲。　○周祖亮、方懿林：（龜板）藥物名。《神農本草經》謂龜甲：“主漏下赤白，破癥瘕，痎瘧，五痔，陰蝕，濕痹，四肢重弱，小兒顱不合。”　○劉樂賢：“黽榆”，也可能要改釋爲“蜀椒”。　◎今按：後劉之説可從。蜀椒，參見第三章醫方一注〔9〕。

〔4〕芍藥　○劉金華：又寫作勺藥，《五十二病方·毒烏喙者》，武威醫簡“兩手不到頭不得臥方、治伏梁裏膿在胃腸之外方、治□□□□□□潰醫不能治禁方”等均運用此物治病。《神農本草經·中品》記此物“味苦，平，有小毒。主邪氣腹痛，破堅積，寒熱，疝瘕，止痛。”《證類本草·草部·芍藥》引《名醫別録》曰：“芍藥，通順血脈，緩中，散惡血，逐賊血。”　○劉飛飛：又名勺藥、離草、其積、白木、餘容、犁食、解倉。　◎今按：參見第三章醫方十五注〔3〕。

〔5〕海潗　○劉金華：海某（从水），其爲何物不明，待考。　○劉飛飛：即海馬。“潗”爲名紐之部字，“馬”爲名紐魚部字，兩字同紐，陰聲韻部旁轉，故相通。海馬，又稱龍落子，是海裏的一種小型魚類，頭似馬頭，因此得名。是一種名貴中藥。《急救仙方》卷一：“海馬拔毒散，治發背諸惡瘡，兼治疔瘡，大效。”《本草綱目》卷四四：“海馬湯，治

遠年虛實，積聚癥塊，用海馬雌雄各一枚，木香一兩……"

○**周祖亮、方懿林**：海渼，藥物名，疑爲"海藻"。原簡字迹模糊，不易辨識。　○**孫其斌、袁仁智**：下簡"渼"字，經仔細查對比看圖版，爲"藻"字，即海藻。　◎**今按**：該字讀爲"藻"可從，但釋爲"藻"可商。右旁應爲"某"字，"某"和"巢"在漢代文字中形近易混，在馬王堆文獻中有如下形："某"作、、；"巢"作、。"巢"字上部中間有突起，而"某"字没有。本簡該字中間没有突起，可釋爲"渼"。"渼"當爲"漢"之訛，"漢"可讀爲"藻"，如從"巢"的"繰"和從"枭"的"繰"爲異體字，《集韻·豪韻》："繰、繅、繰、繾，《説文》繹繭爲絲。或從參、從枭、從蚤。"《列仙傳·園客》："繰一蠒，六十日始盡。"王叔岷按語："《御覽》八百二十五引繰作繅，下同，繰、繅正俗字。"海漢，即海藻。《神農本草經》載海藻："一名落首。味苦，寒，無毒。治癭瘤氣，頸下核，破散結氣，癰腫，癥瘕，堅氣，腹中上下鳴，下十二水腫。生東海池澤。"

〔6〕岑　○**楊耀文**：圖版![字]不宜隸定爲"岑"，應隸定爲"芩"。其"艹"上部右邊雖有磨損，但隱約可見。　○**周祖亮、方懿林**：據圖版，岑當爲"芩"。　◎**今按**：此處當是"芩"字的一種俗寫體，即將"艸"字兩個"屮"寫成一個。

〔7〕黄岑　○**劉金華**：參見簡563A、B。　◎**今按**：參見第三章醫方九注〔6〕。

【譯文】

……份吸收水分，取桔梗、蜀椒、芍藥各兩份，海藻、黃芩……

七、治馬胺方

【解題】

○馬繼興：治馬病。　◎今按：此方是中獸醫醫馬方。

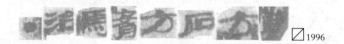

☑1996

· 治馬胺（鞍）[1][2]方[3]：石方[4]□☑。1996

【集注】

〔1〕胺　○趙友琴：宵可能是胺的變體。而宵字又是睻和睻兩字之訛。睻即俗睧字，仰視貌。馬頸直仰視。　◎今按：參見第三章醫方五十注〔4〕。

〔2〕馬胺　○劉金華：馬安（从月），有三種不同的解釋，一說是馬身上的病。王國維《流沙墜簡》即解釋爲獸醫方。一說是食馬鞍下的腐肉中毒成疾。一說是騎馬時臀部磨損的創傷。　○周祖亮、方懿林：疾病名，指人身所生的大面積瘡瘍。該病名亦見於下文第2004號簡和《武威漢代醫簡》。王國維認爲該方與第2004號簡所述內容均屬於獸醫方，不確。　◎今按：參見第三章醫方五十注〔5〕。

〔3〕方　○范董平：方子、方劑、藥方。

〔4〕石方　○趙友琴：石南草方之省。

【譯文】

治療馬脊瘡的處方：取石南草……

八、殘方

【解題】

○劉金華：本簡所記是某一醫方的後半段。簡中有"瀉下、大下"等語，聯繫到武威簡中的某些藥方，本方當是用於排除諸如淤血等致病的體內異物。

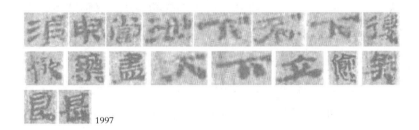

1997

須臾〔1〕當泄下〔2〕〔3〕。不下，復〔4〕飲，藥盡，大〔5〕下〔6〕，立愈（愈）矣，良甚〔7〕。 1997

【集注】

〔1〕須臾　◎今按：片刻，短時間。《荀子·勸學》："吾嘗終日而思矣，不如須臾之所學也。"宋洪邁《容齋三筆·瞬息須臾》："瞬息、須臾、頃刻，皆不久之辭，與釋氏'一彈指間''一剎那頃'之義同，而釋書分別甚備……又《毗曇論》

云：'一剎那者翻爲一念，一怛剎那翻爲一瞬，六十怛剎那爲
一息，一息爲一羅婆，三十羅婆爲一摩睺羅，翻爲一須臾。'
又《僧祇律》云：'二十念爲一瞬，二十瞬名一彈指，二十彈
指名一羅預，二十羅預名 ·須臾，一日一夜有三十須臾。'"

〔2〕下　○**楊耀文**：《中醫名詞術語精華辭典》第 31 頁義
項 22 言：指用瀉下攻逐的藥物以通利大便，消除積滯、蕩滌
實熱、攻逐水飲的治法。《素問·五常政大論》："吐之下之，
補之瀉之，久新同法。"

〔3〕泄下　○**周祖亮、方懿林**：排洩。　◎**今按**：此詞和
下文 "下" 均指 "下法" 或 "瀉法"。《素問·熱論》："其滿三
日者，可泄而已。"是運用有瀉下、攻逐、潤下的藥物以通導
大便、消除積滯、蕩滌實熱、攻逐水飲的治法。又稱瀉下、攻
下、通裏、通下。

〔4〕復　○**范董平**：又，更，再。

〔5〕大　○**范董平**：表示程度深。

〔6〕大下　○**周祖亮、方懿林**：大部分排泄出來。　◎**今
按**：此處 "大" 不當指 "大部分"，而是指泄瀉的速度猛烈。
當如前文范說。

〔7〕良甚　○**劉金華**：乃是對此醫方的評語，武威醫簡中
類似的用語極多，曰 "良、甚良、大良、禁良"，均表示藥方
療效好。

【譯文】

很快就會排洩。如果不排洩，再飲服，藥喝完，會迅速排
洩，很快痊愈，療效很好。

九、治馬傷水方

【解題】

○馬繼興：治馬病。　　◎今按：此方是中獸醫醫馬方。

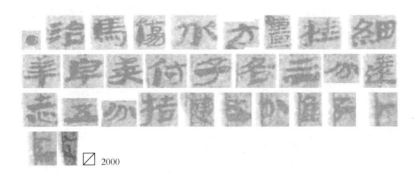

☑ 2000

· 治馬傷水[1]方：薑[2]、桂[3]、細辛[4]、皂[5]莢[6]、付（附）[7]子[8]各三分，遠志[9]五分，桔梗[10]五分，雞子[11]十五枚，☑。2000

【集注】

　〔1〕馬傷水　○高世惠：又名冷痛、痙攣疝。是馬、騾常見病之一，劇烈運動或勞役出汗飲大量冷水、陰涼處站立時間過長、雨淋，或喫冰草、冰水、或氣溫突變、風雪侵襲都易發生此病。證狀：起臥不安、倒地滾轉、鳴叫、不食，腸音增強，在馬旁就能聽到咕嘟的水響聲，耳、鼻發涼，呼出的氣體涼。唇、舌、齒齦青白，口腔潮濕，偶有清水滴出，不斷排少量稀軟糞便，後期拉稀。　　◎今按：《農桑輯要·孳畜·馬驢

驟附》：“馬傷水：用蔥、鹽、油相和，搓成團子，内鼻中。以手掩馬鼻，令不通氣，良久，待眼淚出，即止。”《元亨療馬集·三十六起臥圖歌·冷痛起臥病源歌》：“冷痛頻頻顛臥憂，四蹄畏展或難收；（黄帝問曰：‘冷痛者何？’師皇答曰：‘冷痛者，因久渴而飲，又冷水太多，冷傷於胃，四蹄重發起臥也。陽明經主其病。’又云：‘四蹄跪者，冷氣傷胃，冷下攻之，四蹄重也。’又曰：‘胃連脾，脾生肉，肉寒而故發起臥顛也。’）往往雷鳴聲在腹，時時跪脚更回頭。（脾者上也，病先傳肺，肺傳胃，胃中冷熱不和而作聲出腹中，痛甚而回頭起臥也。）”

〔2〕薑　◎今按：亦作獸藥用。《元亨療馬集·三十六起臥圖歌·冷水傷病源歌》：“又方：豆蔻并肉桂，生薑酒下聖經言。”《元亨療馬集·八證論·論寒證》曰“宜三聖散灌之……乾薑木朴酒鹽蔥”。

〔3〕桂　◎今按：亦作獸藥用。《元亨療馬集·三十六起臥圖歌·冷水傷病源歌》：“又方：豆蔻并肉桂，生薑酒下聖經言。”

〔4〕細辛　◎今按：亦作獸藥用。《元亨療馬集·三十六起臥圖歌·冷水傷病源歌》：“芎藭白芷當歸藥，細辛陳皮共相兼，好酒同調灌入口，便是神醫用手拈。”

〔5〕皁　○趙友琴：（皁）即皂。　○孫其斌、袁仁智：“皁”爲“皂”的古字。　◎今按：參見第三章醫方三十四注〔11〕。

〔6〕皁莢　○劉金華：白（从十）莢，即皁莢，簡帛醫方中又作早莢、萩莢、蕉莢等。此物具有除濕毒、殺蟲等功效。◎今按：（皁莢）當釋寫爲“皂莢”，參見第三章醫方三十四注〔12〕。此處作獸藥用。《元亨療馬集·三十六起臥圖歌·冷痛

起臥病源歌》：“皂角艾蒽鹽水灌，火熨湯淋病自瘥。”

〔7〕付　○**趙友琴**：即附。　　◎**今按**：參見第三章醫方二注〔4〕。

〔8〕付子　○**范董平**：又名附子，中藥名。　　○**劉金華**：又名附子，漢簡醫方中極常見。居延漢簡 262.28A 并記有當時的價錢：“付子一斗，直百廿五。”《神農本草經·下品》謂其：“味辛，溫，有大毒。主風寒，咳逆，邪氣，溫中，金創，破癥堅，積聚，血瘕，寒濕。”《證類本草·草部·附子》引《名醫別録》説：“腰脊風寒，心腹冷痛……堅肌骨，強陰。”◎**今按**：參見第三章醫方二注〔5〕。此處作獸藥用。

〔9〕遠志　○**劉金華**：見武威簡 85 乙。　　◎**今按**：參見第三章醫方四十八注〔18〕。此處作獸藥用。

〔10〕桔梗　◎**今按**：此處作獸藥用。《農桑輯要·孳畜·馬驢騾附》：“常咬馬藥：郁金、大黄、甘草、山梔子、貝母、白藥子、黄藥子、黄芩、款冬花、秦芃、黄檗、黄連、知母、桔梗、藁本。右件一十五味，各等分，同搗、羅爲末。每一匹馬，每咬藥末二兩許；仍用油、蜜、豬脂、雞子、飯食少許引，同和調咬之。咬後不得飲水，至夜喂飼。”

〔11〕雞子　○**周祖亮**：該簡此處殘損，殘字餘有右大半“隹”。《漢語大字典》在“傷水”詞條中引用該例句時，并直接寫作“雞子十五枚”。我們認爲，把該方中的“□子”看作禽蛋一類的東西是有道理的：一是雞字的繁體形式“雞”與該殘字“唯”近似；二是它符合醫學原理和生活實際。雞蛋味甘、性平，具有“滋陰潤燥，養血安胎”之功治，可以用於治療牲畜因過量飲用涼水而引起的熱病煩悶、腹脹腹痛等傷水

病。　　○**孫其斌、袁仁智**：雞，釋文缺，圖版殘，衹剩右半部"隹"，擬補。　　◎**今按**：原釋爲"□子"，但據殘字右旁，可補爲"雞"字。雞子作獸藥用，傳世文獻中可見前注〔10〕所引《農桑輯要·孳畜·馬驢騾附》"常噉馬藥"中"仍用油、蜜、豬脂、雞子、飯食少許引，同和調噉之"句。

【譯文】

治療馬冷痛的處方：薑、桂、細辛、皂莢、附子各三份，遠志五份，桔梗五份，雞蛋十五枚……

十、殘方

【解題】

◎**今按**：此簡當是某一醫方中的一支，記載的是藥物的主治功效。

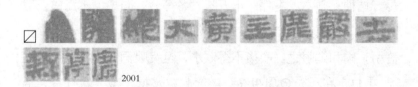

2001

☑□諸[1]絶，大黄[2]主[3][4]靡（糜）[5]穀[6]去熱[7][8]，亭（葶）磨（蘼）[9]。 2001

【集注】

〔1〕諸　　○**趙友琴**：言字旁的半缺字，可能是譫，譫絶

即譫極，爲陽明腑實證而有譫語者。　◎今按：該字羅振玉
先生《流沙墜簡》祇隸定作"言"，右旁缺，趙氏據《流沙
墜簡》推測。《敦煌漢簡》隸定爲"諸"。簡端殘缺的亦恐是
藥名。

〔2〕大黃　○范董平：藥草名。多年生草本，分布於我國
湖北、陝西、四川、雲南等省。根莖可入藥，性寒，味苦，功
能攻積導滯、瀉火解毒，主治實熱便秘，腹痛腹脹，淤血閉經
等。　◎今按：參見第三章醫方十五注〔2〕。

〔3〕主　○范董平：主治。　◎今按：主治。《傷寒論·太
陽病上》："欲解外者，桂枝湯主之。"此處可能記載大黃的主
治功用，下文恐載葶藶的功用。

〔4〕大黃主　○趙友琴：即"大黃主之"之省。　◎今按：
不應視爲省略，此處是記載大黃的主治功能，《神農本草經》
多用"主"字。

〔5〕靡　○趙友琴：即糜。　○張壽仁：糜也。　◎今按：
靡、糜，均明母歌部韻，可以通假。《周易·中孚》："吾與爾
靡之。"《經典釋文》："靡本又作糜，下同。"《禮記·月令》：
"靡草死。"《吕氏春秋·孟夏紀》靡作糜。糜，《釋名·釋飲
食》："糜，煮米使糜爛也。"

〔6〕靡穀　○趙友琴：即泄瀉，或可理解用大黃主瀉。
○劉金華：不見於其他簡帛醫方，馬王堆《五十二病方》中
有"麋蕪本"一味，其葉名"麋蕪"，或者即是。穀，其入藥
也見於馬王堆《養生方·巾》。　◎今按：糜穀即使進入腸胃
的穀物碎爛以助消化。《神農本草經》載大黃："主下瘀血，血
閉，寒熱，破癥瘕積聚，留飲，宿食，蕩滌腸胃，推陳致新。

通利水穀，調中化食，安和五臟。"

〔7〕去熱　◎今按：《流沙墜簡》本"熱"字缺，《敦煌漢簡》本補。大黃的去熱功效可參前文大黃的記載。

〔8〕靡穀去熱　○周祖亮、方懿林：糜穀去熱，腐化穀物，祛除熱邪。本方中大黃性味利下，有加速食物腐化、退燒之功用。

〔9〕亭磨　○羅振玉：《本草經》作"葶藶"，《説文》無"葶藶"，乃"亭歷"之俗作。古書"歷"字多做"厤"，其字從麻從石，見《説文・石部》，而皆傳訛作從麻從石之"磨"，如《周禮・遂師》之"抱磨"，《周書・世俘解》之"伐磨"，《秦策》之"濮磨"，《楚策》之"磨山"，《墨子・非攻篇》之"焉磨爲山川"，《備城門篇》之"磨襽"，《史記・樂毅傳》之"磨室"，《侯表》之"磨侯"，《禮記正義》引《易通卦驗》之"律磨"。諸"磨"字皆"厤"字之訛。此簡亦訛"厤"爲"磨"，與諸書同。漢時封泥有"磨城丞印"，"磨城"即《漢志》之"歷城"，其字尚從麻從石，可證諸書及此簡之爲訛字也。　○趙友琴：即葶藶，甘肅有產。李杲説："《本草十劑》云：泄可去閉，葶藶、大黃之屬。此二味皆大苦寒，一泄血閉，一泄氣閉。"　○劉金華：亭磨，亭歷之誤，武威醫簡"鼻中當付（從月）血出若膿出去死肉藥"方70號也作此誤。此物即亭歷，亦見於馬王堆《五十二病方・痂》。　○周祖亮、方懿林：藥物名。《神農本草經》謂其"主癥瘕積聚，結氣，飲食，寒熱，破堅"。◎今按：參見第三章醫方三十四注〔6〕。簡後殘缺內容恐是

葶藶的功效。

【譯文】

……大黃主治運化消食清熱，葶藶主治……

十一、治馬胺方

【解題】

○**馬繼興**：治馬病。　　◎**今按**：此方是中獸醫醫馬方。

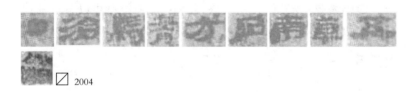

□ 2004

·治馬胺（鞍）方：石南草[1]五分[2]□。 2004

【集注】

〔1〕石南草　○**趙友琴**：可能是石南葉，功用是祛風、通絡、益腎。　　○**周祖亮、方懿林**：藥物名。《神農本草經》謂其"主養腎氣、內傷，陰衰，利筋骨皮毛"。　　◎**今按**：此處作獸藥用。

〔2〕分　○**羅振玉**：古醫方傳世最古者爲《傷寒》《金匱》諸方，凡言藥劑皆以兩計，其分量同者則曰"等分"，其散藥則言"方寸匕"。今簡中諸方皆言"幾分"，其義與"等分"之"分"同，非謂"兩"以下幾"錢"幾"分"。蓋漢以前"兩"

下但云"銖"，不云"錢"與"分"也。　◎今按：此說甚是。
參見第三章醫方一注〔10〕。

【譯文】

治療馬脊瘡的處方：石南草五份……

十二、殘方

【解題】

○馬繼興：治馬病。　○劉金華：本方注釋可以參見前述
居延漢簡89·20號簡"傷寒四物"。　◎今按：此方是中獸
醫醫馬方。

☑☑☑☑☑☑☑2008

☑□□治傷寒〔1〕馬☑。　2008

【集注】

〔1〕傷寒　○周祖亮、方懿林：疾病名。該病名在西北漢
簡中多見。　◎今按：參見第三章醫方二注〔1〕。

【譯文】

治療馬患傷寒……

十三、治久咳逆胸痹痿痹止泄心腹久積傷寒方

【解題】

　　○劉金華：本方名稱較奇特，記"治久欬（咳）逆胸痹痿痹止瀉心腹久積傷寒方"，似可治療久欬（咳）逆胸、痹痿痹、止瀉、心腹久積、傷寒諸證狀，功效較多。久欬（咳）逆胸之證，武威醫簡簡79；簡80甲、乙各有類似醫方，名曰"治久咳上氣喉中如百蟲鳴狀卅歲以上方、治久咳逆上氣湯方"。"心腹久積"，即應是武威醫簡所謂"心腹大積"一類證狀，其中有"治心腹大積上下行如蟲狀大惡方"。"傷寒"證，居延漢簡89·20號簡；武威醫簡簡6、7;《敦煌漢簡》2008號簡均記有特定的醫方，前二者十分完整，一名"傷寒四物"，一曰"治傷寒遂風方"。痹痿證其他簡中也有涉及，但多爲具體的喉痹、痹手足等。又周家臺秦簡324、325號記"治痿病"方。

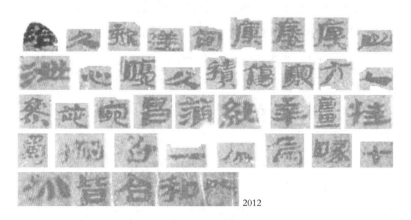

2012

治[1]久欬（咳）逆[2]、匈（胸）[3]痹[4]、痿[5][6]痹、

止泄、心腹[7]久積[8][9]傷寒方：人參、芷（紫）宛[10]、
昌（菖）蒲[11]、細辛、薑、桂、蜀椒各一分[12]，烏喙[13]
十分，皆合和，以[14]。₂₀₁₂

【集注】

〔1〕治　○楊艷輝：《甘肅本》釋“詒”。今依原簡釋。

〔2〕逆　○孫其斌、袁仁智：當“喘”、當“嘔”解。

〔3〕匈　○趙友琴：即胸。　◎今按：“匈”當爲“胸”
初文。《説文・勹部》：“匈，聲也。从勹凶聲。𦙄，匈或
从肉。”

〔4〕痹　○羅振玉：庾即“痹”之別構。　○孫其斌、袁
仁智：當“不通”，引申爲“憋悶”。　○楊艷輝：兩個“庾”，
《漢簡》《甘肅本》皆釋“痹”，原簡圖版清晰，今據此依《集
成本》釋。　○范董平：（痹）通“痺”。中醫指風、寒、濕侵
襲肌體導致肢節疼痛、麻木、屈伸不利的病證。　◎今按：痹
是痺的異體字。《龍龕手鏡・广部》（高麗本）：“疪（俗）痹
（正）痺（今）：必至反。脚濕令病也。”

〔5〕痿　○孫其斌、袁仁智：當“無力”。

〔6〕痹痿　○趙友琴：庾婁即痹痿。　◎今按：該兩字應
分別前後斷開。

〔7〕心腹　○范董平：心與腹。

〔8〕積　○周祖亮、方懿林：指身體因長期瘀積形成的內
臟病患。　◎今按：參見第三章醫方二十四注〔1〕。

〔9〕心腹久積　○周祖亮、方懿林：指因飲食不化而導致

的心腹長時間鼓脹。　　○**孫其斌**、**袁仁智**：當“心下胃脘部久有積邪”。

〔10〕茈宛　　○**羅振玉**：《説文》作“茈菀”，《本草經》作“紫菀”。古“茈”與“紫”、“宛”與“菀”通用。《説文》“茈”注：“茈草也。”《山海經》：“勞山多茈草。”注：“一名茈萸。”《廣雅》：“茈萸，茈草也。”《本草經》作“紫草”。漢王元賓碑陰“宛陵作菀陵”，其證有也。　　○**孫其斌**、**袁仁智**：即“紫菀”。　　○**劉金華**：《養生方·除中益氣方》作“冤”，武威簡“治久咳逆上氣湯方”又作“茈苑”，實則即是“紫苑”。《神農本草經·中品》記其“味苦，温，無毒。主咳逆上氣，胸中寒熱結氣”。《證類本草·草部·紫苑》也説：“療咳唾膿血，止喘悸，五勞體虚，補不足。”

〔11〕昌蒲　　○**劉金華**：阜陽簡《萬物》W031記：“昌蒲求〔遊波〕也。”　◎**今按**：參見第三章醫方四十六注〔47〕。

〔12〕分　　○**羅振玉**：古醫方傳世最古者爲《傷寒》《金匱》諸方，凡言藥劑皆以“兩”計其分，兩同者則曰等分，散劑則言“方寸匕”，今簡中諸方皆言幾分，其義與“等分”之“分”同，非謂“兩”以下幾“錢”幾“分”，蓋漢以前“兩”以下但云“銖”不云“錢”與“分”也。　　○**趙友琴**：這裏的“分”是等分的意思。　◎**今按**：參見第三章醫方一注〔10〕。

〔13〕烏喙　　○**趙友琴**：就是烏頭，有毒。　　○**劉金華**：解見前述居延漢簡89·20號“傷寒四物”。　◎**今按**：參見第一章醫方十四注〔1〕。

〔14〕以　　○**周祖亮**、**方懿林**：此方文意未完，下有缺簡。

【譯文】

治療長時間咳嗽上氣、胸痹、痿痹、止瀉、胸腹部長時間鼓脹，伴有傷寒的處方：人參、紫菀、菖蒲、細辛、薑、桂、蜀椒各一份，烏頭十份，都混合調和，用……

十四、恩與惠君方

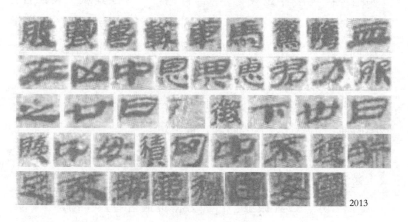

2013

股[1]寒，曾載[2]車，馬驚，隋（墮）[3]，血在匈（胸）[4]中，恩[5]與[6]惠君方[7]。服[8]之廿日，[而]徵（癥）[9]下[10][11]，卅日腹中毋積，匈（胸）中不復[12]，手足不滿[13][14]，通利。臣安國[15]。 2013

【集注】

〔1〕股　○范董平：大腿。

〔2〕載　○張壽仁：騎乘也。

〔3〕隋　○張壽仁：墮也。　　○孫其斌、袁仁智：隋爲

"墮"之假借，本應爲"墜"。　◎今按：參見第三章醫方四十九注〔15〕。

〔4〕匈　○張壽仁：《流沙墜簡·小學數術方技書考釋》羅振玉作"凶"。凶、匈，胸也。"血在胸中"，血瘀胸中也。○孫其斌、袁仁智：匈爲"胸"之假借。　◎今按："匈"當爲"胸"初文，參見上一方注〔3〕。

〔5〕恩　○范董平：人名用字。

〔6〕與　○張壽仁：給與也。

〔7〕恩與惠君方　○周祖亮、方懿林：圖版中"與"字筆畫繁雜，馬繼興認爲是"恩典惠君方"。　◎今按：釋爲"與"字可從。

〔8〕服　○范董平：飲用或食用藥物。

〔9〕徵　○張壽仁：證也。　◎今按：所補可從。但"徵"當讀如"癥"，即腹中結塊。可參第三章醫方二十四注〔10〕，此處指簡文中腹中所"積"。前可補一"而"字。

〔10〕下　○張壽仁：蓋爲下瘀血。

〔11〕而徵下　○周祖亮、方懿林：（□徵下）原釋文爲"徵下"，但圖版中尚存缺字殘筆。

〔12〕不復　○張壽仁：不復病也。

〔13〕滿　○周祖亮、方懿林：本指鬱悶、閉塞不通的病證。此處指手足因經脈閉塞而造成的酸痛、腫脹。

〔14〕不滿　○張壽仁：不支滿也。支滿者，支撐脹滿也。

〔15〕臣安國　○羅振玉：每方之前又載病之徵候，多如後世醫者之診案，蓋古無方書，醫家所習醫經本草而已。其處方殆集名醫方之有治效者而師放之，故并其診案與醫者姓名而

同著之與?　　○張壽仁：醫者姓名也。　　◎今按：羅説甚是，可與《史記·扁鵲倉公列傳》互證。

【譯文】

　　……因大腿臀部患寒性疾病，坐在車上，馬受驚，人墜地導致血瘀在胸中，服用恩給予惠君的處方，服用了二十天，就出現了積塊排出，三十日後腹中沒有積塊，腹部不再發病，手足部不再支撑脹滿，痊愈。

十五、殘方

【解題】

　　○馬繼興：治馬病。　　○楊艷輝：此簡爲醫方殘篇。　　○劉金華：本簡前半段盡殘，方名、用藥及劑量均不可考，僅服用之尚可一窺，大約本方采内服藥之法。“宿毋食馬”，據之似爲治療馬的醫方，然又記“以一丸吞之”，又頗不似描述之語。武威簡中“宿毋食”兩見，後皆不接馬、人等語，故懷疑“馬”爲“焉”字之誤，作語助詞，“宿毋食馬”應是“宿毋食焉”。如此語意更明晰。　　◎今按：此方當是中獸醫醫馬方。

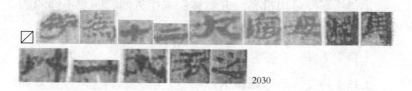

2030

▨□爲十二丸，宿[1]毋食[2]馬[3]，以一丸吞之。　2030

【集注】

〔1〕宿　○張壽仁：止也，處也。隔夜也。

〔2〕食　○楊艷輝：《甘肅本》未釋，今據《集成本》《中華本》釋。　◎今按：從圖版看，該字模糊，釋爲“食”，可備一説。此處音 sì。喂養。《新序・刺奢》：“鄒穆公有令：食鳧雁必以秕，無得以粟。”韓愈《雜説》：“食馬者，不知其能千里而食也。”

〔3〕馬　○劉金華：懷疑“馬”爲“焉”字之誤，作語助詞。　○楊耀文：劉金華所言可備一説。

【譯文】

……做成十二丸，晚上不要喂馬，用一丸讓它吞下。

十六、治牛領方

【解題】

○馬繼興：治療牛病的醫方。　◎今按：此方是中獸醫醫牛方。

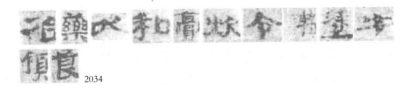

2034

冶藥，以和膏[1]，炊[2]令沸[3]，塗[4]牛領[5][6]，良[7]。　2034

【集注】

〔1〕膏　○范董平：濃稠的膏狀物。

〔2〕炊　○范董平：燒火煮熟食物。

〔3〕沸　○范董平：液體燒滾的狀態。

〔4〕塗　◎今按：羅振玉隸定爲“涂”。當以今釋爲是。

〔5〕領　○馬繼興：古義爲頸項（見《廣雅·釋親》）。此方是用研磨配製并經加熱處理後的藥膏外敷病牛的頸項處。◎今按：頸，脖子。《説文·頁部》：“領，頸也。”《詩·衛風·碩人》：“領如蝤蠐，齒如瓠犀。”毛傳：“領，頸也。”

〔6〕牛領　◎今按：牛的脖子。因爲牛負重用脖子牽引，常受傷，故古人也總結了許多治療牛脖子傷的藥方，《肘後備急方》載有“華佗虎骨膏”可治“烏豬瘡毒風腫及馬鞍瘡，洗即差，牛領亦然”，同書又載“蛇銜膏”可治“療癰腫，金瘡，瘀血，産後血積，耳目諸病，牛領馬鞍瘡”。《農桑輯要·孳畜·馬驢騾附》：“牛肩爛方：舊綿絮三兩，燒存性，麻油調抹。忌水五日，愈。”

〔7〕良　○楊艷輝：《甘肅本》釋“食”，今依《集成本》《中華本》釋。　◎今按：此説是。

【譯文】

……搗碎藥物，用來調和脂膏，燒火使藥物沸騰，塗抹牛脖子，效果好。

十七、漕孝寧方

【解題】

　　○**劉金華**：本方殘存部分在書寫方面値得注意。根據殘存文字，此方使用的藥物爲何已經不清楚，其使用方法略可窺知，"煮三沸，分以三灌，五飲"。最後一句簡文"盡□漕孝寧方"因缺字致使句意不明，王國維先生認爲"漕孝寧"爲處方者姓名，以爲"蓋古無方書，醫家所習醫經《本草》而已，其處方殆集名醫方之有治效者而師之，故并其診案與醫者姓名而同著之歟（按，當作'與'）。惟以"方"結尾，或者與本方名稱有關。如此，藥方名著於最後，爲簡帛醫方書寫格式中所僅罕見，堪稱特例。　　◎**今按**：此方當是中獸醫方。

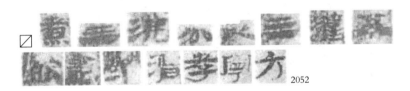
2052

　　□煮三沸，分[1]以三灌[2]，五飲[3]盡[4]，臥[5]。漕孝寧[6]方。　2052

【集注】

　　〔1〕分　○**范董平**：分開、劃分。

　　〔2〕灌　○**羅振玉**：隸定爲"漼"，漼即"灌"之別構。○**楊耀文**：通"罐"。　　◎**今按**：當釋爲"灌"。

〔3〕飲 ○羅振玉：隸定爲"歓"，歓即"飲"之別構。
◎今按：當釋爲"飲"。

〔4〕五飲盡 ○周祖亮、方懿林：分五次服完。

〔5〕臥 ◎今按：據圖版補，各釋本均缺。

〔6〕漕孝寧 ○羅振玉：隸定爲"𡪢"。 ○周祖亮、方
懿林：當爲人名。王國維認爲，"漕孝寧"爲處方者姓名，并
以爲"古無方書，醫家所習醫經，《本草》而已，其處方殆集
名醫方之有治效者而師之，故并其診案與醫者姓名而同著之歓
（按，當作'與'）"。 ◎今按：從圖版看，當直接釋爲"寧"。

【譯文】

……（把藥）煮沸三次，分三次灌（牛或馬），分五次服
完，躺下。這是漕孝寧的處方。

十八、殘方

【解題】

○羅振玉：右醫方雖紙上，然書迹甚古，殆在魏晉之間。
◎今按：雖然時代不是漢簡，但爲方便讀者計，此處保留。該
條和下一條恐是一個醫方。

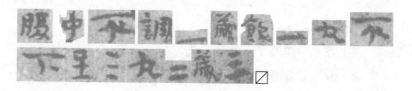

腹中不調[1]，一歲[2]飲一丸，不下，至三丸，二歲三▢。

【集注】

〔1〕腹中不調　◎今按：指腸胃失調。《太平聖惠方・五膈氣論》：“治五膈氣逆，腹脅妨悶。羸瘦着床。往來寒熱，腹中不調。”

〔2〕一歲　◎今按：一年，此處當指腸胃失調的證狀已有一年，下文“二歲”當指有兩年那麼長時間了。

【譯文】

……腸胃失和，證狀有一年的飲服一丸，如果不排洩，增加到三丸，證狀達到兩年的飲服三丸……

十九、殘方

七丸，不下，稍曾（增）[1]至十丸。

【集注】

〔1〕曾　○羅振玉：與“增”同，《孟子・告子下》：“曾益其所不能。”亦以“曾”爲“增”也。

【譯文】

……服七丸，不排洩，逐漸增加到十丸……

二十、殘方

【解題】

　　◎今按：據范新俊《敦煌漢簡醫方用藥小議》，文中說是來自敦煌馬圈灣，但未見出處，亦未見圖。

當歸、半夏、黃芩、蜀椒、阿魏[1]、白□、□□、薑，以水數升。

【集注】

　　〔1〕阿魏　◎今按：《新修本草》言其："味辛，平，無毒。主殺諸小蟲，去臭氣，破癥積，下惡氣。除邪鬼蠱毒。生西番及昆侖。"《神農本草經》與《名醫別錄》均不載，可補其缺漏。

【譯文】

　　……當歸、半夏、黃芩、蜀椒、阿魏、白□、□□、薑，用幾升水……

第五章　居延舊簡醫方

一、傷寒四物方

【解題】

　　〇陶元甘：據羅福頤考證，此爲現存最古之醫方。詳見所撰《祖國最古之醫方》一文（載《文物參考資料》1956 年第 9 期）。　　〇劉金華：本簡係治傷寒病的藥方。傷寒，古代泛指感受風寒濕等外因病邪所致的疾病，其表現證狀各有不同。西北地方多風沙、寒冷，戍卒得此病者極常見，簡牘中隨處可尋。如簡 4.4A 記：第卅一隊卒王章以四月一日病苦傷寒；第一隧卒孟慶以四月五日病苦傷寒。同類藥方見《武威漢代醫簡》第一類簡，簡 6、7 記：治傷寒遂風方：付子三分，蜀椒三分，澤舄五分，烏喙三分，細辛五分，朮五分，凡五（六）物皆冶合，方寸匕酒飲，日三飲。又《敦煌漢簡》2008 號簡記：治傷寒□□。雖然居延簡中 136.3 號又有：·治傷寒滿三日轉爲□□。然對照武威簡，亦不能排除屬於藥方。關於所用的藥物種類、劑量，本方與《武威漢代醫簡》所載不全相同，服用方法也有不同。前者所使用的藥物四味，後者六味；前者有桂一味，但無付子、蜀椒、澤舄三味。顯然本方較爲簡易，可能因邊地所處荒遠，使用起來更爲便利。　◎今按：羅文還見於《文物》1956 年第 9 期和《中醫雜志》1956 年第 12 期。隨着秦簡的出現，最古醫方的説法目前已不成立了。本章圖版和釋文據《居延漢簡甲乙編》。新、舊簡之分采取了學界的説法，所以分了兩章。簡文釋讀順序原爲"傷寒四物：烏喙十分，細辛六分，朮十分，桂四分。以温湯飲一刀刲，日三，夜再，行解，不出汗"，今據圖版改讀。

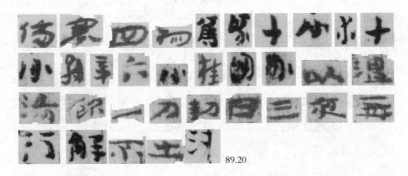

89.20

傷寒四物[1]：烏喙[2]十分，朮[3]十分，細辛六分，桂[4]四分。以温湯飲一刀刲（圭）[5][6]，日三，夜再[7]，行解[8]，不出汗。89.20

【集注】

〔1〕傷寒四物　○陳直：即指治傷寒的四味藥。　○周祖亮、方懿林：此方爲治療傷寒病的處方。

〔2〕烏喙　○陳直：見於《本草經》，即是烏頭。《金匱要略》稱爲烏頭，爲後人所改。《傷寒論》各方中，但用烏頭

時少，改用附子時多。　○劉金華：即今謂烏頭者。《神農本草經·下品》記："烏頭，味辛，溫，有毒。主中風，惡風洗（灑）洗（灑）出汗，除寒濕痹，咳，上氣，破積聚，寒熱。"阜陽簡《萬物》W032 號記："服烏喙百日令人善趨也。"又W060 曰："烏喙□石使馬益走也。"　◎今按：參見第一章醫方十四注〔1〕。

〔3〕术　○陳直：白术。　○劉金華：此物見於馬王堆帛書《養生方·除中益氣》簡 111、《五十二病方》中的 25、85 號簡，書寫略異。《神農本草經·上品》謂其："主風寒濕痹，死肌……除熱，消食。"　◎今按：參見第一章醫方十一注〔10〕。

〔4〕桂　○陳直：桂枝簡稱。　○劉金華：指桂皮、桂枝，藥方中極常用。　◎今按：參見第三章醫方一注〔11〕。

〔5〕刲　○勞幹：該字釋作"封"。　○陶元甘：釋作"刲"。○陳邦懷："封"應作"刲"，借用作"圭"。　◎今按：當釋作"刲"。

〔6〕刀刲　○陳邦懷：刀圭是量藥的小勺。《本草綱目·序例》："一刀圭爲十分方寸匕之一。"　○陳直：即刀圭二字之假借。　○劉金華：一刀刲，古代用藥量名稱，其容量很小，約和方寸匕的十分之一。　○周祖亮、方懿林：（刀圭）容量單位，亦見於《武威漢代醫簡》。　◎今按：參見第三章醫方六注〔5〕。

〔7〕日三夜再　○陳直：日三服夜二服。所服當爲末藥，古醫方中稱爲散，用刀圭計量也。　◎今按：再，兩次、第二次。參見第三章醫方七注〔1〕。

〔8〕行解　○孫其斌、楊瑞龍、張參軍："不汗出"是

"夜再行解"的倒裝句。全文是：每日服藥3次，不汗出的話，夜裏再服用至汗出，傷寒則得以解除。　○周祖亮、方懿林：指治療傷寒初起，初有寒冷感覺時，以溫熱藥物抵禦寒邪的一種方法。亦見於《武威漢代醫簡》第42號簡"治魯氏青行解解腹方"。王輝認爲，行解是指通過步行、散步等方式排泄體內寒熱邪毒。段禎認爲，行解應訓釋成"即解"。　◎今按：上述各家所釋均誤，當指排泄大小便。參見第三章醫方二十三注〔2〕。

【譯文】

　　傷寒四物：烏喙十份，朮十份，細辛六份，桂四份，用溫和的湯水飲服一刀圭，白天喝三次，夜晚喝兩次，排洩大小便，不會出汗。

二、殘方

【解題】

　　○陳直：（本方）亦當爲治傷寒之方，與《傷寒論》卷六，烏梅圓方相似。該方共十味，蜀椒、薑、桂，皆在其中，惟無桔梗一味。　○劉金華：本方已經殘缺。所餘部分用藥物四味，曰蜀椒、桔梗、薑、桂。

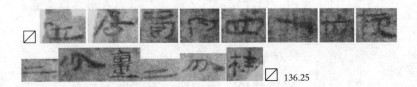

136.25

☑□分〔1〕，蜀椒〔2〕四分，桔梗〔3〕二分，薑〔4〕二分，桂

☑。136.25

【集注】

〔1〕分　◎今按：勞榦釋文未釋。

〔2〕蜀椒　○劉金華：簡帛中又書作“蜀焦”。《神農本草經·下品》：“主風邪氣，咳逆，溫中，逐骨節皮膚死肌，寒濕痹痛，下氣。久服之頭不白，輕身，增年。”　◎今按：參見第三章醫方一注〔9〕。

〔3〕桔梗　○劉金華：簡帛醫方中常見，武威簡79號誤作“枯梗”。是藥入肺、胃二經，具有開宣肺氣，去痰排膿，治外感咳嗽、咽喉腫痛、胸滿脅痛等作用。　◎今按：參見第三章醫方一注〔8〕。

〔4〕薑　○劉金華：入於藥，其價格居延簡505.16記：薑二升，直卅。又居延新簡簡9.7B記：“薑四兩二錢七分直□。”　◎今按：參見第三章醫方一注〔13〕。

【譯文】

……份，蜀椒四份，桔梗二份，薑二份，桂……

三、殘方

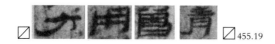

☑　　　　　　　　　　☑455.19

☑方：用曾青☑。455.19

【譯文】

……處方：用曾青……

四、殘方

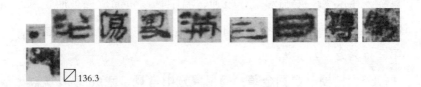

☑136.3

·治傷寒滿三日〔1〕轉爲□☑。136.3

【集注】

〔1〕傷寒滿三日　　◎今按：指患傷寒達到了三天時間。《諸病源候論·傷寒病諸候·治傷寒三日候》："傷寒三日，少陽受病。少陽者，膽之經也，其脈循於脅，上於頸耳。故得病三日，胸脅熱而耳聾也。三陽經絡始相傳，病未入於臟，故皆可汗而解。"

【譯文】

治療患傷寒達到三天轉成……

五、殘方

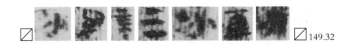☑149.32

☑分，細辛^{〔1〕}三分，畺（薑）^{〔2〕}、桂☑。149.32

【集注】

〔1〕細辛　○劉金華：藥性在某方面與半夏相似之處，阜陽簡《萬物》W016記“□已石癃也。半夏、細辛□”。　◎今按：參見第三章醫方二注〔8〕。

〔2〕畺　○劉金華：（薑）簡帛醫方中常用此物，其具體的書寫變化較多。其性味辛溫熱，歸於肺、胃、脾，有溫中逐寒，回陽通脈、發表、止嘔、開痰諸功能。古醫書分薑爲生薑、乾薑，生薑之藥用甚於乾薑。馬王堆《養生方》中即使用了乾薑，本處所用屬於哪一種不太清楚。　◎今按：原文未釋，或爲“畺”字一半，讀爲“薑”。參見第三章醫方一注〔13〕。

【譯文】

……份，細辛三份，薑、桂……

六、殘方

【解題】

○整理者：失照。　○簡牘整理小組：已釋，無圖。《甲乙編》《合校》祇釋 A 面。　◎今按：據《居延漢簡補編》補圖，并補 B 面釋文。《甲乙編》指《居延漢簡甲乙編》，《合校》指《居延漢簡釋文合校》。此簡不一定是醫方，或者是一種髹漆的配方。存疑待考。

265.41A　265.41B

桼[1] 一升[2]，善膠一斤[3]，醇酒[4] 財足[5] 以消[6] 膠，膠消，内（納）桼，撓取[7]，沸 265.41A □□□一斤[8]。265.41B

【集注】

〔1〕桼　○簡牘整理小組：《甲乙編》《合校》作"漆"……"桼"作"漆"。　○劉金華：（漆）見馬王堆《養生方·醪利中》，作"桼"，當即澤漆。此藥味苦，微寒，無毒，利大小腸，明目，身輕。　◎今按：從圖版和後一"桼"字看，釋爲"桼"可從。

〔2〕升　○簡牘整理小組：亦可能爲"斗"。　◎今按：從圖版看，釋爲"升"可從。

〔3〕善膠一斤　○簡牘整理小組：（□膠一斤）作"善膠一斤"。　○周祖亮、方懿林：（□膠一斤）《居延漢簡補編》、

張顯成均寫作"善膠一斤"。　　◎**今按**：從圖版看，釋爲"善膠一斤"可從。

〔4〕醇酒　○**劉金華**：周家臺秦簡 311、313 作"淳酒"，《五十二病方·傷痙者》又作敦酒。指美酒，是以米、麥、黍、高粱等與麴釀成的一種飲料，具有消毒、助藥力之功效。居延簡 45.29 號記當時酒價"酒二口直六十"。　　◎**今按**：參見第一章醫方四注〔17〕。

〔5〕財足　○**周祖亮、方懿林**：數量適足。該詞語亦見於馬王堆帛書《五十二病方》。

〔6〕消　○**周祖亮、方懿林**：溶解。《説文·水部》："消，盡也。"

〔7〕取　○**簡牘整理小組**：作"數"。　　◎**今按**：從圖版看，釋爲"取"可從。

〔8〕一斤　　◎**今按**：前涉及各書均無釋，今據圖補釋。

【譯文】

……漆一升，好膠一斤，再取適量的醇酒消融膠，膠消融後，放入漆中，攪合後取出，煮沸……一斤。

七、殘方

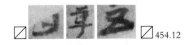

☑ ☑454.12

☑甘草五☑。　454.12

【譯文】

……甘草五……

八、治馬咳涕出方

【解題】

○劉金華：秦漢簡中所出醫方大多用於醫治人類的疾病，此外還有極少數用於治療馬的疾病，本方既（按，當作"即"）屬此類。除此方外，《敦煌漢簡》中 1996、2000、2004 號簡等所記醫方亦是，方名尚全，簡 1996、2004 曰"治馬安（从月）方"，簡 2000 名"治馬傷水方"。又馬王堆帛書《五十二病方》簡 446—450 也有"去人馬疣方"等方。現有已經出土的簡牘中，醫方針對治療的對象僅限於人、馬二類，蓋當時社會需要頻繁使用大量的馬匹進行作戰、運輸、通信聯繫、出行等活動，作用極其重要，其日常疾病醫治自然不可或缺。本方用藥現在明確知曉的僅戎鹽一味，後面簡文已殘斷。但根據其殘存最後一字作數量詞"三"（箭〔按，當爲"簡"〕牘醫方中沒有以"三"字開頭的藥物名），可以大致推斷殘斷部分是講述如何對戎鹽加以使用的，因此本方所使用的藥物應該衹有戎鹽一味。以戎鹽入藥，武威醫簡、五十二病方均有例證，前者見簡 16"治目恿方"。然二者用法、用量均不同，本方單獨使用，劑量"三指撮"，武威簡 16 與其他藥物合用，劑量"三兩"。"三兩"意義甚明，"三指撮"即"三指撮"，馬王堆帛書《五十二病方》《養生方》《雜療方》等中極常見，并有"三指大撮、三指小撮"等用藥劑量單位。　◎今按：此方是中獸醫醫馬方。

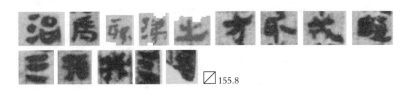

☑155.8

治馬欬（咳）涕出^[1]方：取戎鹽^[2]三指挾〈捽（撮）〉^[3]，三□☑。155.8

【集注】

〔1〕馬欬涕出　◎今按：中獸醫稱爲馬肺勞、吊鼻，西醫爲馬鼻疽。《元亨療馬集·七十二證病形圖論歌治法·馬患肺敗第五十三》：“肺敗者，肺勞也。皆因食之太飽，負重乘騎，奔走太過，涌急蹙損肺經，滯氣凝於肺部，瘀血結在胸中。令獸鼻流膿涕，氣促喘粗，毛焦欬吊，耳搭頭低，此謂肺癰勞傷之證。”

〔2〕戎鹽　○劉金華：《神農本草經·下品》記：“主明目，目痛，益氣，堅肌骨，去毒蟲。”本方名“治馬欬涕出方”，意即治馬咳眼淚流出來，引戎鹽爲藥，與其性相合。　◎今按：此處作獸藥用。戎鹽又名青鹽，《農桑輯要·孳畜·馬驢騾附》：“防馬眼藥：青鹽、黃連、馬牙硝、蕤仁，右件四味，各等分，同研爲末，用蜜煎，入瓷瓶子盛。或防時，旋取少多，以井水浸化，防。”

〔3〕挾　◎今按：該字恐是“捽”的訛字。捽，從母物部韻；撮，精母月部韻，聲母同屬齒音，物月旁轉。捽假爲撮。

【譯文】

治療馬咳嗽流涕的處方：取青鹽三指撮，三……

九、殘方

【解題】

○陳直：疑爲藥方之殘文。

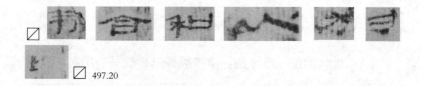

☑ 并〔1〕合和，以方寸匕☑。497.20

【集注】

〔1〕并　○陳直：首一字爲料字。《説文》："料，量物分半也。"　◎今按：當釋爲"并"。

【譯文】

……一起混合調和，用方寸匕……

十、殘方

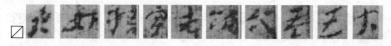

☑ 265.2A

☐［大］[1]始〈如〉[2]捂〈梧〉[3]實[4]，先舖食吞[5]

五丸☐。 265.2A

【集注】

〔1〕大　◎今按：裘錫圭先生補"大"字後加問號。所補可從。

〔2〕始　○裘錫圭：釋作"如"。　○劉金華：簡中"始"字，與武威簡中二處的記載相對照，疑爲"如"字之誤。　◎今按：讀作"如"，可從。

〔3〕捂　○裘錫圭：釋作"梧"。　◎今按：可從。

〔4〕捂實　○劉金華：武威簡作"吾實"，即"梧實"。

〔5〕吞　○裘錫圭：釋作"吞"。　◎今按：可從。

【譯文】

……大小像梧桐子，在飯前吞服五丸……

十一、殘方

【解題】

○劉金華：本醫方已殘，方名不全。

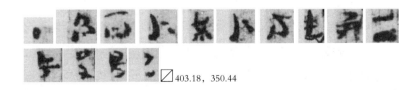

☐403.18，350.44

·治□水流水[1]方：生□[2]二錢[3]，□湯□☑。 403.18，350.44

【集注】

〔1〕□水流水　◎今按：字殘，暫從其説。

〔2〕生□　○劉金華：藥物"生□"，不見於其他簡
帛藥方，其爲何物不詳。但馬王堆帛書《五十二病方·蚖》
記："以産（生）豚、菽麻（磨）之。"或者"生□"即"産
（生）豚"。産，鮮也，活也。豚，《説文·豚部》記："小
豕也。""産（生）豚"，即新鮮的小豬肉。《本草綱目·獸
部·豕》引《本草拾遺》："（豬肉）壓丹石，解熱毒。"　○楊
耀文：劉金華所言可備一説。

〔3〕錢　◎今按：重量單位。兩的十分之一爲錢。顧炎武
《日知録·以錢代銖》："古算法二十四銖爲兩……近代算家不
便，乃十分其兩，而有錢之名。"

【譯文】

治療……的處方……二錢……湯……

十二、殘方

【解題】

○劉金華：本簡文字完整，"□"用以代替一無法辨認的
字。　◎今按：此方或不是醫方，僅僅是戍卒的一件物品清單，
存疑待考。勞榦《居延漢簡考釋·釋文之部》卷四"經籍"設

有“醫方”，而將本方放入卷三“簿籍”類“酒食”中了。

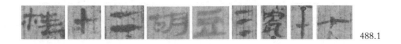

488.1

桂十二，胡豆[1]三，鬶[2]十七。　488.1

【集注】

〔1〕胡豆　○**劉金華**：不見於其他的簡帛醫方。　◎**今按**：即豌豆，又名回回豆、回鶻豆、那合豆、鷹嘴豆、雞豆。爲豆科植物鷹嘴豆的種子。《本草綱目·穀部·豌豆》載其主治引《本草拾遺》：“消渴，淡煮食之。良。”引《千金翼方》：“治寒熱熱中，除吐逆，止泄痢澼下，利小便、腹脹滿。”

〔2〕鬶　○**勞榦**：釋爲“餌”。　○**周祖亮、方懿林**：該字雖然清晰，但似不可識，《居延漢簡甲乙編》釋爲“聋”，不見於字書，疑有誤。　◎**今按**：該字上從肉下從瓦，下不從耳，當釋爲“鬶”。

【譯文】

……桂十二，豌豆三，鬶十七……

第六章　居延新簡醫方

一、殘方

【解題】

◎今按：本章醫方圖版據《居延新簡——甲渠候官》。或是戍卒的檔案，不一定是醫方，存疑待考。

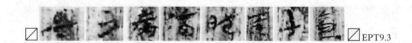☑EPT9.3

☑六日，病傷臟[1]，藥十齊（劑）☑。 EPT9.3

【集注】

〔1〕傷臟　○周祖亮、方懿林：疾病名，指臟氣受損。楊上善《黃帝內經太素》卷三："五藏之氣，爲陰氣也，六腑之氣，爲陽氣也。人能不勞五藏之氣，則五神各守其藏，故曰神藏也……若怵惕思慮，悲哀動中，喜樂無極，愁憂不解，盛怒不止，恐懼不息，躁動不已，則五神消滅，傷臟者也。"　◎今按：或爲外傷引起的內臟損傷。因跌仆、碰撞、擠壓所致。考

慮到此簡出土於邊塞，而邊塞上戰傷亦爲常見傷，多爲外傷。
本章所引的周祖亮、方懿林説法均來自其《簡帛醫藥文獻校
釋》一書，不是《居延新簡中所記藥物信息述略》一文。

【譯文】

　　……六天，內臟受傷，用藥十劑。

二、殘方

【解題】

　　○劉金華：本方方名不存，僅餘藥物五味及使用劑量，
B面并記有"薑四兩二錢七分直□"，應是薑這味藥的價錢。
居延簡簡505.16號也有相關記錄："薑二升，直卅。"不知是
否入藥用。　　○周祖亮、方懿林：本簡反面雙行書寫，下半
殘斷。

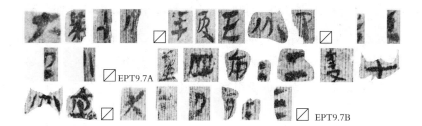

大黃十分，☑半夏[1]五分，□□桔梗四分，☑ EPT9.7A 薑
四兩[2]兩二錢七分[3]直（值）[4]☑伏（茯）令（苓）[5]
四兩[6]兩三☑。EPT9.7B

【集注】

〔1〕半夏　○**劉金華**：藥性在某方面與細辛（有）相似之處，阜陽簡《萬物》W016 記"□已石癃也。半夏、細辛□"。　◎**今按**：參見第三章醫方三十注〔3〕。

〔2〕薑四兩　○**楊耀文**：薑的單位在《武威漢代醫簡》中用"分"，在《敦煌漢簡》（563A）中用"一半"。而在此用"兩"。　○**周祖亮、方懿林**：原文"兩"字下有重文符號。

〔3〕兩二錢七分　○**周祖亮、方懿林**：指一兩薑的價值爲二錢七分。

〔4〕直　○**楊耀文**：即"值"。

〔5〕伏令　○**劉金華**：馬王堆《養生方》"便近內、益甘"簡均記作"伏需"，實即所謂"茯苓"。所引二方似皆搗亂（按，"亂"或爲"爛"之誤）、取其汁用之，不知本方使用之法如何。　○**楊耀文**：即茯苓。伏與茯均爲奉母職部，令與苓均屬來母耕部。"伏令"與"茯苓"同音通假。《神農本草經》："一名茯菟。味甘，平，無毒。治胸脅逆氣，憂恚，驚邪，恐悸，心下結痛，寒熱，煩滿，欬逆，止口焦，舌乾，利小便。久服安魂魄，養神，不飢，延年。生山谷大松下。"

〔6〕伏令四兩　○**周祖亮、方懿林**：原文"兩"字下有重文符號。

【譯文】

大黃十分……半夏五分……桔梗四分……薑四兩兩二錢七分值……茯苓四兩兩三……

三、治除熱方

【解題】

〇劉金華：治除熱方，不見於其他簡帛醫方中。

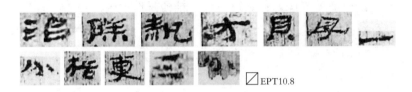

▢EPT10.8

·治除熱方：貝母[1]一分，桔更（梗）[2]三分▢。EPT10.8

【集注】

〔1〕貝母　〇劉金華：安徽阜陽漢簡《萬物》W005 號簡記"見母，已寒熱也"。"見母"，張顯成先生認爲是"貝母"書寫之訛，蓋二字的篆、隸形均近似。甚是。這味藥的名稱，《詩經》稱作"莔"，《管子》又名"黃莔"。《神農本草經·中品》曰："貝母，味辛，平，無毒。主傷寒煩熱，淋瀝邪氣。"《證類本草·草部·貝母》亦引《名醫別錄》記："療腹中結實，心下滿，洗洗惡風寒，目眩項直，咳嗽上氣，止煩熱渴，出汗，安五臟。"該方引貝母入藥，正與其藥性相符。　〇楊耀文：《神農本草經》："貝母，一名空草。味辛，平，無毒。治傷寒煩熱，淋瀝邪氣，疝瘕，喉痺，乳難，金瘡，風痙。"　〇周祖亮、方懿林：藥物名。《神農本草經》謂其"主傷寒，煩熱，淋瀝，邪氣，疝瘕，喉痺，乳難，金瘡，風痙"。　◎今按：參見第

四章醫方二注〔1〕。

〔2〕更　○楊耀文：更、梗，均爲見母陽部韻，二者爲通假關係。　◎今按：桔梗，參見第三章醫方一注〔8〕。

【譯文】

治療清熱的處方：貝母一份，桔梗三份……

四、殘方

【解題】

◎今按：原釋文順序各家讀爲"□臧去，它人毋敢取☑前所示者多螵蛸二分半☑ EPT40.191A □桑螵蛸未有，遠志四☑石公龍六分半，付子毋有☑〔枳〕殼六分，多一分，高夏茈□☑乾桑一分半，孰地黃五分，多二分 EPT40.191B"。今據圖版改讀。

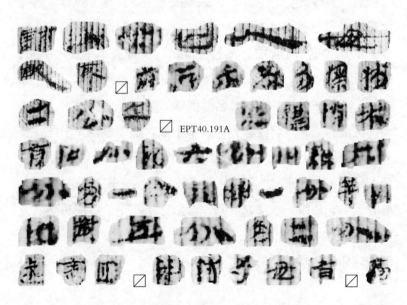

EPT40.191A

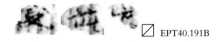
☑ EPT40.191B

☑臧（藏）去（弆）[1]，它人毋[2]敢取。☑前所示者多[3]
縹（螵）綃（蛸）[4]二分半☑ EPT40.191A 桑縹（螵）綃（蛸）
未有，石公龍[5]六分半；枳殼[6]六分，多一分；乾桑[7]
一分半；孰（熟）地黃[8]五分，多二分；遠志[9]四☑付
（附）子毋有☑高夏[10]茈（柴）[11]□[12]☑。 EPT40.191B

【集注】

〔1〕去　◎今按：“弆”的古字。《左傳·昭公十九年》：
“紡焉以度而去之。”孔穎達疏曰：“去即藏也。字書去作弆，
羌莒反，謂掌物也。今關西仍呼爲弆。東人輕言爲去，音
莒。”唐玄應《一切經音義》卷一三：“弆，藏也。《通俗文》：
‘密藏曰弆。’”《敦煌變文集·搜神記》：“遂藏弆訖，崑崙遂即
西行。”

〔2〕毋　○楊耀文：即無。

〔3〕多　◎今按：周祖亮、方懿林將其和下文“螵蛸”當
作一個詞組注釋，認爲是“藥物名。當爲下文的‘桑螵蛸’，
又稱桑蜱蛸”。我們認爲此處當爲“增加”義。

〔4〕縹綃　○李洪財：《集成》將這兩個“螵蛸”全部釋
寫作從“虫”是不準確的。應當釋寫作從“糸”的“縹綃”。
漢簡中從“糸”的字如經寫作📷（敦328），練寫作📷（居
203·45），續寫作📷（武醫84B）。都與此簡中所謂的“虫”

形相同。可知"螵蛸"釋寫應改作"𤎭綃",在此簡中用作螵蛸。螵蛸,本是螳螂的卵塊,產在桑樹上的叫桑螵蛸,可以入藥。此簡是一份藥方,B面清楚的記載了各種藥材,桑螵蛸是其中的一種。 ◎今按:參見第三章醫方二十五注〔6〕。

〔5〕石公龍 ○楊耀文:《神農本草經》無,不知爲何藥。○周祖亮、方懿林:藥物名,當爲雄性石龍子。《神農本草經》謂石龍子"主五癃邪,結氣,破石淋,下血,利小便水道"。

〔6〕枳殼 ○楊耀文:《神農本草經》:"枳實,味苦,寒,無毒。治大風在皮膚中,如麻豆苦癢,除寒熱結,止利,長肌肉,利五臟,益氣,輕身,生川澤。"《漢語大字典》(1183頁)木名。枸橘,又稱"臭橘"。芸香科,灌木或小喬木。有粗刺,果小,味酸,不能食,可入藥。中藥稱未成熟者爲"枳實",稱成熟已乾者爲"枳殼"。《説文解字·木部》:"枳,木似橘。"徐鍇繫傳:"即藥家枳殼也。"《周禮·考工記·序官》:"橘踰淮而北爲枳。" ○周祖亮、方懿林:藥物名。《神農本草經》有"枳實",謂其"主大風在皮膚中,如麻豆苦癢,除寒熱結,止痢,長肌肉,利五臟,益氣輕身"。 ◎今按:枳殼始見於《雷公炮炙論》:"凡使,勿使枳實,緣性、效不同。若使枳殼,取辛、苦、腥,并有隙油,能消一切瘤,要塵久年深者爲上。凡用時,先去瓤,以麩炒過,待麩焦黑,遂出,用布拭上焦黑,然後單搗如粉用。"

〔7〕乾桑 ○楊耀文:即爲乾桑葚。 ○周祖亮、方懿林:藥物名。當爲乾桑葉。《神農本草經》有"桑根白皮",并謂桑"葉:主除寒熱,出汗"。《本草綱目》三六卷有"桑"。《湯頭歌訣》"清燥救肺湯"條云:"經霜收下乾桑葉,解鬱滋

乾效可誇。”

〔8〕尠地黄　○**楊耀文**:《神農本草經》:“乾地黄，一名
地髓，味甘，寒，無毒。治折跌絶筋，傷中，逐血痹，填骨
髓，長肌肉，作湯，除寒熱、積聚。除痹，生者，尤良。久服
輕身，不老。生川澤。”　○**周祖亮、方懿林**：藥物名，即熟
地，又名乾地黄。《神農本草經》謂乾地黄“主折跌絶筋，傷
中，逐血痹，填骨髓，長肌肉，作湯，除寒熱積聚，除痹，生
者尤良”。

〔9〕遠志　○**周祖亮、方懿林**：藥物名。《神農本草經》
謂其“主欬逆，傷中，補不足，除邪氣，利九竅，益智慧，
耳目聰明，不忘，强志倍力”。　◎**今按**：參見第三章醫方
四十八注〔18〕。

〔10〕高夏　○**楊耀文**:《神農本草經》無，不知爲何藥。
◎**今按**：當爲地名。

〔11〕高夏茈　○**周祖亮、方懿林**：藥物名。即產於高夏
地區的柴胡。《名醫別録》有“紫芝生高夏地上”之句。

〔12〕茈□　○**楊耀文**：根據其他醫簡，應爲“茈宛”或
“茈胡”。　◎**今按**：亦或爲“茈芝”或“茈參”。

【譯文】

　　……隱藏好，它人不敢取用……前面展示的增加桑螵蛸二
份半……桑螵蛸没有，遠志四……雄性石龍子六份半，附子不
要有……枳殼六份，多用一份，高夏產的柴胡……乾桑葉一份
半，熟地黄五份，多用二份。

五、殘方

【解題】

○劉金華：本方名已經殘缺、模糊不復辨認，但覽其大意，可以知道這是一份治療創傷的藥方。治療創傷的醫方，武威醫簡記載甚多，有治金創止恿令創中温方、治金創腸出方、治金創内痙創養不恿腹張方、治金創内漏血不出方、治金創止恿方、治加及久創及馬安（从月）方、治狗嚙人創恿方等。以金創爲主，藥方效用可分爲止痛、止血、止癢、治腸出等，治療方法分内服、外敷（治千金膏藥方）。本方治療方法則比較特別，采用"湯氣上熏"的辦法。類似方法見於武威醫簡48、49號所記"去中令病後不復發閉塞方"，該方記："地長與人等，深七尺、橫五尺，用白羊矢乾之十餘石置其坑中，从火其上，羊矢盡索橫木坑上取其臥，人臥其坑上，熱氣盡乃止。"又《漢書》卷五四記蘇武使匈奴，不屈，"引佩刀自刺，衛律驚，自抱持武，馳召醫，鑿地爲坎，置熅火，覆武其上，蹈其背以出血，武氣絶半日，復息"。

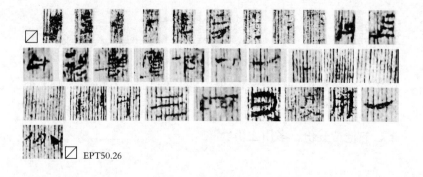

EPT50.26

☑創☐日☐☐☐☐☐☐父（咬）且（咀），以湯器置阬（坑）下，令湯氣上勛（熏）[1]創（瘡）中。三四日，復用一分[2]☑。EPT50.26

【集注】

〔1〕勛　◎今按：勛、熏均曉母文部韻，故熏假爲勛。

〔2〕復用一分　○周祖亮、方懿林：再用一份劑量的藥物。

【譯文】

……搗碎，用盛湯的器皿放置在坑下面，讓湯的熱氣向上熏瘡的中心。三四天以後，再用一份……

六、殘方

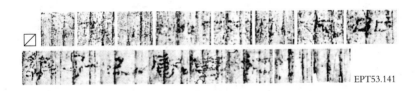

☑☐☐酒一杯飲，大如雞子，巳（已）飲，傅衣[1]☐☐。EPT53.141

【集注】

〔1〕傅衣　○周祖亮、方懿林：穿上衣服。

【譯文】

……酒一杯飲服，大小就像雞蛋，飲服後，覆蓋上衣服……

七、殘方

【解題】

　　◎今按：整理者所釋“消”字後圖版非常模糊，無法確定字形，故省略。

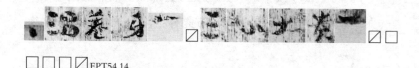

　　□□□□EPT54.14

　　·治養（癢）[1]身[2]□□三分，大黃□□［消］[3][4]□□□□。　EPT54.14

【集注】

　　〔1〕養　○劉金華：《武威漢代醫簡》注簡73記：“‘養’用作‘癢’。”本處用法亦同。　◎今按：參見第三章醫方九注〔3〕。

　　〔2〕養身　○劉金華：也就是“癢身”，《五十二病方·醪利中》有“身體養（癢）者”之語，即其意。　○周祖亮、方懿林：癢身。身體瘙癢。

　　〔3〕消　◎今按：該字及其同行的字圖版泗泇異常，無法確定，故圖版省略。

　　〔4〕☑消　○劉金華：因簡文殘缺，不明爲何物，但武威簡有“桑卑肖”、馬王堆《胎產書》有“卑稍”，不知是否此

物，即蜱蛸。

【譯文】

治療身體瘙癢……三份，大黃……消……

八、殘方

【解題】

○**劉金華**：本段殘餘簡文所記是某個醫方的後半段，其功用主要是"出矢鏃"，從其作用、表述來看，顯然這是當時戍邊士卒從醫書中有意抄錄的醫方，蓋以備戰鬥中爲箭所傷時治療急需，不太可能是當時醫生爲受傷士卒所開列的療傷藥方。

○**周祖亮、方懿林**：本方爲治療被箭鏃所傷的金瘡方。

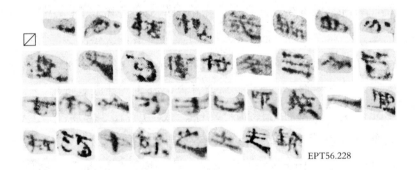

EPT56.228

☑一分，栝樓（蔞）[1]、茋〈葴〉[2]、眛[3][4]四分，麥丈句[5]、厚付（朴）[6]各三分，皆合和，以方寸匕[7]取藥一，置杯酒中，飲之，出矢鏃[8]。　EPT56.228

【集注】

〔1〕栝樓　○劉金華：即武威簡 88 甲、乙中所謂的"樓"。同簡 87 甲又有"活（栝）樓根"，即此物的根。《證類本草·草部·栝樓》引《名醫别録》記：栝樓"實，名黄瓜，主胸痹，悦澤人面"。又引《子母秘録》："治乳腫痛：栝樓黄色老大者一枚熟搗，以白酒一斗煮取四升，去滓，温一升，日三服。"　◎今按：栝樓，參見第三章醫方四十六注〔36〕。我們認爲武威漢簡中的"樓"指離樓草，參見第三章醫方五十四注〔3〕。

〔2〕荄　◎今按：該字或爲"葴"字之訛。《爾雅·釋草》："葴，寒漿。"郭璞注："今酸漿草，江東呼曰苦葴。音針。"酸漿又名醋漿、苦葴、燈籠草、皮弁草、王母珠、洛神珠，小者名苦蘵。其主治，《本草經集注》："小兒食之，能除熱，亦治黄病，多效。"《新修本草》："燈籠草：治上氣咳嗽風熱，明目，根莖花實并宜。"《嘉祐本草》："苦耽苗子：治傳尸伏連，鬼氣疰邪氣，腹内熱結，目黄不下食，大小便澀，骨熱咳嗽，多睡勞乏，嘔逆痰壅，痃癖痞滿，小兒無辜癧子，寒熱大腹，殺蟲落胎，去蠱毒，并煮汁飲，亦生搗汁服。研膏，傅小兒閃癖。"《爾雅·釋草》又有："葴，馬藍。"郭璞注："今大葉冬藍也。"《本草綱目·草部·藍》載蘇頌曰："有菘藍，可爲澱，亦名馬藍，《爾雅》所謂'葴，馬藍'是也。"李時珍認爲："菘藍：葉如白菘。馬藍：葉如苦蕒，即郭璞所謂大葉冬藍，俗中所謂板藍者。""藍實"主治引《神農本草經》"解諸毒，殺蠱蚑疰鬼螫毒。久服頭不白，輕身"，引《藥性論》"填骨髓，明耳目，利五臟，調六腑，通關節，治經絡中結氣，使人健少睡，益心力"，引《新修本草》"療毒腫"。"藍葉汁"主

治引《名醫別録》"殺百藥毒，解狼毒、射罔毒"。"馬藍"主治引《圖經本草》"婦人敗血。連根焙搗下篩，酒服一錢匕"。

〔3〕眯 ◎今按：未詳何物，待考。《爾雅·釋草》："蕛，苵。"郭注云："未聞。"

〔4〕荎眯 ○周祖亮、方懿林：藥物名。具體所指待考。

〔5〕麥丈句 ◎今按：或爲"瞿麥"異名"巨句麥"的倒誤。

〔6〕厚付 ○劉金華：《五十二病方·□闌者》作"厚柎"，實則是武威簡中所記"厚朴"。厚朴具有抗細菌作用。《神農本草經·中品》記：其性"味苦，溫，無毒。主……血痹，死肌，去三蟲"。 ◎今按：參見第三章醫方二十三注〔5〕。

〔7〕方寸匕 ○劉金華：古代藥劑量名。即方寸匕首，意謂作匕，正方一寸，抄散，聚不落爲度。 ◎今按：參見第三章醫方二注〔12〕。

〔8〕矢鏃 ○周祖亮、方懿林：即箭鏃。

【譯文】

……一份，栝樓、荎、眯四份，瞿麥、厚朴各三份，一起混合調和，用方寸匕取藥物一份，放入一杯酒中，飲服它，能够使箭鏃出來。

九、殘方

【解題】

◎今按：該簡圖版非常模糊，無法確定文字所在位置，故省略。

□□□□☑益氣□☑ EPT59.695A　☑門冬〔1〕☑。 EPT59.695B

【集注】

〔1〕門冬　◎今按：不知“麥門冬”還是“天門冬”。或者即是門冬。麥門冬的省稱。參見第三章醫方四十二注〔6〕。

【譯文】

……益氣……門冬……

十、殘方

【解題】

◎今按：該簡圖版非常模糊，無法確定文字所在位置，故省略。

☑伏（茯）靈（苓）〔1〕二分，亭（葶）〔2〕曆（藶）〔3〕〔4〕二分□□□。 EPT65.350B

【集注】

〔1〕靈　◎今按：靈，苓，均來母耕部韻，故靈假爲苓。《史記·龜策列傳》：“下有伏靈，上有兔絲。”《淮南子·說山》伏靈作伏苓。

〔2〕亭　◎今按：“亭”假爲“葶”，參見第三章醫方三十四注〔6〕。

〔3〕曆　　◎今按："藶"的通假字。"曆"和"藶"的聲符
"歷"都屬來母錫部韻，故可通假。如《大戴禮記·五帝德》：
"曆日月而迎送之。"《史記·五帝本紀》《孔子家語·五帝德》
曆作歷。

〔4〕亭曆　　◎今按：即葶藶，參見第三章醫方三十四注〔6〕。

【譯文】

……茯苓二份，葶藶二份……

十一、殘方

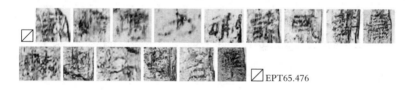
☑EPT65.476

☑氣□臟方〔1〕：補諸（薯）〔2〕與（蕷）〔3〕、澤寫（瀉）〔4〕、
門冬〔5〕、□□各□☑。　EPT65.476

【集注】

〔1〕氣□臟方　　〇周祖亮、方懿林：根據澤瀉、門冬兩味
藥物的功用主治，可以將前面所殘的劑型補釋爲"治結氣傷臟
方"。　　◎今按：可備一說。

〔2〕諸　　◎今按：諸，章母魚部韻；薯，禪母魚部韻，疊
韻通假。《廣雅·釋草》："藷蕷，署預也。"王念孫疏證："藷與
藷同。"《山海經·北山經》："（景山）上多草、藷藇。"郭璞注：

"根似羊蹄，可食。曙預二音。"郝懿行箋疏："即今之山藥也。"

〔3〕諸藇　◎今按：即薯蕷，參見第三章醫方四十八注〔23〕。

〔4〕澤寫　◎今按：寫、瀉，均心母魚部韻，故寫假爲瀉。瀉从寫得聲，故寫可假爲瀉。澤瀉，參見第三章醫方二注〔7〕。

〔5〕門冬　○周祖亮、方懿林：當指麥門冬。《神農本草經》謂麥門冬"主心腹，結氣傷中傷飽，胃絡脈絶，羸瘦短氣"，與本方所治相合。　◎今按：參見第三章醫方四十二注〔6〕。

【譯文】

……氣……臟的處方：補充薯蕷、澤瀉、門冬……各……

十二、殘方

【解題】

○劉金華：本方殘損嚴重，方名及所用藥物、劑量等均已經不可稽考。僅於飲用之法稍可知曉，蓋本方取内服之法，"薪病者，三日一飲"。

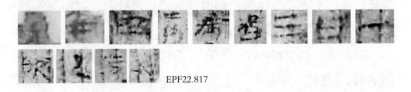

EPF22.817

□中助，薪（新）病者[1]，三日一飲[2]；久病者。　EPF22.817

【集注】

〔1〕薪病者　〇劉金華："薪病者"，似與"久病者"相對而言，則"薪"或即"新"之誤。

〔2〕三日一飲　〇周祖亮、方懿林：三天飲服一次。

【譯文】

……中助，剛剛患病的，每三天飲服一次；患病時間長的……

十三、殘方

【解題】

〇劉金華：本方殘斷不全，依據武威簡治伏梁裏膿在胃腸之外方、治千金膏藥方、治久咳逆上氣湯方、治婦人膏藥方等，可以判定本方"皆父且"之前已經亡佚的簡文所記應是藥方名及使用的藥物、劑量。　〇周祖亮、方懿林：本簡雙行書寫，下半殘斷。

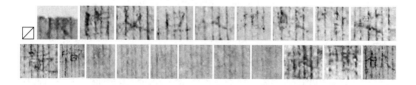

EPS4T2.65

☑□皆父（咬）且（咀）〔1〕，以淳（醇）酸〔2〕漬之壹宿，費（沸）〔3〕藥成，浚〔4〕去宰（滓）〔5〕〔6〕，以酒飲。　EPS4T2.65

【集注】

〔1〕父且　○劉金華：意謂將藥物切碎。　◎今按：參見第三章醫方十一注〔3〕。

〔2〕淳酸　○劉金華：即武威簡所記"淳醯、醇醯"，指優質醋。《證類本草・米穀部・醋》引《名醫別録》記：醋"主消癰腫，散水氣，殺邪毒"。又引《食療本草》："消諸毒氣。"　○周祖亮、方懿林：即濃醋。

〔3〕費　○劉金華：根據後面"浚去宰"的記録，疑即簡帛醫方中常見的"沸"字，表示將水煮沸之意。　○楊耀文：查文獻無"費"用作"沸"的例子。劉金華所言可疑。　◎今按：費，滂母物部韻；沸，幫母物部韻，聲母同屬唇音，韻部相同，故能通假。《左傳・成公六年》："鄭伯費。"《史記・鄭世家》索隱："鄒本一作沸。"

〔4〕浚　○劉金華：濾也。　◎今按：參見第三章醫方十一注〔5〕。

〔5〕宰　○劉金華：用作"滓"。　◎今按：參見第三章醫方十一注〔6〕。

〔6〕浚去宰　○劉金華：即將藥過濾去掉渣滓。

【譯文】

　……都搗碎，用淳醋浸泡它一夜，煮沸後藥物製成，濾去藥滓，用酒飲服。

第七章　張家界古人堤漢代簡牘醫方

一、治赤散方

【解題】

〇**整理者**：王淑民先生認爲，此方中麻黄用量比較大，在唐宋以前用七分麻黄的方劑不多，根據所列藥物配伍分析，此是一首治療外感風寒、脘腹冷痛、食穀不化、便溏瀉泄的醫方，方劑的功用主要爲宣散風寒、溫中止瀉、回陽救逆、燥熱利尿。　〇**周琦**：《千金要方》中的"華佗赤散方"是在"治赤散方"基礎上，去朮加丹砂、蜀椒、蜀漆、女萎、雄黄而成的方劑，"赤散"亦當是"治赤散方"的加減方。我們可以藉此判斷，古人堤醫方木牘中所載"治赤散方"即傳世文獻"華佗赤散方"及"赤散"的祖方。而"華佗赤散方"倘若真出自華佗之書，那麼華佗的醫術亦是賡續於漢代經方，一如扁鵲得受長桑君仙藥，倉公承襲公乘陽慶之脈書，張仲景演繹《湯液經法》，學有淵源。《小品方》殘卷中有文曰："上古經方傳承皆異軌同源，歷代撰集文迹皆悉存，而方集有數百卷，卷有百餘首者，皆是古之明術者詳經察病，隨宜處方，或藥物數同，

其稱分爲異，或煮取升合爲變通耳。”張家界古人堤醫方木牘
“治赤散方”與傳世文獻醫方“華佗赤散方”的高度契合，是
“二重證據法”應用於中醫文獻學研究的例證。也昭示了由華
佗至孫思邈等歷代先賢繼承古法古方的千年傳經之功。“治赤
散方”的藥味組成與劑量於後世再如何增減，也都變化不出
《漢書·藝文志》所述“經方十一家”之列。華佗傳承“華佗赤
散方”等經方及醫術，如同漢人傳經，傳訓詁而已。　　◎今按：
圖版據周琦《張家界古人堤醫方木牘“治赤散方”新證》。原
釋文順序爲“治赤散方：烏頭三分，朱臾五分，細辛三分，防
己三分，桂三分，朮三分，白沙參三分，黃芩三分，茯令三
分，麻黃七分，乾薑三分，付子三分，桔梗三分，人參三分，
貸堵七分。 1正·凡十六物當熬之令〔變〕色 1背”。今據圖版從
周琦改讀。

1正

1背

治[1]赤[2]散[3][4]方：烏頭[5]三分，朮[6]三分，乾薑[7]三分，朱（茱）臾（萸）[8]五分，白沙參[9]三分[10]，付（附）子[11]三分，細辛[12]三分，黃芩[13]三分，桔梗[14]三分，方（防）己[15]三分，茯令（苓）[16]三分，人參三分，桂[17]三桂〈分〉[18]，麻黃[19]七分，貸（代）堵（赭）[20]七分。₁正·凡七〈十〉六物[21]·六物[22]當熬之令［變］色[23]。₁背

【集注】

〔1〕治　○整理者：秦漢時"治"字主要當"治理、製作"解，"醫治、治療"義是由此引申而來。　　○周琦：散劑的製法一般都要經過一個藥物粉碎的過程，在已出土的醫方文獻馬王堆《五十二病方》、成都天回鎮漢墓醫簡及《武威醫簡》中，"粉碎"這個動作多用"冶"字表述。如《五十二病方·諸傷》中有"冶齊"，爲打碎均勻的意思，又有"冶精"，爲粉碎細緻的意思。而上述《千金要方》引文中的"治末"，合（按，或爲"和"誤）同《千金要方》中大量"治下篩"，皆當是粉碎製爲細末之意，由此看來，後世已將"冶、治"二字混淆不分。古醫方中的方名多用"治某某方"，"某某"皆指證狀或病名，這是此前學者將"赤穀"說解爲"赤蠱"這種病狀的一個重要原因。經過以上對"華佗赤散方"源流、藥物組成、製法的論述，我們認爲"治赤散方"的"治"當爲"冶"字形近之訛，即此片古人堤醫方木牘應作"冶赤散方"。

〔2〕赤　○**整理者**：或指氣色，《靈樞經·五色》：“雷公曰：官五色奈何？黃帝曰：青黑爲痛，黃赤爲熱，白爲寒，視色上下以知病處。”　○**張雷**：紅色。《釋名·釋采帛》：“赤，赫也，赫赫太陽之色也。”《本草綱目·木部》“楮實”條“集解”引《唐本草》云：“其實初夏生，大如彈丸，青綠色，至六月漸深紅色，乃成熟。”

〔3〕散　○**整理者**：（穀）“穀”右（按，當是“左”）旁下半“禾”字字迹不甚清晰。“赤穀方”未見史載。據馬繼興、王淑民二先生告知，“穀”或通“蠱”。蠱，病名，《史記·秦本紀》“以狗禦蠱”，正義：“蠱者，熱毒惡氣爲傷害人，故磔狗以禦之。”又《左氏昭元年傳》“疾如蠱”，注：“蠱，惑疾。”疏：“蠱得（按，當爲‘者’），心志惑亂之疾，若今昏狂失性，其疾名之爲蠱。”據此方所見藥之藥性考察，當以《史記》所云爲是，用以攻治邪毒傷風。居延漢簡見“傷寒四物：烏喙十分、朮十分，細辛六分，桂四分。以溫湯飲一刀割（按，當爲‘刲’），日三，夜再行，解，不出汗”（《合校89.20》）含本牘所見藥劑。　○**張雷**：“穀”與“穀”不是同一事物，不能等同視之。穀，《説文·木部》：“楮也。從木㱿聲。”段玉裁注：“穀，楮也。此篆體依《五經文字》正。各本作穀者，從隸便也。《小雅傳》曰：‘穀，惡木也。’陸璣疏曰：‘江南以其皮搗爲紙，謂之穀皮紙，絜白光輝。’按《山海經》傳曰：‘穀，亦名構。’此一語之輕重耳。”穀，《説文·禾部》：“續也。百穀之總名。從禾㱿聲。”段注云：“穀，此篆體依《五經文字·木部》正。”在“百穀之總名”下注云：“《周禮·太宰》言‘九穀’。鄭云：‘黍、稷、稻、粱、麻、大小

豆、小麥、苽也。'《膳夫》:'食用六穀。'先鄭云:'稌、黍、
稷、粱、麥、苽也。'《疾醫》言'五穀'。鄭曰:'麻、黍、
稷、麥、豆也。'《詩》《書》言百穀,種類繁多,約舉兼晐
之詞也。惟禾黍爲嘉穀。李善引薛君《韓詩章句》曰:'穀類
非一,故言百也。'"在"从禾𣪊聲"下注云:"𣪊者,今之殼
字。穀必有稃甲。此以形聲包會意也。""穀"乃一種樹木,而
"穀"却是一種草本植物。王淑民先生所說《千金翼方》"赤
穀"一名見於"劉次卿彈鬼丸方",今核檢人民衛生出版社
1955 年版影印元大德梅溪書院本《千金翼方》作"赤縠",非
"赤穀",《千金翼方校釋》曰:"縠(hú),皺紗一類的絲織品,
《文選·神女賦》:'動霧縠以徐步兮,拂墀聲之珊珊。'李善
注:縠,今之輕紗,薄如霧也。"　〇周琦:經再次察驗之前所
釋"穀"或"穀"字的筆畫細節,發現其字左上部當作"𦬇"
形,左下部"月"字形態明顯,整體而言,我們認爲原釋作
"赤穀"的"穀"字應是"散"字。楊小亮先生亦堅持此字當
是"散"字,并指出五一廣場東漢簡牘中有完全相同的"散"
字寫法……秦漢之際,篆隸、古隸形態的書寫曾流行相當長一
段時間。至西漢中晚期,漢字基本完成了由篆及隸的過程。從
里耶秦簡至西漢初年的張家山漢簡(呂后時期)與馬王堆簡帛
(公元前 168 年),再至成都天回鎮漢墓醫書(景武之間,下
限爲公元前 118 年)及武威漢簡《儀禮》(新莽時期),我們
能清晰地看到漢字由篆及隸的字形嬗變,這種變化包括局部結
構筆畫的簡省。"治赤散方"中的"散"字左上部分由"林"
而簡爲"𦬇",即是一例……仔細觀察古人堤木牘上散字左上
部標識紅圈的部分(按,見下圖),可見此處殘存有一個由上

而下的豎筆，從這個筆畫細節上看，它更可能是"卄"形結構而非"士"形。繼而此字左部下方的"月"似乎也清晰可辨……整體而言，此前題名中釋作"穀"的字應是"散"字，古人堤木牘醫方的方名當爲"治赤散方"。

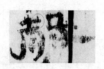

〔4〕赤散　○**整理者**：（赤穀）據王淑民先生告知，"赤穀"一名僅見於"劉次卿彈鬼丸方"，其方云："雄黄、丹砂各二兩，石膏四兩，烏頭一兩，鼠負一兩。上五味，以正月建初日，執厭日亦得，搗爲散，白蠟五兩，銅器中火上消之，下藥攪令凝爲丸如楝寶（按，當爲'實'）大，以赤谷（按：當爲'穀'）裹一丸。男左女右，肘後帶之。"惟與此處之"赤穀"不相合……"赤穀"或可能是病名，古病名以"赤"起頭者如赤痛、赤腫、赤疹、赤眼、赤白痢、赤斑、赤腫翳痛、赤白翳、赤白癜風、赤禿、赤丁、赤疔、赤丁方、赤游風、赤毒、赤瞎、赤滯、赤濁、赤白濁、赤疽、赤鼻、赤筋、赤膜，但未見稱"赤穀"者……"赤穀"應讀爲"赤蠱"。　○**張如青、丁媛**：經過比較出土文獻和傳世文獻，認爲"赤穀（？）"當爲一種古病名，這與當時"治＋病名＋方"的方劑命名法相合。查閱傳世方書，發現《備急千金要方》卷九第四所載"赤散"與本方藥物組成非常近似，有"乾薑、防風、沙參、細辛、白朮、人參、蜀椒、茯苓、麻黄、黄芩、代赭、桔梗、吳茱萸（各一兩），附子（二兩）"。兩方相同藥物有12種，不同之處主要是："赤散"中用防風，"治赤穀（？）方"中用防

己;"赤散"用蜀椒,"治赤穀(?)方"用烏頭和桂;"赤散"中附子是主藥,"治赤穀(?)方"中麻黄是主藥。《備急千金要方》中"赤散"的功效是"治傷寒,頭痛項强,身熱,腰脊痛,往來有時"。由此推知,兩方所治疾病應該比較接近。再結合"治赤穀(?)方"自身的用藥特徵,以方測病,可推知該方所治乃外感風寒引起的疾病,可能有惡寒身熱、頭項强痛,肢節不利、咳逆氣喘、脘腹冷痛,下利泄瀉等證狀表現。"赤穀(?)"究竟是什麽病?據傳世文獻中相近醫方"赤散"藥物組成的對照分析,及以方藥測證的方法分析,肯定是一種具有惡寒身熱、頭項强痛,肢節不利、咳逆氣喘,或有脘腹冷痛,下利泄瀉等證狀的傷寒病證。此病以"赤"來命名,可能是用來標志傷寒發熱貌的一個摹狀詞(赤散之"赤"可能也是此義)。《備急千金要方》卷九第四載:"治傷寒敕色惡寒方:附子、白朮(各一兩六銖),防風、細辛(各一兩十八銖),桔梗、烏頭(各三兩十八銖)。""敕色"即赤色。《備急千金要方》卷一二第七"傷寒敕濇,時氣熱病頁",《孫真人千金方》卷一二第七作"傷寒赤色時氣熱病"。"治傷寒敕色惡寒方"中除了防風易防己外,其餘五味藥在"治赤穀(?)方"中均有。至於"穀(?)"字,因未能見到圖板,目前祇能存疑待考。　　○馬繼興:1994年在湖南省張家界市大庸地區考古時發現了一塊木牘醫方。其上記有方劑名稱爲"赤穀方"。其方劑組成殘存有赭石、麻黄、朮、茯苓……等藥物及各藥的劑量。據王淑民意見,"穀"字原應係"蠱",此方應即治療赤蠱一病的藥方。其説是可信的。　　○張雷:整理者將整理後"治赤穀方"四字置於"朮"前有誤,當以張如青、丁媛

文章所示：烏頭、朮、乾薑三者并列，"治赤穀方"四字列於
牘的前頭，上述三種藥物的前面。由於木牘照片尚未發表，格
式可參《武威漢代醫簡》"治婦人膏藥方、百病膏藥方"等牘
圖片。赤穀即紅色的楮實。古人在修煉時常服食楮實，《名醫
別錄》"楮實"條載其："久服不飢，不老，輕身。"《蜀本草》
"楮實"條下引陶隱居云："此即穀（按，此條亦將'穀'誤作
了'穀'，同書合刊的《日華子本草》亦混淆了二字，恐是手
民之誤，因核檢同是尚志鈞先生輯校的繁體字本《名醫別錄》
正作'穀'）樹子也，仙方采搗取汁和丹用，亦乾服，使人通
神見鬼。"但中藥大多具有兩面性，既有正常的藥用，不當服
用也會有不良作用。《本草綱目·木部·楮實》條"發明"曰：
"《別錄》載楮實功用大補益，而《修真秘旨書》言久服令人
成骨軟之瘻。《濟生秘覽》治骨哽，用楮實煎湯服之，豈非軟
骨之證乎？"下文還記載了吳廷紹用楮實湯治療南唐烈祖李昇
飴喉中噎的病例。可見服用"楮實"確實起到軟化骨質作用，
但長期服用又會造成軟骨的後遺證。我們頗疑該方即是"治
赤穀方"，是治療由於過量服用楮實造成軟骨之類的疾病而
形成的方劑。　　○**周琦**：可以判斷張家界古人堤醫方木牘當
爲"治赤散方"……傳世文獻中記載以"赤散"爲名的方劑并
不鮮見。唐以前方書中收錄具體藥物組成及功效的"赤散"方
大致有：《千金方》有"赤散方"（卷三第六，《千金翼方》亦
載此方）、"赤散"（卷九第二）、"華佗赤散方"（卷九第四）、
"赤散"（卷九第四）、"烏頭赤散"（卷九第四）；《肘後備急方》
卷二第一五、《外臺秘要》卷一·雜療皆有"赤散方"。以上
"赤散"方中多含有硃砂、代赭石、赤石脂或桂心等藥物，這

些藥物搗篩爲粉與其他諸藥粉末合和則大都呈現紅色，這可能是其方以“赤散”爲名的原因。除“赤散”外，尚有“青散、黃散、白散、黑散”以五色中其餘四色命名的醫方，散見於《傷寒雜病論》《千金方》《千金翼方》《外臺秘要》等方書中。這些以“五色”爲名的藥方，與“治赤散方”一樣，皆爲散劑。其名稱或許祇是因爲散劑粉末的顏色與某五色相近而得名，其方藥性味與功效是否與五行屬性密切相關，有待進一步研究。　◎今按：周説可從。

〔5〕烏頭　◎整理者：《神農本草經》：“味辛溫。主中風，惡風、洗洗、出汗、除寒濕痹、咳逆上氣，破積聚、寒熱。其汁煎之。”居延漢簡作“烏喙”。　◎今按：參見第一章醫方十四注〔1〕。

〔6〕朮　◎整理者：《神農本草經》：“味苦溫，主風寒濕痹死肌、痙疸、止汗、除熱、消食，作煎餌，久服輕身，延年，不飢。”　◎今按：參見第一章醫方十一注〔10〕。

〔7〕乾薑　◎整理者：《神農本草經》：“味辛溫，主胸滿，欬逆上氣、溫中止血、出汗、逐風、溫痹、腸澼下痢，生者尤良，久服去臭氣，通神明，生川谷。”

〔8〕朱臾　◎整理者：或爲“山茱萸”，《神農本草經》：“味酸平，主心下邪氣、寒熱、溫中、逐寒濕痹、去三蟲，久服輕身。”　◎今按：在《武威漢代醫簡》木牘91乙中，山茱萸和茱萸是并列的，可見二者不是一物，此處當指吳茱萸。

〔9〕白沙參　◎整理者：或即沙參，《神農本草經》：“味苦微寒，主血積驚氣，除寒熱，補中，益肺氣，久服利人。”

〔10〕三分　◎周琦：“參”字後漫漶不清，按方中“三、

五、七”之慣用配比而言，“參”下似爲“三”字，因暫補作“三分”。

〔11〕付子　○**整理者**：或作“附子”，《神農本草經》：“味辛溫，主風寒欬逆邪氣，溫中，金創，破癥堅積聚，血瘕，寒濕，踒躄，拘攣，膝痛不能行步。”此藥亦見於《武威醫簡》“治傷寒逐（逐）風方”，用量亦爲“三分”。　◎**今按**：參見第三章醫方二注〔5〕。

〔12〕細辛　○**整理者**：《神農本草經》：“味辛溫，主欬逆、頭痛、胞動、百節拘攣、風濕、痹病、死肌，久服明目、利九竅、輕身長年。”亦見於《武威醫簡》“治傷寒遂（逐）風方”。　◎**今按**：參見第三章醫方二注〔8〕。

〔13〕黄芩　○**整理者**：《神農本草經》：“味辛苦平，主諸熱黄疸，腸澼泄，利逐水、下血閉、惡創疽蝕、大瘍。”當具較强的消炎功能。　◎**今按**：參見第三章醫方九注〔6〕。

〔14〕桔梗　○**整理者**：《神農本草經》：“味辛微溫，主胸脅痛如刀刺、腹滿、腸鳴、幽幽、警（按，當爲‘驚’）恐悸氣，生山谷。”亦見於《武威醫簡》“治久咳上氣喉中如百蟲鳴狀卅歲以上方”，具開宣肺氣功能。　◎**今按**：參見第三章醫方一注〔8〕。

〔15〕方己　○**整理者**：《神農本草經》：“味辛平，主風寒溫瘧熱氣諸癇、除邪、利大小便。”

〔16〕茯令　○**整理者**：或作“茯苓”，《神農本草經》：“味甘平，主胸脅逆氣、憂恚、警（按，當爲‘驚’）邪、恐悸、心下結痛、寒熱煩滿、欬逆、口焦舌乾，利小便，久服安魂養神，不飢延年。”具調臟氣功能。

〔17〕桂　○整理者：見上引居延漢簡"傷寒四物"，又見《武威醫簡》"治久咳上氣喉中如百蟲鳴狀丗歲以上方"及"治久咳逆上氣湯方"，性溫，味甘辛，具解表散寒功能。　◎今按：參見第三章醫方一注〔11〕。

〔18〕桂　○周琦：後一"桂"字或爲"分"字訛寫……"凡十六物"。木牘正面非常清晰地分五欄三行書寫藥名及配比，這樣計數則全方應有十五味藥，而不足"十六物"之數。若是"十六物"爲此方實際的藥物數量，則很大可能"桂三桂"中的後一"桂"字并非"分"之訛寫，而或當爲另一味藥。

〔19〕麻黃　○整理者：見《神農本草經》："味苦溫，主中風傷寒頭痛溫瘧、發表、出汗、去邪熱氣，止欬逆上氣，除寒熱，破癥堅積聚。"亦見於《武威醫簡》"治魯氏青竹解（按，'竹'當爲'行'，'解'後少一'解'字）腹方"。　◎今按：參見第三章醫方二十三注〔4〕。

〔20〕貸堵　○整理者：即"代赭"，《神農本草經》："味苦寒，主鬼注，賊風，蠱毒，殺精物惡鬼，腹中毒，邪氣，女子亦沃漏下。"　◎今按：參見第三章醫方三十注〔7〕。

〔21〕凡七六物　○整理者：簡背"凡十六物"指十六味藥，今簡文見十五味，尚缺一味。　○張如青、丁媛：醫方木牘正面祇有十五味藥物，而背面却寫明"十六物"（這也是使人認爲"赤穀"是藥名的理由，因爲加上它正好是十六物），很可能是抄寫者計數錯誤而致誤寫，這在其他出土文獻和傳世文獻中皆有案可證。例如《武威醫簡》第6—7號簡"治傷寒遂（逐）風方"，方中有六味藥，却誤寫成"凡五物皆冶合"。又如《千金翼方》卷五第六中"十香丸"，方中藥名祇有九香。

◎今按："七"當是"十"之誤。

〔22〕·六物　◎今按：原釋文缺，據周琦文補。

〔23〕六物當熬之令變色　○周琦："治赤散方"中的"六物當熬之令變色"，是晉唐以前常見的藥物炮製手法，這種行文的文例在《千金方》《醫心方》等著錄晉唐以前經方的典籍中亦有印證。如《千金方》卷三第八治後陰下脱方有："蜀椒、吴茱萸各一升，戎鹽如雞子大。右三味皆熬令變色，治末，以綿裹如半雞子大，内陰中。"我們雖無法知曉"治赤散方"中究竟哪六味藥應當"熬令變色"，但根據表1（按，原有表格對比兩種方劑組成，今略）"華佗赤散方"中"細辛、薑、桂、丹砂、雄黄不熬，餘皆熬之"的製法來看，至少可以判斷"細辛、乾薑、桂"三味藥不在"六物"之中。或許我們可以從既有文獻中輯出常"當熬之令變色"的藥物，以推斷出這"六物"。以上"赤散"諸方皆爲散劑，古醫方中，有些藥物可以生用入藥，有些必須經過諸如"熬之令變色"的炮製之後方能入藥，這是爲何醫方木牘背面需要强調"六物"須熬的原因。

【譯文】

研碎的赤散方劑：烏頭三份，茱萸五份，細辛三份，防己三份，桂三份，白术三份，白沙參三份、黄芩三份、茯苓三份、麻黄七份，乾薑三份、附子三份、桔梗三份、人參三份、代赭七份，總共十六味藥物，應當煎熬它們，使它們變顏色……

二、殘方

【解題】

◎今按：本方和下一方圖版暫缺。

☑□□□三分，王^[1]，付（附）子^[2]□□□，白芍^[3]三分，□□三分，□☑。₃

【集注】

〔1〕王　◎今按：該字可疑，待考。

〔2〕付子　○整理者：藥名，見前牘1解。　◎今按：參見第三章醫方二注〔5〕。

〔3〕白芍　○整理者：當釋"白芍"，即芍藥，性微寒，味苦寒，具調肝脾，和營血功能，主治血虛腹痛、脅痛、痢疾等病。　◎今按：參見第三章醫方十五注〔3〕。

【譯文】

……三份，王，附子……白芍三份……三份……

三、殘方

【解題】

◎今按：本方或不是醫方，暫居於此。

人參。 44 正

（雙人圖形）₄₄背

【譯文】

……人參……

第八章　肩水金關漢簡醫方

一、殘方

【解題】

◎今按：此簡出自《肩水金關漢簡》（壹）。

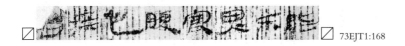 73EJT1:168

☐治〔1〕疾心腹寒炅（熱）〔2〕，未能☐。73EJT1:168

【集注】

〔1〕治　◎今按：原釋文缺釋，今補。

〔2〕炅　◎今按：該字亦見於《居延漢簡甲乙編》簡34·25"病寒炅"、簡4·4B"病頭痛寒炅飲藥五齊"、簡49·18"病頭痛寒炅不能"、簡52·12"王同即日病頭悥寒炅"，裘錫圭先生釋曰：陳槃《漢晉遺簡偶述》指出"炅"字見於《素問》《太素》，其意爲熱（《史語所集刊》16本315—316頁）。今按"炅、熱"實爲一字異體……小徐本《説文》：

"炅，見也。从火，日聲。"其義雖已變，其音似尚未變。大徐本拘於"炅"字後起之音，删去"日"下"聲"字，遂使"炅、熱"二字之聯繫完全泯滅。《素問》"炅"字屢見，其用法皆與"熱"字相同。如《舉痛論》先言"炅氣"，後言"熱氣"，其義無別；又言"寒則氣收，炅則氣泄"，以"炅"與"寒"相對。由於《素問》一書"熱、炅"二字錯出，"炅"字後起之音又與"熱"相距甚遠，故注家雖知"炅"字之義與"熱"相同，仍不敢即定爲"熱"字異體。竊意《素問》西漢時抄本當全用"炅"字，後人改"炅"爲"熱"但又改之未盡，遂致"炅、熱"錯出。《長刺節論》"病風，且寒且熱炅，汗出，一日數過"，"熱炅"二字相疊。此蓋先有人以"熱"注"炅"，後人不明其意，遂將二字皆抄作正文。《太素·雜刺》"病風，且寒且炅，一日數過"，"炅"上即無"熱"字。故簡文"寒炅"即《素問》屢見之"寒熱"。

【譯文】

……治療疾病，胸腹部時寒時冷，不能……

二、殘方

【解題】

◎今按：此簡出自《肩水金關漢簡》（壹）。

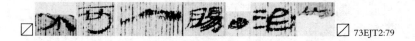

☑不可入腸^{〔1〕}。・治☐☐。 73EJT2:79

【集注】

〔1〕不可入腸　◎今按：此處當爲方末講述飲藥禁忌的
文字。

【譯文】

……不可入腸。治療……

三、殘方

【解題】

◎今按：此簡出自《肩水金關漢簡》（壹）。

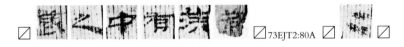

73EJT2:80B

☑歲之中有疾，藏（臟）^{〔1〕}☑ 73EJT2:80A ☑☐☐。 73EJT2:80B

【集注】

〔1〕藏　◎今按：原釋爲“病”，從圖版看，上部從艸，
該字當隸定爲“藏”字，讀爲“臟”。《周禮・天官・疾醫》：
“參之以九藏之動。”鄭玄注：“正藏五，又有胃、旁胱、大腸、
小腸。”賈公彥疏：“正藏五者，謂五藏：肺、心、肝、脾、

腎，并氣之所藏。"

【譯文】

……年當中有疾病，臟……

四、殘方

【解題】

◎今按：此簡出自《肩水金關漢簡》（壹）。

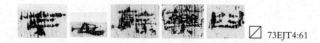 ▢ 73EJT4:61

令毋餘[1]，藥臼▢。73EJT4:61

【集注】

〔1〕令毋餘　◎今按：此處當是强調完全飲喝掉藥汁。

【譯文】

使它不要剩餘，藥臼……

五、殘方

【解題】

◎今按：此簡出自《肩水金關漢簡》（壹）。

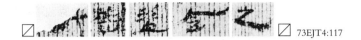

☑☑善，益食之☑。 73EJT4:117

【譯文】

……善，增加食用它……

六、殘方

【解題】

◎今按：此簡出自《肩水金關漢簡》（壹）。灸藥結合是本方特色。

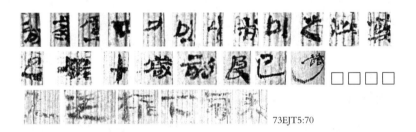

73EJT5:70

欲發□四□□□□之，此藥巳（已）□十歲[1]欬（咳），良，巳（已）識（試）[2]。□□□□久（灸）[3]五椎[4]下兩束。 73EJT5:70

【集注】

〔1〕歲　◎今按：原釋爲"箷"，當釋爲"歲"。

〔2〕識　◎今按：或讀爲“試”，試、識均書母職部韻，故可通假，識假爲試。試義爲試用、嘗試。《廣雅·釋詁三》：“試，嘗也。”《易·无妄》：“无妄之藥，不可試也。”馬王堆漢墓帛書《五十二病方》和里耶秦簡方末多以“嘗試”，《武威漢代醫簡》簡 28 還有“已驗”一詞，二者同義。

〔3〕久　◎今按：“灸”之古字。參見第三章醫方五十注〔2〕。

〔4〕五椎　◎今按：有第五胸椎和第五腰椎之分，不知此處是指哪個。

【譯文】

……想要……四……這種藥治療十年以上的咳嗽，效果很好，已經試驗……灸療第五大椎下兩束。

七、殘方

【解題】

◎今按：此簡出自《肩水金關漢簡》（貳）。此方當是中獸醫醫馬方。

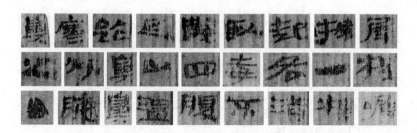

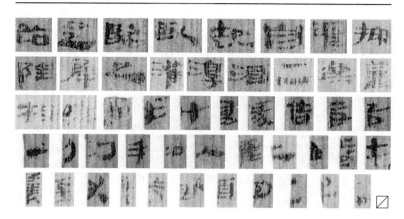

73EJT21:24

鼻寒〔1〕跕（踮）〔2〕足〔3〕，數臥〔4〕起，據〔5〕犀〔6〕之，炊（吹）〔7〕鼻〔8〕，以四毒各一栝（杯）〔9〕。・肫鼻溫，腹不滿□□跕（踮）足，數臥起。自□抻〔10〕陛〔11〕犀之，灌淳（醇）酒二參，薑〔12〕、桂、烏〔13〕□半升，烏喙、□毒各一刀刲（圭），并和，以灌之。□□□□□□□□□□□□□☑。　73EJT21:24

【集注】

　　〔1〕鼻寒　◎今按：馬之寒證，《元亨療馬集・八證論・論寒證》曰"耳鼻俱冷"。

　　〔2〕跕　◎今按：同"踮"，指提起腳跟，用腳尖着地。

　　〔3〕跕足　◎今按：此處指馬蹄刨地。《元亨療馬集・八證論・論寒證》曰"前蹄刨地，回頭覷腹"。

　　〔4〕數臥　◎今按：指馬得了寒證後不停地反復站立臥下。

《元亨療馬集・八證論・論寒證》曰"腹内如雷，不時起臥"。

〔5〕據　◎今按：字形可疑，暫從其説。

〔6〕犀　◎今按：或爲"尾"字。

〔7〕炊　◎今按：讀作吹。參見第二章醫方八注〔2〕。

〔8〕炊鼻　◎今按：中獸醫飼藥方法之一。

〔9〕桭　◎今按：原釋爲"棖"，恐不妥。

〔10〕抻　◎今按：字形可疑，暫從其説。

〔11〕陛　◎今按：字形可疑，暫從其説。

〔12〕薑　◎今按：薑作獸藥用，參見第四章醫方九注〔12〕。

〔13〕烏　◎今按：字形可疑，暫從其説。

【譯文】

　　……馬鼻子變涼、刨地，經常起臥……吹它的鼻子，用四毒各一杯……使鼻子温暖，它的腹部不滿……刨地，經常起臥……自……灌醇酒三分之二升，薑、桂、烏口半升，烏喙、口毒各一刀圭，一起攪合，來灌它……

八、殘方

【解題】

　　◎今按：此簡出自《肩水金關漢簡》（貳）。

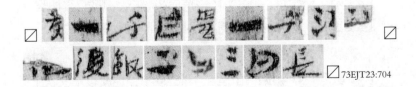
73EJT23:704

☑黃一升，白蜀（符）[1][2]一升，□□☑□後飯，二、

三日長☑。　73EJT23:704

【集注】

〔1〕蜀　◎今按：或可讀爲“符”。蜀，禪母屋部韻；符，

並母侯部韻，韻部陰入對轉。

〔2〕白蜀　◎今按：或可讀爲“白符”，即白石脂。《吳

氏本草經》：“白符，一名隨。岐伯、雷公：酸，無毒；季氏：

小寒；桐君：甘，無毒；扁鵲：辛。或生少室、天婁山，或

太山。”《名醫別録》：“白石脂：味甘、酸，平，無毒。主養肺

氣，厚腸，補骨髓，治五臟驚悸不足，心下煩，止腹痛，下

水，小腸澼熱溏，便膿血，女子崩中漏下，赤白沃，排癰疽瘡

痔。久服安心，不飢，輕身長年。生太山之陰，采無時。”

【譯文】

……黃一升，白石脂一升……在飯後，兩三天長。

九、殘方

【解題】

◎今按：此簡出自《肩水金關漢簡》（貳）。

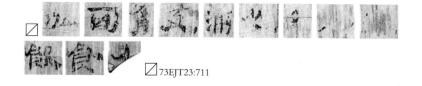

☑73EJT23:711

☑加匈（胸）脅支[1]滿[2]，心腹不耐（能）[3]飲食☑

☑。73EJT23:711

【集注】

〔1〕支　◎今按：原釋爲“丈”，當釋爲“支”。

〔2〕支滿　◎今按：邊塞簡中屢見。裘錫圭先生指出：
“‘支滿’爲病名，《素問》屢見，如：‘脅支滿’（藏氣法時
論）、‘食而支滿，腹大’（刺瘧篇）、‘有病胸脅支滿者’（腹中
論）、‘腹支滿’（氣交變大論）、‘其病支滿’（六元正紀大論）、
‘心痛支滿’（至真要大論）。《韓詩外傳》卷三：‘人主之疾十
有二發，非有賢醫莫能治也。何謂十二發？痿、蹷、逆、脹、
滿、支、膈、肓、煩、喘、痹、風，此之曰十二發。賢醫治
之何？曰……無使府庫充實則滿不作，無使群臣縱恣則支不
作……’可知支和滿是相類的兩種病證。《素問·腹中論》有
‘心腹滿’，《四時刺逆從論》有‘心腹時滿’，似皆與‘心腹
支滿’意近。按：《素問》在‘支滿’之外，又言‘支鬲’。如
《五藏生成篇》：‘腹滿䐜脹，支鬲胠脅，下厥上冒。’‘鬲’即
《韓詩外傳》之‘膈’。‘支鬲’合‘支、膈’二事言之，與
‘支滿’合‘支、滿’二事言之同例。”

〔3〕耐　◎今按：“能”和“耐”在古文獻中常通用。《穀
梁傳·成公七年》：“非人之所能也。”釋文：“能一作耐。”《禮
記·禮運》：“故聖人耐以天下爲一家。”鄭注：“耐，古能字。”
《孔子家語·禮運》耐作能。

【譯文】

……胸脅部支滿，胸腹部不能飲食……

十、殘方

【解題】

◎今按：此簡出自《肩水金關漢簡》（叁）。

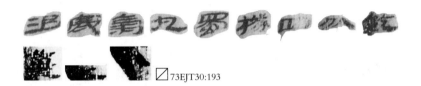

☒73EJT30:193

治寒氣[1]丸：蜀椒四分，乾薑二分☒。 73EJT30:193

【集注】

〔1〕寒氣　◎今按：爲寒氣所傷而産生的惡心嘔吐。《諸病源候論·氣病諸候·七氣候》：“寒氣則嘔吐惡心。”

【譯文】

治療寒氣的丸藥：蜀椒四份，乾薑二份……

十一、殘方

【解題】

◎今按：此簡出自《肩水金關漢簡》（肆）。

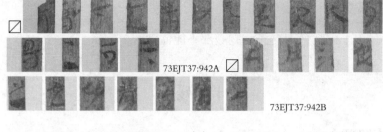

73EJT37:942A

73EJT37:942B

☑兩脅下支滿，少氣，溫[1]欬（咳）水☐得[2]☐☐

☐ 73EJT37:942A　☑☐☐酒飲之，會[3]分[4]散[5]☐田[6]

中。 73EJT37:942B

【集注】

　〔1〕溫　◎今按：圖版殘，暫從其說。

　〔2〕得　◎今按：圖版殘，暫從其說。

　〔3〕會　◎今按：圖版殘，暫從其說。

　〔4〕分　◎今按：圖版殘，暫從其說。

　〔5〕散　◎今按：圖版殘，暫從其說。

　〔6〕田　◎今按：圖版殘，暫從其說。或是“當”字。

【譯文】

　　兩脅下支滿，少氣，溫，咳嗽……用酒調服……

十二、殘方

【解題】

　　◎今按：此簡出自《肩水金關漢簡》（伍）。

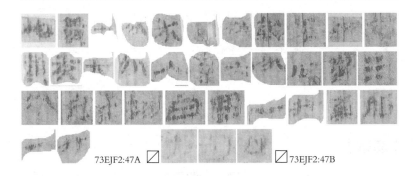

73EJF2:47A □　　　　　　　　□73EJF2:47B

地黃七分，朮□分，乾□四分，黃（防）[1]葵[2]六分，

人參六分，石□三分，凡十物，白密（蜜）[3]一升，麋[4]

脂[5]一升 73EJF2:47A □九日四[6]□。73EJF2:47B

【集注】

〔1〕黃　◎今按：或可讀爲“防”，即和下文“葵”字組

成藥名“防葵”，暫存一說。

〔2〕葵　◎今按：整理者所釋可備一說，存疑待考。

〔3〕密　◎今按：原缺釋，今補。

〔4〕麋　◎今按：原釋爲“㯺”，今改釋。

〔5〕麋脂　◎今按：《神農本草經》載其：“一名官脂。味

辛，溫，無毒。治癰腫，惡創，死肌，風寒濕痹，四肢拘緩不

收，風頭腫，氣通腠理。”

〔6〕四　◎今按：字形可疑，待考。

【譯文】

地黃七份，朮……份，乾……四份，防葵六份，人參六

份，石……三份，總共十味藥，白蜜一升，麋脂一升……九日……

十三、殘方

【解題】

　　◎今按：此簡出自《肩水金關漢簡》（伍）。或不是醫方，而是戍卒疾病檔案，暫列於此。

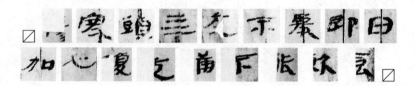

73EJF3:339+609+601

　　☑傷寒，頭、四支（肢）不舉[1]，即日加心腹支滿，不能飲食☑。　73EJF3:339+609+601

【集注】

　　〔1〕四支不舉　◎今按：漢簡中又作"四節不舉"。如《居延漢簡》簡400（《居延漢簡甲編》作37）"候官即日疾心腹，四節不舉"，《居延漢簡》簡9364"〔心〕腹，四節不舉"。裘錫圭先生指出："《素問》屢言'四支不舉'（陰陽別論、氣交變大論、五常政大論），'支'讀爲'肢'（《靈樞經·本神》作'四肢不舉'）。簡文'四節'當指四肢與身軀相交處的關

節。四節不舉與四支不舉同意。"

【譯文】

　　……患傷寒，頭、四肢不舉，當天還心腹脹滿，無法正常飲食。

第九章　羅布泊漢簡醫方

一、殘方

【解題】

　　◎今按：周祖亮、方懿林《簡帛醫藥文獻校釋》失收，從殘存文字看，此簡當爲醫方。本方圖版據《居延漢簡補編》，下同。

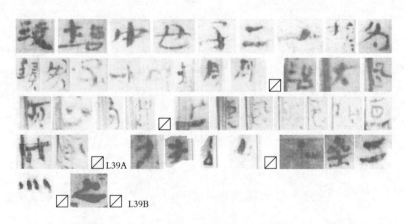

　　没[1]鹽[2]中[3]，女子二七□爲鍼[4]，男子七[5]□□□□□，治大風煩心[6]悥（痛）[7]□□□□風，頭悥

（痛）項直，□〔8〕□□ L39A □□〔四分〕〔9〕□，人參二

分〔10〕，□之〔11〕□。L39B

【集注】

〔1〕没　◎今按：盡。《説文·水部》：“没，沈也。”段
注：“没者全入於水。故引伸之義訓盡。”

〔2〕鹽　◎今按：原釋爲“臨”。

〔3〕没鹽中　◎今按：羅布泊自古即是大鹽湖，具有豐富
的鹽資源。“没鹽中”當取食鹽的熨灸功能。《名醫别録》載食
鹽可“止心腹卒痛”。現今新疆亦有類似的治療方法，即沙療，
將身體置於適宜的沙土中，利用沙土的理化特性以增强體質、
防治疾病的一種療法。不失爲一種因地制宜的做法。

〔4〕鍼　◎今按：原缺釋。

〔5〕七　◎今按：原釋爲“十”，無論從字形和用法都當
是“七”字。

〔6〕煩心　○簡牘整理小組：《羅布》《大英》《疏勒》作
“□□”。

〔7〕悳　◎今按：原缺釋。

〔8〕頭悳項直□　○簡牘整理小組：《羅布》《大英》作
“頭甬□□□”，《疏勒》作“頭悳項□□”。

〔9〕四分　○簡牘整理小組：《羅布》《大英》《疏勒》作
“□□”。

〔10〕人參二分　○簡牘整理小組：《羅布》《大英》作
“□二二”。

〔11〕之　○簡牘整理小組:《羅布》《大英》《疏勒》未釋。

【譯文】

埋没在鹽粒中,女子十四……製作箭頭,男子七……可治療强烈的風邪、煩心痛……風,頭痛脖子僵直……四份,人參二份……

二、殘方

【解題】

◎今按:本簡殘,簡正面兩側還殘存文字,由於無法分辨字形,祇取中間文字圖版。

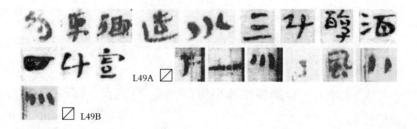

L49A

L49B

爲東鄉(嚮)造(竈)〔1〕,水三斗,醇酒一斗,☐ L49A

☐☐一分〔2〕,[方(防)]風〔3〕八分〔4〕〔5〕☐。 L49B

【集注】

〔1〕東鄉造　○周祖亮、方懿林:即囗朝東方嚮的火竈。該詞語亦見於馬王堆帛書《五十二病方》"囗蠱者"篇和《武威漢代醫簡》第75號簡。　◎今按:參見第三章醫方三十七

注〔2〕。黃文弼和簡牘整理小組都將"鄉"釋爲"卿"，古文字中二字同形。

〔2〕一分　◎今按：黃文弼缺釋。這兩個字和前面殘存的一字和下文"〔防〕風八分"不在一豎行上，且居下右側，而"〔防〕風八分"在上左側，故此釋文應放在前面，而周祖亮、方懿林放在後面，恐不妥。且從圖版看，這兩個字和"〔防〕風八分"中間文字當是刪削掉了。

〔3〕方風　◎今按：黃文弼缺釋。防風，參見第三章醫方三注〔5〕。

〔4〕八分　◎今按：黃文弼缺釋。

〔5〕□一分方風八分　○簡牘整理小組：《羅布》《大英》未釋；《疏勒》作"□一□"。

【譯文】

堆砌門朝東的鍋竈，用水三斗，醇酒一斗……一份，防風八份。

第十章　額濟納漢簡醫方

一、殘方

【解題】

◎今按：本方圖版據《額濟納漢簡》。

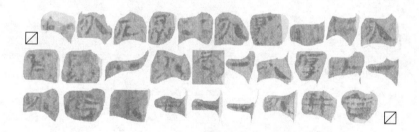

2000ES14SF1:5

☑一分，石膏二分，[卑（螵）肖（蛸）]〔1〕二分，丹參〔2〕一分，弓（芎）〔3〕一分，厚朴一分，杏亥（核）中人（仁）〔4〕一分，并合☑。 2000ES14SF1:5

【集注】

〔1〕卑肖　◎今按：二字原缺釋，今補。馬王堆漢墓帛書《胎産書》行 22 有"卑稍"，整理者釋爲"螵蛸"。螵蛸，即桑螵蛸，參見第三章醫方二十五注〔6〕。

〔2〕丹參　○周祖亮、方懿林：（□參）當爲"人參"。◎今按：從圖版看，"參"前原缺釋一字，缺字當爲"丹"。丹參，《神農本草經》載其："一名郤蟬草。味苦，微寒，無毒。治心腹邪氣，腸鳴幽幽如走水，寒熱積聚，破癥，除瘕，止煩滿，益氣。"

〔3〕弓　○周祖亮、方懿林：藥物名，可能爲"弓（芎）窮（藭）"之省。在《武威漢代醫簡》中，有"弓（芎）窮（藭）、弓大鄭"等藥物名稱，其中"弓大鄭"之名不見於其他醫書，具體所指還有待進一步考證。　◎今按：當讀爲"芎"。《康熙字典》引《正韻》："芎，音弓。芎藭，香草。"又引陶弘景《本草經集注》："芎，本作營，或云：人頭穹窿高，天之象也。此藥上行專治頭痛諸疾，故名芎藭。古人因其根節狀如馬銜，謂之馬銜芎。後世因其狀如雀腦，謂之雀腦芎。其出關中者呼爲京芎，出蜀中者爲川芎，出天台者爲台芎，出江南者爲撫芎。"引《博物志》曰："苗曰江蘺，根曰芎藭。"芎藭，參見第三章醫方五注〔4〕。

〔4〕杏亥中人　○周祖亮、方懿林：即杏仁。人，同"仁"。

【譯文】

……一份，石膏二份，桑螵蛸二份，丹參一份，芎藭一份，厚朴一份，杏核仁一份，一起混合……

第十一章　天長紀莊漢簡醫方

一、殘方

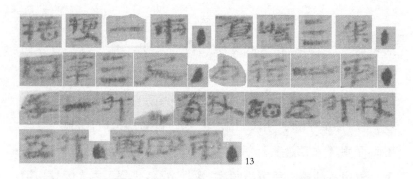

13

桔梗一兩，烏喙[1]三果（顆），甘草三尺，白符[2]一兩，柰[3]一升，□百枚，飴五升，枝（枳）[4]五升，黃[5]四兩。13

【集注】

〔1〕烏喙　○整理者：鳥喙。○王貴元：烏喙。◎今按：王說可從。

〔2〕白符　◎今按："符"字原釋文缺，今補。白符即白

石脂。參見第八章醫方八注〔2〕。

〔3〕柰　○王貴元：（朮）發掘簡報未釋，"朮"爲漢代常用藥，《居延漢簡甲乙編》："傷寒四物：烏喙十分，細辛六分，朮十分，桂四分。"（簡89·20）《武威漢代醫簡》："朮、方（防）風、細辛、薑、桂、付（附）子、蜀椒、桔梗，凡八物，各二兩。"（簡8）　◎今按：王氏釋爲"朮"，可備一說，我們認爲當釋爲"柰"。《説文·柰部》："木汁。可以髹物。象形。柰如水滴而下。"《神農本草經》："乾漆：味辛，溫，無毒。治絕傷，補中，續筋骨，填髓腦，安五臟，五緩，六急，風寒濕痹。生漆，去長蟲。久服輕身、耐老。生川谷。"

〔4〕枳　○王貴元：發掘簡報釋爲"杖"，誤。　◎今按：該字整理者原釋爲"杖"，誤，當釋爲"枝"，讀爲"枳"。二者通假例子有：《隸釋》三《楚相孫叔敖碑》："少見枝首蛇。"洪适釋："蛇有二首，謂之枳首。枳讀如枝。此云枝首，蓋是借用。"此處枳即枳實。《神農本草經》："枳實：味苦，寒，無毒。治大風在皮膚中，如麻豆苦癢，除寒熱結，止利，長肌肉，利五臟，益氣，輕身。生川澤。"

〔5〕蕷　◎今按：即諸蕷、薯蕷。參見第三章醫方四十八注〔23〕。

【譯文】

桔梗一兩，烏喙三顆，甘草三尺，白石脂一兩，漆一升……一百枚，飴糖五升，枳實五升，薯蕷四兩。

筆畫索引

説明：本索引收入正文中所有集注項。單字項按筆畫由少到多排列，筆畫數相同者按起筆筆形橫竪撇點折順序排列，起筆筆形相同者按次筆筆形順序排列，以此類推。多字項列於首字所在位置之下。

參考文獻

　　說明：辭書專著類文獻列於第一部分，其後分別羅列各批簡牘材料所涉文獻。文獻以責任者姓氏音序排列，責任者相同的按出版時間先後排列，出版時間相同的按文獻名稱音序排列。

一、辭書專著類

［隋］巢元方等《諸病源候論》，人民衛生出版社 1955 年

［宋］陳彭年等《宋本廣韻》（影印本），中國書店 1982 年

陳松長《馬王堆簡帛文字編》，文物出版社 2001 年

［日］丹波康賴撰，高文柱校注《醫心方》，華夏出版社 2011 年

［宋］丁度等《集韻（附索引）》，上海古籍出版社 1985 年

［日］渡邊隆男《中國法書選》，日本二玄社 1990 年

高大倫《張家山漢簡〈引書〉研究》，巴蜀書社 1995 年

高亨纂著，董治安整理《古字通假會典》，齊魯書社 1989 年

高明、涂白奎《古文字類編》（增訂本），上海古籍出版社 2008 年

高文柱校注《外臺秘要方校注》，學苑出版社 2011 年

高學敏主編《中藥學》，中國中醫藥出版社 2002 年

［漢］高誘注《淮南子注》，世界書局 1935 年

［晋］葛洪《葛洪肘後備急方》，人民衛生出版社 1963 年

管振邦《顔注急就篇譯釋》，南京大學出版社 2009 年

［晋］郭璞注，［宋］刑昺疏，王世偉整理《十三經注疏・爾雅注疏》，上海古籍出版社 2010 年

漢語大字典編輯委員會《漢語大字典》（縮印本），湖北辭書出版社、四川辭書出版社 1992 年

［南北朝］雷斅撰，王興法輯校《雷公炮炙論（輯佚本）》，上海中醫學院出版社 1986 年

李經緯等主編《中醫大辭典》（第 2 版），人民衛生出版社 1995 年

李景榮等校釋《備急千金要方校釋》，人民衛生出版社 2014 年

李景榮等校釋《千金翼方校釋》，人民衛生出版社 2014 年

［明］李時珍《本草綱目（校點本）》，人民衛生出版社 1982 年

［明］李中梓著，王體校注《內經知要》，中國醫藥科技出版社 2011 年

林梅村、李均明《疏勒河流域出土漢簡》，文物出版社 1984 年

劉正成主編《中國書法全集・秦漢編・秦漢簡牘帛書卷》，榮寶齋出版社 1997 年

陸錫興《漢代簡牘草字編》，上海書畫出版社 1989 年

馬繼興《馬王堆古醫書考釋》，湖南科學技術出版社 1992 年

馬繼興《神農本草經輯注》，人民衛生出版社 1995 年

馬王堆漢墓帛書整理小組《馬王堆漢墓帛書》（肆），文物出版社 1985 年

馬王堆漢墓帛書整理小組《馬王堆漢墓帛書・五十二病方》，文物出版社 1979 年

［清］莫枚士《研經言》，人民衛生出版社 1990 年

南京中醫學院校釋《諸病源候論校釋》，人民衛生出版社 1983 年

十三經注疏整理委員會《春秋左傳正義》，北京大學出版社
　　2000 年

十三經注疏整理委員會《周禮注疏》，北京大學出版社 2000 年

石聲漢校注《農桑輯要校注》，農業出版社 1982 年

［漢］司馬遷《史記》，中華書局 1959 年

［唐］孫思邈《備急千金要方》（影印本），人民衛生出版社 1955 年

［唐］孫思邈《千金翼方》（影印本），人民衛生出版社 1955 年

［唐］孫思邈著，李景榮、蘇禮、焦振廉等校訂《孫真人千金
　　方》，人民衛生出版社 1996 年

湯萬春《小品方輯錄箋注》，安徽科學技術出版社 1990 年

唐作藩《上古音手册》，江蘇人民出版社 1982 年

［宋］唐慎微等撰，尚志鈞校點《證類本草》，華夏出版社 1993 年

［梁］陶弘景編，尚志鈞、尚元勝輯校《本草經集注》，人民
　　衛生出版社 1994 年

［梁］陶弘景集，尚志鈞輯校《名醫別錄（輯校本）》，人民衛
　　生出版社 1986 年

［宋］王懷隱等編，田文敬等校注《太平聖惠方》，河南科學
　　技術出版社 2015 年

王　輝《古文字通假字典》，中華書局 2008 年

王　力《古代漢語》，中華書局 1999 年

王夢鷗《漢簡文字類編》，藝文印書館 1974 年

王叔珉《列仙傳校箋》，中華書局 2007 年

徐正考《漢代銅器銘文綜合研究》，作家出版社 2007 年

徐祖番《漢簡書法選》，甘肅人民出版社 1985 年

〔漢〕許慎撰,〔清〕段玉裁注《説文解字注》,上海古籍出版社 1988 年

〔漢〕許慎撰,〔宋〕徐鉉校定《説文解字（附音序、筆畫檢字）》,中華書局 2013 年

嚴健民《五十二病方注補譯》,中醫古籍出版社 2005 年

于船等校注《元亨療馬集校注》,北京農業大學出版社 1990 年

余云岫《古代疾病名候疏義》,人民衛生出版社 1953 年

〔明〕喻本元、喻本亨,中國農業科學院中獸醫研究所《元亨療馬集選釋》,農業出版社 1984 年

張家山二四七號漢墓竹簡整理小組《張家山漢墓竹簡〔二四七號墓〕：釋文修訂本》,文物出版社 2006 年

〔宋〕張君房《雲笈七籤》,中華書局 2003 年

張顯成、王玉蛟《秦漢簡帛異體字研究》,人民出版社 2016 年

〔漢〕張仲景《傷寒論》,人民衛生出版社 2005 年

趙平安《隸變研究》,河北大學出版社 2009 年

〔清〕趙學敏《本草綱目拾遺》,人民衛生出版社 1963 年

中華書局編輯部《康熙字典（檢索本）》,中華書局 2010 年

周一謀、蕭佐桃《馬王堆醫書考注》,天津科學技術出版社 1988 年

宗福邦、陳世鐃、蕭海波主編《故訓匯纂》,商務印書館 2003 年

二、里耶秦簡（壹）醫方

陳偉主編《里耶秦簡牘校釋》（第一卷）,武漢大學出版社 2012

年（凡國棟負責《病方》部分）

何有祖《里耶秦簡綴合札記（二則）》（修訂稿），簡帛網 2015
　　年 3 月 2 日

和中浚、趙懷舟、任玉蘭、周興蘭、李繼明、王麗、謝濤《成
　　都老官山漢墓醫簡〈六十病方〉排序研究（續完）》，《中
　　醫文獻雜志》2015 年第 5 期

湖南省文物考古研究所、湘西苗族土家族自治州文物處、龍山
　　縣文物管理所《湖南龍山里耶戰國——秦代古城一號井
　　發掘簡報》，《文物》2003 年第 1 期

湖南省文物考古研究所（整理者）《里耶秦簡》（壹），文物出
　　版社 2012 年

李家浩、楊澤生《北京大學藏漢代醫簡簡介》，《文物》2011
　　年第 6 期

周祖亮、方懿林《簡帛醫藥文獻校釋》，學苑出版社 2014 年

三、周家臺秦簡醫方

曹方向《周家臺秦簡補釋一則》，簡帛網 2009 年 1 月 31 日

陳斯鵬《戰國秦漢簡帛中的祝禱文》，《學燈》2008 年第 1 期

陳　偉《讀沙市周家臺秦簡札記》，《楚文化研究論集》第五
　　集，黃山書社 2003 年

陳偉主編《秦簡牘合集》（叁），武漢大學出版社 2014 年（劉
　　國勝、彭錦華負責周家臺部分）

陳偉主編，李天虹、劉國勝等撰著《秦簡牘合集：釋文注釋修
　　訂本》（叁），武漢大學出版社 2016 年（周家臺秦簡由劉

國勝、彭錦華完成）

方　勇《讀關沮秦簡札記四則》,《中國國家博物館館刊》2012
　　年第 12 期

方　勇《讀關沮周家臺秦簡札記一則》, 簡帛綱 2015 年 12 月
　　22 日

湖北省荆州市周梁玉橋遺址博物館（整理組）《關沮秦漢墓簡
　　牘》, 中華書局 2001 年

李豐娟《秦簡字詞集釋》, 西南大學 2011 年碩士論文

劉金華《周家臺秦簡醫方試析》,《甘肅中醫》2007 年第 6 期

吕亞虎《出土簡帛資料所見出行巫術淺析》,《江漢論壇》2007
　　年第 11 期

孟蓬生《〈五十二病方〉詞語拾零》,《中國語文》2003 年第 3 期

潘　飛《〈關沮秦簡〉文字編》, 安徽大學 2010 年碩士論文

王貴元《周家臺秦墓簡牘釋讀補正》,《考古》2009 年第 2 期

王明明《〈秦簡牘文字編〉校勘記》,《學行堂文史集刊》2013
　　年第 2 期

文化部古文獻研究室、安徽阜陽地區博物館阜陽漢簡整理組
　　《阜陽漢簡〈萬物〉》,《文物》1988 年第 4 期

楊繼文《周家臺秦簡文字字形研究》, 西南大學 2009 年碩士論文

章太炎講授, 朱希祖、錢玄同、周樹人記録, 陸宗達、章念馳
　　顧問, 王寧主持整理, 梁天俊繕寫《章太炎説文解字授
　　課筆記》（縮印本）, 中華書局 2010 年

張光裕、陳偉武《簡帛醫藥文獻考釋舉隅》,《湖南省博物館館
　　刊》2004 年第 1 輯

張雷、張炯《簡帛經方醫學文獻詞語校釋三則》,《甘肅中醫學

院學報》2013 年第 6 期

鄭　剛《出土醫藥文獻語言研究集》，汕頭大學出版社 2005 年

周祖亮、方懿林《簡帛醫藥文獻校釋》，學苑出版社 2014 年

四、武威漢代醫簡醫方

陳國清《〈武威漢代醫簡〉釋文再補正》，《考古與文物》1991
　　年第 3 期

陳魏俊《武威漢代醫簡文字考釋》，中山大學 2006 年碩士論文

陳魏俊《武威漢代醫簡字詞考釋簡述》，《阿壩師範高等專科學
　　校學報》2007 年第 1 期

陳魏俊《武威漢代醫簡考釋二則》，《四川文物》2010 年第 3 期

陳魏俊《武威漢代醫簡"大黃丹"考釋》，《中醫文獻雜志》
　　2010 年第 5 期

［日］赤堀昭《武威漢代醫簡研究》，日本《東方學報》1978
　　年第 50 期

杜　勇《〈武威漢代醫簡〉考釋》，《甘肅中醫》1998 年第 1 期

杜　勇《〈武威漢代醫簡〉42、43 簡考釋》，《甘肅中醫》1998
　　年第 5 期

段　禎《淺談〈武威漢代醫簡〉中的量詞及其分布特徵》，《甘
　　肅中醫學院學報》2009 年第 2 期

段　禎《簡帛醫書"冶"字考》，《甘肅中醫學院學報》2009
　　年第 6 期

段　禎《〈武威漢代醫簡〉"和""合和"正義——并就有關句讀
　　與張延昌先生商榷》，《甘肅中醫學院學報》2010 年第 1 期

段　禎《〈武威漢代醫簡〉"行解"義證》,《中醫文獻雜志》2010 年第 2 期

段　禎《〈武威漢代醫簡〉"大黄丹"考證》,《中醫研究》2010 年第 11 期

傅海燕《〈黄帝内經〉"鬲"、"膈"考源》,《中醫文獻雜志》2011 年第 6 期

甘肅省博物館、武威縣文化館(整理者)《武威漢代醫簡》,文物出版社 1975 年

何茂活《〈武威漢代醫簡〉"父且"考辨》,《中醫文獻雜志》2004 年第 4 期

何茂活《武威漢代醫簡異體字補議》,《甘肅廣播電視大學學報》2007 年第 1 期

何茂活《〈中國簡牘集成·武威醫藥簡〉標注本指疵》,《中醫文獻雜志》2010 年第 4 期

何茂活《"嬰桃"考辨》,《中華醫史雜志》2010 年第 4 期

何茂活《武威醫簡同源詞例解——兼以〈五十二病方〉爲證》,《甘肅中醫學院學報》2012 年第 1 期

何世民《方寸匕容量研究述評》,《上海中醫藥雜志》2011 年第 3 期

何世民《方寸匕容量探析》,《上海中醫藥雜志》2012 年第 1 期

何雙全《〈武威漢代醫簡〉釋文補正》,《文物》1986 年第 4 期

胡　娟《漢簡帛醫書五種字詞集釋》,西南大學 2016 年博士論文

李恒光《東漢簡牘文字研究兼及書寫載體轉換問題——以東牌樓漢簡、武威醫簡爲綱》,上海交通大學 2014 年博士論文

李洪財《漢簡草字整理與研究》，吉林大學 2014 年博士論文

李具雙《"膏藥"考》，《中醫文獻雜志》2002 年第 2 期

李學勤《"冶"字的一種古義》，《語文建設》1991 年第 11 期

林彥妙《武威旱灘坡漢代醫簡研究》，臺灣嘉義大學中國文學
　　研究所 2008 年碩士論文

劉　綱《〈武威漢代醫簡〉大黃月考釋》，《中藥材》1986 年第
　　5 期

劉　綱《〈武威漢代醫簡〉藥物炮製》，《中華醫史雜志》1987
　　年第 1 期

劉金華《〈武威漢代醫簡〉校讀五則》，《南京中醫藥大學學報》
　　（社會科學版）2003 年第 4 期

劉金華《邊地漢簡散見醫方拾遺》，簡帛綱 2005 年 11 月 11 日

劉樂賢《戰國秦漢簡帛叢考》，文物出版社 2010 年

劉立勳《〈武威漢代醫簡〉文字編及集釋》，吉林大學 2012 年
　　碩士論文

劉玉環《秦漢簡帛訛字研究》，中國書籍出版社 2013 年

羅福頤《對武威漢醫藥簡的一點認識》，《文物》1973 年第 12 期

孟祥魯《〈武威漢代醫簡〉瑣談》，《山東中醫學院學報》1979
　　年第 4 期

彭達池《武威漢代醫簡札記三則》，《中醫文獻雜志》2012 年
　　第 1 期

裘錫圭《漢簡零拾》，裘錫圭《裘錫圭學術文集·簡牘帛書
　　卷》，復旦大學出版社 2012 年

沈澍農《中醫古籍用字研究》，學苑出版社 2007 年

施謝捷《武威、馬王堆漢墓出土古醫籍雜考》，《古籍整理研究

學刊》1991 年第 5 期

田　河《武威出土漢晋簡牘整理與研究》，西北師範大學 2012 年博士後出站報告

王　輝《〈武威漢代醫簡〉疑難詞求義》,《中華醫史雜志》1988 年第 2 期

王林生《楓乳香藥名辨及行解一詞釋》,《中醫文獻雜志》2009 年第 4 期

王盼、程磐基《〈武威漢代醫簡〉"瘀""泔瘀""五瘀"探討》,《中醫文獻雜志》2009 年第 5 期

文化部古文獻研究室、安徽阜陽地區博物館阜陽漢簡整理組《阜陽漢簡〈萬物〉》,《文物》1988 年第 4 期

徐莉莉《武威漢代醫簡異體字考》,《天津師範大學學報》(社會科學版) 2005 年第 1 期

楊森、鄭訪江、祁琴《武威漢代醫簡終古毋子治之方注解》,《甘肅中醫》2007 年第 6 期

楊耀文《甘肅河西出土醫藥簡牘整理與研究》，西北師範大學 2013 年碩士論文

葉森、柏紅陽《"方寸匕"考》,《國醫論壇》1997 年第 2 期

于豪亮《于豪亮學術文存》，中華書局 1985 年

袁國華《武威漢墓第 79、80 號木牘注釋及相關問題研究》，紀念何琳儀先生誕辰七十周年暨古文字學國際學術研討會，安徽大學漢字發展與應用研究中心 2013 年

袁仁智《武威漢代醫簡校注拾遺》,《中醫研究》2011 年第 6 期

袁仁智、肖衛瓊《武威漢代醫簡 87 校注拾遺》,《中醫文獻雜志》2012 年第 6 期

張　標《漢簡帛筆記三則》,《考古與文物》1987 年第 5 期

張　雷《〈五十二病方〉"信"字辨正》,《中醫文獻雜志》2012 年第 3 期

張　雷《〈治百病方〉不等於〈武威漢代醫簡〉》,《中華醫史雜志》2013 年第 2 期

張　雷《瘨痲考辨》,《成都中醫藥大學學報》2014 年第 3 期

張麗君《"肦膊"考釋》,《古漢語研究》1995 年第 1 期

張麗君《〈武威漢代醫簡〉"刃㝵"考釋》,《中華醫史雜志》1996 年第 1 期

張儂、張延英、于靈芝《敦煌醫藥文獻中的行散方法》,《敦煌研究》2012 年第 3 期

張壽仁《醫簡論集》,蘭臺出版社 2000 年

張顯成《簡帛藥名研究》,西南師範大學出版社 1997 年

張顯成《先秦兩漢醫學用語匯釋》,巴蜀書社 2002 年

張延昌《武威漢代醫簡注解》,中醫古籍出版社 2006 年

張延昌、朱建平《武威漢代醫簡研究》,原子能出版社 1996 年

趙有臣《方寸匕考》,《江蘇中醫》1961 年第 7 期

鄭　剛《出土醫藥文獻語言研究集》,汕頭大學出版社 2005 年

中國簡牘集成編輯委員會《中國簡牘集成（第四冊）甘肅省·卷下》,敦煌文藝出版社 2001 年

周祖亮、方懿林《簡帛醫藥文獻校釋》,學苑出版社 2014 年

五、敦煌漢簡醫方

包頭市獸醫院《用中西藥結合治療馬臥肺敗病（鼻疽病）》,

《畜牧與飼料科學》1975 年第 1 期

范董平《〈敦煌漢簡〉詞語通釋》，華東師範大學 2008 年博士論文

范新俊《敦煌漢簡醫方用藥小議》，《甘肅中醫》1990 年第 3 期

甘肅省文物考古研究所《敦煌漢簡》，文物出版社 1991 年

高世惠《馬傷水診治》，《雲南畜牧獸醫》2011 年第 6 期

李洪財《漢簡草字整理與研究》，吉林大學 2014 年博士論文

李學勤《"冶"字的一種古義》，《語文建設》1991 年第 11 期

劉飛飛《〈敦煌漢簡〉（1-1217）選釋》，西南大學 2010 年碩士論文

劉金華《邊地漢簡散見醫方拾遺》，簡帛綱 2005 年 11 月 11 日

劉樂賢《敦煌馬圈灣出土藥方簡補釋——爲紀念謝桂華先生而作》，《簡帛研究》（二〇一六秋冬卷），廣西師範大學出版社 2017 年

羅振玉、王國維《流沙墜簡》，中華書局 1993 年

馬繼興《出土亡佚古醫籍研究》，中醫古籍出版社 2005 年

孫其斌、袁仁智《敦煌漢簡中的醫藥簡探討》，《西部中醫藥》2014 年第 11 期

文化部古文獻研究室、安徽阜陽地區博物館阜陽漢簡整理組《阜陽漢簡〈萬物〉》，《文物》1988 年第 4 期

楊艷輝《〈敦煌漢簡〉整理研究》，西南大學 2007 年碩士論文

楊耀文《甘肅河西出土醫藥簡牘整理與研究》，西北師範大學 2013 年碩士論文

張壽仁《醫簡論集》，蘭臺出版社 2000 年

趙友琴《流沙墜簡中敦煌醫方簡初探》，《上海中醫藥雜志》

1986 年第 11 期

周祖亮《漢簡獸醫資料及其價值考論》,《農業考古》2011 年
　　第 4 期

周祖亮、方懿林《簡帛醫藥文獻校釋》, 學苑出版社 2014 年

六、居延舊簡醫方

陳邦懷《居延漢簡甲編校語》,《考古》1960 年第 10 期

陳　直《居延漢簡研究》, 天津古籍出版社 1986 年

簡牘整理小組《居延漢簡補編》, 臺北文淵企業有限公司
　　1998 年

勞　榦《居延漢簡考釋・釋文之部》,《漢簡研究文獻四種》,
　　北京圖書館出版社 2007 年

劉金華《邊地漢簡散見醫方拾遺》, 簡帛網 2005 年 11 月 11 日

裘錫圭《居延漢簡中所見疾病名稱和醫藥情況》,《中醫藥文
　　化》2008 年第 6 期

孫其斌、楊瑞龍、張參軍《從〈居延漢簡〉、〈居延新簡〉看
　　〈傷寒論〉》,《甘肅中醫》2006 年第 7 期

陶元甘《居延漢簡箋證》,《漢簡研究文獻四種》, 北京圖書館
　　出版社 2007 年

楊耀文《甘肅河西出土醫藥簡牘整理與研究》, 西北師範大學
　　2013 年碩士論文

中國社會科學院考古研究所（整理者）《居延漢簡甲乙編》,
　　中華書局 1980 年

周祖亮、方懿林《簡帛醫藥文獻校釋》, 學苑出版社 2014 年

七、居延新簡醫方

甘肅省文物考古研究所、甘肅省博物館、中國文物研究所、中國社會科學院歷史研究所《居延新簡——甲渠候官》，中華書局 1994 年

甘肅省文物考古研究所、甘肅省博物館、文化部古文獻研究室、中國社會科學院歷史研究所《居延新簡——甲渠候官與第四燧》，文物出版社 1990 年

李洪財《漢簡草字整理與研究》，吉林大學 2014 年博士論文

劉金華《邊地漢簡散見醫方拾遺》，簡帛網 2005 年 11 月 11 日

楊耀文《甘肅河西出土醫藥簡牘整理與研究》，西北師範大學 2013 年碩士論文

周祖亮、方懿林《簡帛醫藥文獻校釋》，學苑出版社 2014 年

八、張家界古人堤簡牘醫方

湖南省文物考古研究所、中國文物研究所（整理者）《湖南張家界古人堤遺址與出土簡牘概述》，《中國歷史文物》2003 年第 2 期

湖南省文物考古研究所、中國文物研究所（整理者）《湖南張家界古人堤簡牘釋文與簡注》，《中國歷史文物》2003 年第 2 期

馬繼興《出土亡佚古醫籍研究》，中醫古籍出版社 2005 年

張如青、丁媛《張家界古人堤出土醫方木牘"治赤穀（？）方"

考釋》，復旦大學出土文獻與古文字研究中心綱 2010 年 6 月 26 日

張　雷《赤穀方考》，《甘肅中醫藥大學學報》2016 年第 3 期

周　琦《張家界古人堤醫方木牘"治赤散方"新證》，《出土文獻研究》第十六輯，中西書局 2017 年

九、肩水金關漢簡醫方

甘肅簡牘保護研究中心、甘肅省文物考古研究所、甘肅省博物館、中國文化遺産研究院古文獻研究室、中國社會科學院簡帛研究中心《肩水金關漢簡》（壹—伍），中西書局 2011—2016 年

十、羅布泊漢簡醫方

黄文弼《西北史地論叢》，上海人民出版社 1981 年

簡牘整理小組《居延漢簡補編》，臺北文淵企業有限公司 1998 年

周祖亮、方懿林《簡帛醫藥文獻校釋》，學苑出版社 2014 年

十一、天長紀莊漢墓簡牘醫方

天長市文物管理所、天長市博物館（整理者）《安徽天長西漢墓發掘簡報》，《文物》2006 年第 11 期

王貴元《安徽天長漢墓木牘初探》，張光裕、黄德寬主編《古文字學論稿》，安徽大學出版社 2008 年

後　　記

　　小書的緣起來自教育部人文社科青年項目課題的申報，2011年以"簡帛經方類醫學文獻資料的整理與研究"爲題申報，立項編號爲12YJCZH278。在做課題的過程中，曾經有兩種設想，一是做成上下册，一是帛書醫方單做，另外做一本簡牘醫方。出於便於操作和功利的想法，就成了兩本書。本課題的另一個成果是《馬王堆漢墓帛書〈五十二病方〉集注》，已由中醫古籍出版社出版。

　　課題申報的成功和本書的編撰，歸根結底要感謝恩師徐在國教授當年的指導。先生結合我在醫學院校工作的經歷，量身定製了碩士論文題目，從而給我打開了一道科研之門。這道門裏面是豐富的簡帛醫學文獻研究領域，而且極具跨學科特性，研究的空間巨大。先生不僅設計了論文題目，還鼓勵我們申報各級各類課題，也是在先生的教導下，纔有了申報課題的想法，陸續申報了各種課題。

　　小書的寫作過程中也正值攻讀博士學位期間，導師李家浩教授通過言傳身教對我嚴格要求，使我的研究能力得到了很大提高。先生在指導論文寫作過程中教授的研究方法和理念在成書過程中也得到了體現。在先生的推薦下，有幸參與了北京大學藏西漢竹書醫方的整理工作，第一次和兩千年前的文物親密接觸，激動的心情難以平復。期間先生經常就醫簡的研究工作提出指導意見和看法，其精辟的論斷往往讓人耳目一新。

在整理醫簡的過程中，還從師兄楊澤生教授那裏受教頗多，成書過程中還得到師兄多次提供相關研究資料，在此感謝。

小書收集的學界衆多研究成果，讓我受益良多，拓寬了研究視野，完善了研究方法，這些作者都是我學習的對象，深表敬意。當然也會有遺漏的資料，在此對相關作者表示抱歉。

感謝單位領導的栽培，感謝教研室主任牛淑平教授的教導和鼓勵，感謝王振國、柳長華、郭全芝、張兆勇等教授的關心和關注，感謝陳朝暉主任的支持。

成書期間，與劉健民師兄，同好王輝、顧漫、周琦、劉陽、趙爭等深入交流，獲益頗多。感謝師弟妹馬曉穩、楊蒙生、李鵬輝、蔣偉男、周翔、王昕等在資料收集、校對等方面提供的幫助。感謝同事譚紅春在里耶秦簡綴合方面的幫助。感謝陳長偉兄題簽。

感謝家人提供的溫馨研究空間。

小書還有許多不足之處，請學界同仁多提寶貴意見和繼續深入研究。